PHOTO-ELECTRO-MATTEOPATHIE

DICTIONNAIRE
MATTÉOPATHIQUE

CLINIQUE PATHOLOGIQUE

donnant les Définitions des maladies et des Termes de médecine

précédée de

LA DOCTRINE THÉORIQUE DU COMTE MATTEI

et d'une hygiène populaire électrohoméopathique applicable spécialement aux
spécifiques du Comte Mattei, de Bologne (Italie)

PAR

Le Dr A.-J. MANZETTI

ANCIEN INTERNE

EXPERT EN MATTÉOPATHIE

GENÈVE
CHEZ LES PRINCIPAUX LIBRAIRES

1879

DICTIONNAIRE

MATTEOPATHIQUE

DICTIONNAIRE
MATTEOPATHIQUE

CLINIQUE PATHOLOGIQUE

donnant les Définitions des maladies et des Termes de médecine

PRÉCÉDÉE DE

LA DOCTRINE THÉORIQUE DU COMTE MATTEI

et d'une hygiène populaire Manzettiopathique applicable spécialement aux
spécifiques du Comte Mattei, de Bologne (Italie)

PAR

Le Dr A.-J. MANZETTI

d'AOSTE (Italie)

MÉDECIN MATTEOPATHE

UN RIEN
{
a produit l'homme,
le rend malade,
le fait guérir,
produit sa mort.
}

Les remèdes invisibles ont plus de puissance qu'un esprit frappeur.

L'AUTEUR.

GENÈVE

IMPRIMERIE TAPONNIER ET STUDER, ROUTE DE CAROUGE

1878

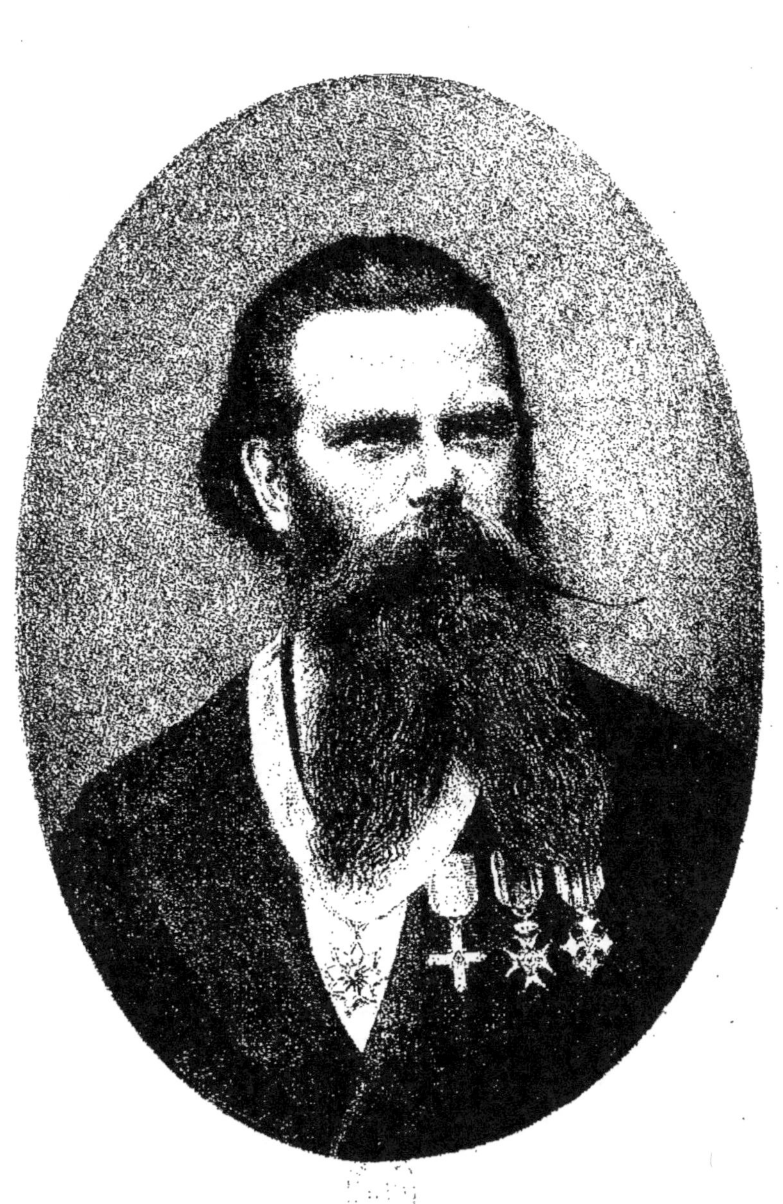

Comm^r. D^r. A. J. MANZETTI

d'AOSTE (Italie)

DICTIONNAIRE MATTÉOPATHIQUE

PROLÉGOMÈNES

Ce que je vous présente, chers amis lecteurs et lectrices, ne m'appartient pas. C'est une chronique locale, une science nouvelle, un mot nouveau que le comte Mattei, de Bologne (Italie) habile chimiste et célèbre docteur en médecine, a découvert il y a quelques années et que j'intitule : *Science, doctrine proto-électro matteopathique.*

M. le comte Mattei, sagace observateur, a su voir, en manipulant les plantes par la chimie, qu'elles contenaient un fluide bienfaisant. Il a eu la présence d'esprit de saisir ce fluide dans sa fuite, de le recueillir et de le concentrer dans des globules et dans des liquides. Ainsi sont nés les spécifiques du comte Mattei dont le globe entier est ému.

Ces remèdes furent préparés de main de maître par l'auteur seul. Quand il les eut préparés, il en fit l'essai sur lui-même et sur des animaux, et il vit que la création était bonne. Il essaya sur des personnes saines; il n'en résulta que de bons effets. Il appliqua à des malades; des miracles s'opérèrent. Il en tint compte et essaya une autre plante, et petit à petit il est parvenu à nous en donner des preuves convaincantes. Mais cela lui a coûté bien de l'argent, des peines, des maux, des tracasseries. Il a été le jouet un instant de la science médicale et de ses amis, et plusieurs disaient qu'il cherchait la pierre philosophale pour l'humanité, et l'on se moquait de lui.

Cependant, que ce soit une pierre philosophale ou non, il l'a trouvée. Ses antagonistes n'ont pas su en faire autant, et ceci pendant dix-sept ans d'essais. C'est long, c'est souffrant. Que voulez-vous? Les hommes sont ainsi : il n'y a de mérite que là où la difficulté a été vaincue, et il l'a vaincue. Pourquoi? Parce que ce don venait d'en-haut.

Qui que vous soyez, mettez donc de côté tout parti pris et essayez : vous verrez s'il mérite d'être loué ou bafoué. Prenez les guides publiés jusqu'à ce jour. Vous avez ci-après le *Dictionnaire électro-matteopathique* qui vous rendra aptes à guérir toutes les maladies de vos semblables et de ceux que vous aimez. On arborera alors un drapeau blanc sur lequel on lira :

CONQUÊTES MÉDICALES !

Dr MANZETTI.

A TOUTE SCIENCE NOUVELLE
MOT NOUVEAU

M. Manzetti, désireux d'élever un monument à M. le
comte Mattei pour sa nouvelle doctrine électro-matteopathique, trouve qu'un monument en marbre ne serait
pas assez digne pour l'honorer et perpétuer sa mémoire :
il lui faut plus que cela. Le marbre se détériore par le
temps, puis il arrive, mille ans après, que les générations
ignorent pourquoi ce monument, sans inscription ou
avec une inscription à demi-effacée, a été élevé. — Un
monument n'est toujours placé que devant la vue d'une
seule population, et le peuple non aisé à voyager ne le
voit jamais. M. Manzetti pense qu'un mot placé dans les
colonnes des dictionnaires scientifiques serait ineffaçable
et qu'après avoir parcouru le monde serait à tout instant
sur les lèvres du docteur et dans l'haleine des malades.
Et quel est ce mot ? Ce mot est *Matteopathie.*

Quelqu'un dira : « Je veux être traité par l'électro-
matteopathie. » Un autre dira : « J'ai été guéri par
l'électro-matteopathie », et l'on dira du docteur : « Celui-

ci est un matteopathe. » Ce mot sonne mal aux oreilles
de la science, mais M. Manzetti ajoute qu'il y a bien
d'autres mots sur le dictionnaire qui sonnent mal, cependant on les a adoptés. Les langues ne sont que des
conventions entre les hommes et chacun est bien libre
de créer des mots. Aussi quoique les mots sonnent mal
il faut qu'on les accepte, mais une fois qu'on sera habitué
à leur prononciation, on les préférera à tout autre. Or,
M. Manzetti dit encore : « La doctrine d'Hahnemann n'a
reçu que la sanction de ses disciples ; bien des malades
traités par l'homœopathie d'Hahnemann ignoraient le
nom du créateur des globules infinitésimales. » M. Manzetti ne veut pas qu'il en soit ainsi du comte Mattei ; il
ne veut pas laisser ignorer aux malades le nom de leur
bienfaiteur. Quoique M. Bouchardat ait critiqué la doctrine homœopathique, nous ne reculons pas pour autant.
Et je lis la phrase écrite de sa main propre sur le for-
mulaire magistral de 1866, page 10, ligne 40 : « *Les
homœopathes sont des médecins expectants qui laissent
tout faire à la nature et qui n'emploient des remèdes que
pour tromper le public.*

Que ceux qui ont été guéris par l'homœopathie défen-
dent la cause.

MOTIFS PLAUSIBLES

*pour appeler Matteopathie la science qui vient
de naître, et non Homœopathie, ou bien
Elettro-miopatia, comme la nomme M. le
comte Mattei.*

———

Des personnes d'un esprit jaloux et égoïste ont écrit à
M. le comte Mattei qu'il ne fallait pas accepter le mot
matteopathie; M. le comte, écoutant, et donnant toujours
raison aux derniers arrivés, crut un moment devoir
accepter les observations de mes antagonistes; mais en
réfléchissant mûrement il se dit en lui-même : « Que
m'importe à moi qu'on appelle Georges ou Jacques la
science que je viens de créer, moi je la nomme Elettro-
miopatia. » Le mot donné par M. le comte est assez
bien appliqué mais il n'est valable que pendant la vie du
comte, car ce mot veut tout simplement dire: mon traitement, *mio* voulant dire mon, et *patia*, traitement.

C'est naturel qu'il n'appartient pas aux défunts de
placer un monument sur leur tombe, et alors M. le
comte aurait raison dans ce sens de ne pas accepter le

mot matteopathie de son vivant. Jugeant à propos de mettre de côté les observations de mes antagonistes, il m'écrivit : « Que m'importe à moi si vous créez un nom à ma science ; la gloire sera pour vous et non pour moi. » Il ajoute que sa science n'est que le complément de l'homœopathie d'Hahnemann. N'ayant point un esprit égoïste comme ceux qui ont écrit contre moi, voulant rendre hommage à ceux qui le méritent, j'ai de mon chef composé le mot comme il est déjà indiqué ci-dessus. Et j'ai plusieurs motifs plausibles pour ne pas l'appeler homœopathie ou bien elettro-miopatia. Le premier ayant déjà été cité je passe au second ; l'homœopathie ne s'emploie pas en compresses, l'homœopathie n'a jamais été employée en ventouses.

Il n'est pas permis aux malades de la diluer selon leurs forces et les cas ; la matteopathie ne se prépare pas en teintures comme l'homœopathie, et l'homœopathie n'est pas distillée ; voilà donc les motifs qui font refuser le mot homœopathie et accepter celui de matteopathie.

Le mot : Elettro-miopatia, en dernier lieu, donné par le comte, ne rappelle pas le nom du créateur de la science.

UTILITÉ D'UN DICTIONNAIRE

Après avoir lu plusieurs brochures sur une même science, on se sent comme imprégné du système de leurs auteurs, seulement il arrive souvent un instant où l'esprit nous fait défaut, où l'on cherche impatiemment une explication que l'on voudrait avoir sans feuilleter et sans lire; que fera-t-on? On aura recours au dictionnaire. Qui de vous n'a pas éprouvé l'un de ces moments de trouble, et qui n'a pas reconnu alors l'efficacité de ce livre qui est employé dans toutes les sciences, par tous les savants?

Son utilité reconnue, je commence.

CORRESPONDANCE

A propos du mot Matteopathie, que je viens de créer, j'ai rencontré dans le public trois partis : les uns, par esprit d'égoïsme ou de jalousie, répandent des calomnies sur l'inventeur du mot et ne veulent pas qu'on élève de monument à celui qui le mérite.

Ils veulent bien accepter ses remèdes jusqu'à un certain point; mais ils se refusent à rendre hommage à leur vertu.

Ils ajoutent que le mot *matteopathie* cadre mal avec la langue française. Cela ne serait vrai qu'autant que M. Mattei et moi nous ne sommes pas Français; nous sommes Italiens; car du reste il cadre aussi bien que le mot *homœopathie* qui a acquis droit de cité.

Les autres prétendent que les mots scientifiques ne peuvent être créés que par des corps savants, que cette création n'appartient pas à des individus isolés. Ceux-ci s'imaginent donc que la science n'existe que dans les corps collectifs; que les individus isolés en sont incapables. Ils se placent donc eux-mêmes parmi les incapables, et dès lors ils ne sont pas juges compétents en cette matière.

D'autres, cependant, parmi lesquels se trouvent des personnes illustres, des pasteurs évangéliques, des professeurs de premier ordre, parlent autrement et j'en reçois des félicitations même trop brillantes. Un de ces messieurs m'écrit en ces termes : « *J'approuve complétement votre idée d'appeler matteopathie le système médical de M. le comte Mattei et je suis sûr qu'il s'acclimatera très bien dans notre langue française. Du reste, je ferai de mon côté ce que je pourrai pour lui donner droit d'Etat dans le dictionnaire français.* »

Un autre, et c'est un directeur général des écoles, m'écrit : « *Cher Monsieur, je vois deux monuments s'élever à propos de la création du mot matteopathie, dont un pour vous, l'autre pour le comte Mattei.* »

Lequel de ces trois partis raisonne le mieux ?

La science s'arrêtera-t-elle sur le jugement d'un employé de douane, d'un docteur ou des derniers que je viens de citer? J'ai reçu un grand nombre de félicitations provenant d'hommes compétents que je crois inutile de nommer; leurs lettres sont à la disposition des incrédules.

ÉLECTRICITÉ

MANIÈRE DE L'EXTRAIRE

L'électricité est la vie de toute chose, elle est le moteur principal de tout ce qui vit, ce qui circule, et même les corps sans vie et sans mouvement ont de l'électricité. C'est l'électricité qui fait circuler le globe, le sang et la sève des plantes. De plus, l'électricité décompose les corps, les attire, les repousse et fait de même pour les douleurs qui forment la maladie.

Détachez un instant votre esprit de votre corps, élevez-le, regardez les corps inertes et vous verrez une auréole qui s'échappe de ces corps et vacille comme on voit la terre vaciller au lever du soleil; on dirait une vapeur qui sort du sol; eh bien ! tous les corps ont, à quelle époque que ce soit, une vapeur invisible que le langage spirituel appelle électricité. Les végétaux, pourquoi n'en auraient-ils pas ? les plantes ont une vie, un suc circule dans elles; un arôme plus ou moins bon et abondant se dégage des plantes. Qu'est-ce ? sinon l'électricité. On nous dira : « Mais les remèdes Mattei ne sont composés

que de l'alcaloïde, principe actif de la plante » ; appelez-
le comme vous voudrez, l'alcaloïde est, selon le langage
spirituel, un alcali qui contient l'électricité de la plante.
Echauffez cet alcaloïde, le tout s'échappera et se déro-
bera à vos yeux. C'est l'électricité des végétaux qui guérit les maux.

Plusieurs pharmaciens et chimistes se sont demandé
comment M. Mattei pouvait extraire l'électricité des
plantes. Pour eux cette découverte est une énigme et
pour la science un nœud gordien. Qu'on me permette
donc de donner ici un aperçu sur la manière de s'y
prendre.

Un jour je broyais une plante d'aconit que je mis fer-
menter dans une cuve de bois ; quelques jours après,
désirant la distiller, je plaçai le tout dans un petit alam-
bic de tôle et je procédai à l'opération au moyen d'un
fort feu. Je laissai reposer cette eau distillée que j'obtins,
et quelques heures après, comme je la contemplais,
j'aperçus à sa surface une espèce de naphte qui n'était
ni huile ni essence et qui, d'une couleur bleuâtre, nuan-
cée de rouge, n'avait ni goût ni senteur. J'eus la curiosité d'y plonger mon doigt et de le porter à ma bouche,
mais à peine l'avais-je fait que je ressentis comme une
commotion électrique qui me guérit immédiatement du
torticolis dont je souffrais à ce moment-là. Mais ce ne
sont pas là les seuls effets que cette eau produisit.

Un jour je fus appelé pour donner des secours à un
homme âgé de 74 ans, qui avait été trouvé dans les eaux
du Léman, entre *St-Gingolph* et le *Bouveret*. J'eus la pensée de lui administrer de cette eau ; il ne donna pas un
seul signe de vie ; néanmoins je ne me décourageai pas,

et après *trois* heures de soins continuels, je remarquai une inspiration du thorax ; sept heures après il causait. Comme si rien ne s'était passé, son corps s'était réchauffé, ses membres s'étaient déraidis et nous déjeunâmes ensemble. C'était l'ex-maire d'Ollon, canton de Vaud. Ce n'est que plus tard, après avoir lu *un poco di Storia sui rimedi Mattei* que m'étant rappelé les effets presque miraculeux de cette eau, je compris qu'elle était tout simplement l'électricité de la plante que j'avais distillée.

Cependant je ne puis affirmer que ce soit là le procédé employé par M. le comte Mattei.

INTRODUCTION

Naître, souffrir et mourir : voilà la destinée de l'homme. Oui, sans doute, il a beaucoup à souffrir. On pourrait dire néanmoins qu'il doit une grande partie de ses misères à son imprévoyance et à ses excès.

En plaçant l'homme à la tête de la création, Dieu n'a pas voulu le livrer sans défense aux maux qui l'attendent sur le chemin de la vie. Il suffit de jeter un regard, sans parti pris, sur les sciences qui embellissent la terre pour voir qu'il a répandu partout des secours et des consolations.

Ici apparaissent les simples avec leurs fécules, leurs gommes, leur électricité, leurs principes sucrés, matériaux précieux qui s'incorporent à nos organes, les restaurent, accroissent et conservent leurs forces vitales. Là vous voyez des fruits succulents, des herbes fraîches et tendres, des racines imprégnées d'une salutaire amertume, des fleurs dont l'arôme électrique flatte l'odorat et le goût, enfin une infinité de plantes dont les vertus sont admirables; c'est avec quoi M. Mattei prépare ses remèdes et ils sont dédaignés, oubliés, parce qu'il les offre sans faste et sans ostentation, parce qu'ils sont bon marché, parce qu'ils ne viennent pas d'un diplomatodocte; parce qu'il ne les déguise pas sous une couleur brillante, sous quelque dénomination pompeuse. Cette médecine est la médecine des pauvres, elle devrait être celle du riche, s'il était assez raisonnable pour ne pas la dédaigner.

Henreux celui qui se livre à l'étude des spécifiques Mattei. Le dictionnaire et la pharmacie matteopathiques sont pour lui une source inépuisable d'instruction et de bonheur; cette étude, en lui donnant le goût de la médecine, remplit son âme d'émotions ravissantes et ouvre devant lui les avenues enchantées d'un monde plein de santé et de merveilles.

Heureuse la jeune fille qui ignore les folles joies du monde et ne connaît de plus douce occupation que cette charmante étude simple et naïve. Elle demande des cœurs souffrants pour les guérir et les consoler; des organismes altérés pour les restaurer. Chaque guérison lui apporte des jouissances nouvelles, et chaque matin une moisson de bénédictions, partant de la bouche des malades, vient payer ses soins par de nouveaux plaisirs.

Suivez donc mes conseils, chirurgiens, docteurs, phlébotomistes, garde-malades, triplez les membres de l'Université matteopathique, étudiez la cause dans ce que vous souffrez et cherchez dans la matteopathie le moyen de guérir le moral aussi bien que le physique.

RAISON DE GUÉRISON

Il n'est pas nécessaire d'avoir de la confiance ou de la foi dans les spécifiques Mattei pour qu'ils guérissent. Ce qui le prouve, c'est le fait suivant.

Une famille, composée de cinq personnes, habitait un rez-de-chaussée humide; elles étaient toutes atteintes, les unes d'eczéma, les autres d'impetigo, de teigne, de goître, de furoncles, et elles avaient toutes ce teint qui caractérise la misère physiologique. C'étaient de pauvres gens, malheureusement. Un jour je fus appelé par eux pour un enfant rachitique. Il y avait déviation de la première vertèbre dorsale; sa tête était enfoncée dans le cou, en avant; il était âgé de sept ans et ne marchait plus depuis six à sept mois environ.

Cette famille n'avait pas confiance dans les remèdes homœopathiques et n'était pas assez riche pour acheter ceux des allopathes. Il me vint l'idée de faire un essai, et sans rien dire, je glissai avec l'adresse d'un prestidigitateur, un demi-flacon de scrofoloso dans la pierre à eau; puis je les engageai à boire tous un verre d'eau par jour, leur promettant une prompte guérison. Ils me répondirent tous affirmativement, me demandant de quelle eau il fallait boire : « De l'eau de la pierre », répondis-je, et ils se mirent à rire. Je leur répliquai que cette eau avait acquis dès ce moment des qualités médicinales, qu'il ne fallait pas s'en servir pour faire de la soupe ou du café, mais la garder pour en boire un verre par jour. Ils me le promirent. Cette pierre contenait quarante litres d'eau, et à partir de ce moment chacun allait avec un petit verre à liqueur boire tous les quarts d'heure sa portion d'eau miraculeuse. Huit jours après je passai les voir. Ceux qui avaient l'eczéma étaient guéris, et l'enfant rachitique pouvait mieux relever sa tête et la tenir renversée. Quinze jours après, tout allait mieux, et le petit scrofuleux rachitique était aussi droit qu'un militaire ; toute la famille avait pris un teint vermeil et chaque soir ils disaient leurs prières devant la pierre miraculeuse. La mère me disait que ses enfants lui avouaient que lorsque j'allais les voir, ils se sentaient tous poussés d'instinct à se jeter à genoux devant moi, ils ne s'en retenaient que par la honte.

Voilà donc une preuve que la foi et la confiance ne sont pour rien dans la guérison. Il suffit de s'en servir sans les connaître ; leur effet étant *objectif*, non *subjectif*, c'est-à-dire réel, non imaginaire.

PRÉFACE

Vu les innombrables attestations de guérison consignées dans plusieurs brochures et les expériences faites et acquises par nous-même par la nouvelle médecine du comte César Mattei, nous sommes porté à croire qu'un dictionnaire de ce genre serait utile à toute personne étrangère à la médecine. — Car pour les personnes illettrées peu leur importe la théorie, la pratique leur fait plus besoin. Ainsi, avec ce petit dictionnaire, le malade n'aura qu'à feuilleter la page alphabétique, selon la maladie qu'il voudra traiter, et avec le nom définitif de la maladie il trouvera le remède qui lui convient et celui qui a déjà été appliqué avec succès, et quand une maladie est grave, elle sera spécifiée par le mot *grave* en italique. C'est-à-dire qu'elle nécessitera la présence d'un médecin, afin que l'homme de l'art juge le genre de globules qui convient à la maladie et diriger en même temps le traitement, si toutefois la maladie était compliquée. Il y a des maladies où il faut alterner les remèdes; et qui peut mieux en faire la différence que le médecin expérimenté? Je prendrai autant que possible pour texte les attestations des sieurs Mattei, M. Pascucci, médecin à Rome, M. le docteur Regard, à Genève, et M. le pasteur Berard, à Loriol (Drôme).

Il y aura naturellement des répétitions de maladies ; ceci est de toute nécessité. — Car, comme dans *abcès*, il y a et on nomme plusieurs maladies sous le nom d'abcès ; ainsi l'on dira un abcès du sein, de l'estomac, des intestins, métastatique, etc., comme on dira dans *surdité* (la surdité peut provenir de plusieurs causes), exemple : surdité nerveuse, congestive, scrofuleuse, surdité sénile, etc.; il y aura donc une répétition de toutes les classes maladives, mais nous abrégerons autant que possible, et nous ferons tous nos efforts pour le mettre à la portée de tous les esprits et de toutes les intelligences.

A l'époque où nous sommes, où tous les esprits savants se portent à nier l'existence d'un Etre suprême, je trouve que cet Etre suprême est encore plus savant, plus charitable et plus miséricordieux que ce que l'on en a enseigné. Car, se dit-il en lui-même, les enfants rebelles et capricieux se corrigent mieux par les caresses que par le fouet. C'est pourquoi l'on a fait un proverbe qui dit : « Il n'y a de chance que pour la canaille. » Et que vient-il de faire? Il vient de faire un chef-d'œuvre. Il a fait réincarner un ange, connu de ses disciples seulement, sous le nom de comte César Mattei, auquel les victimes de la tache originelle seront redevables d'un respect immortel et d'une mémoire vénérée (et nous sommes tous du nombre), car sur 3,000,000 d'individus, il n'y en a pas un seul qui ne souffre de quelque malaise.

ABRÉVIATIONS

Scrof.   pour   Antiscrofoloso.
Canc.   »   Anticanceroso.
Ang.   »   Antiangioïtico, appelé aussi Vasculaire.
Verm.   »   Vermifugo.
Febrif.   »   Febrifugo.
Pettor.   »   Pettorale.
Intus.   »   à l'intérieur.
Extra.   »   à l'extérieur.
Electr. R.   pour   Electricité rouge (Scrof.)
   »   J.   »   Electricité jaune (Verm.)
   »   Bl.   »   Electricité blanche (Pettor.)
   »   Ang. »   Electricité angioïtique ou vascu-
                        laire (Ang.)
   »   V.   »   Electricité verte (Canc.)
   »   Ven. »   Electricité vénéréa (Ven.)
   »   Pett. »   Electricité pettorale (Blanche.)

L'électricité bleue de M. Mattei est tirée de la plante
fébrifuge. La blanche de la plante pectorale. La verte de
la plante cancéreuse. La rouge de la plante scrofuleuse.
La jaune de la plante vermifuge. L'angioïtique de la
plante antigioïtique. La vénéréa est préparée par l'auteur
du dictionnaire.

NOMENCLATURE DES REMÈDES
DÉCOUVERTS PAR M. LE COMTE MATTEI

Angioïtico 1° et 2°.
Antiscrofoloso 1°, 2°, 3° 4°, 5°, 6°.
Anticanceroso 1°, 2°, 3°, 4°, 5°, 6°.
Antivenereo 1°.
Febrifugo 1°, 2°.
Vermifugo 1°, 2°.
Pettorale 1°, 2°, 3°, 4°.

ÉLECTRICITÉS

Elettricita angioïtica que j'appelle angioïtique.

»	rossa	»	scrofolosa.
»	paglia	»	vermifuga.
»	verte	»	cancerosa.
»	bleue	»	febrifuga.
»	bianca	»	pettorale.

J'ai préparé de mon chef la septième et je l'appelle elettricita venerea, qui, mise en compresses sur les bubons syphilitiques, les fait affaisser comme par enchantement. J'ai vu un charbon disparaître sous son influence (étant appliqué en compresses).

OBSERVATION

Quand on ne peut définir la maladie, le plus court moyen pour se traiter c'est de prendre les globules universels que je viens de découvrir et qui se trouvent chez l'auteur de ce dictionnaire.

La maladie saura bien trouver le remède qui lui convient. Par ces globules, la maladie se trouvera guérie sans que l'on connaisse son nom.

Ce qui revient à peu près comme si l'on prenait anticanceroso 6° ou antiscrofoloso 6°.

Ces deux derniers ne sont que la réunion des autres spécifiques.

Quand l'on est en face d'une maladie chronique et que l'on veut se traiter par la matteopathie, la meilleure règle à suivre est celle-ci :

On commence à prendre pendant quinze jours ou un mois, ang. dans deux verres d'eau, afin de corriger le sang de ses vices et de le rendre à l'état normal, car dans toutes les maladies le sang est toujours plus ou moins altéré. Ensuite on prend scrofoloso à la même dose pendant le même laps de temps afin de remédier aux glandes sudorifères qui tapissent la peau et permettre alors la circulation des humeurs à travers les tissus adjacents. Ensuite on prend anticanceroso pour remédier aux altérations des vaisseaux blancs, de la lymphe et des muqueuses. Ce spécifique doit être continué tant que la maladie durera. Il est bon d'alterner ce dernier avec un des spécifiques selon *sui generis* des maladies, exemple : si la maladie est aux poumons, c'est pettorale, si elle est au foie, febrifugo, si elle est syphilitique, antivenereo, si elle est vermineuse, vermifugo, etc.

PARTIE THÉORIQUE

DES

SPÉCIFIQUES ÉLECTRO-MATTEOPATHIQUES

Le but principal et préconçu des spécifiques Mattei est d'envoyer, comme à la balançoire, les médecins, quand le public aura compris sa doctrine. Mais pour cela il ne faut pas compliquer les formules ; il y a déjà plusieurs ouvrages lancés dans le monde concernant les spécifiques du comte, mais si vous les lisez attentivement, tous les auteurs se contredisent dans la manière d'appliquer les remèdes : d'autres contredisent même la théorie du maître. La loi des doses est déjà établie par le maître, et quand il dit que la dose ordinaire est d'un grain dans un verre d'eau, qui veut dire 100 grammes, il dit à peu près tout. Mais il ajoute, pour mieux le faire comprendre, que plus le mal est aigu et résiste, plus il faut diluer le remède. Et le remède se dilue en ce sens : Un verre ordinaire contient 100 grammes ou 36 cuillerées à café d'eau; dans ce verre vous mettez dissoudre un grain. Cette préparation prend deux noms. Pour le *codex :* préparation 1re. Pour le vulgaire, cette préparation s'appelle dilution 36° ou ordinaire. A-t-on besoin de la diluer à cause de la gravité de la maladie? eh bien! on prend une cuillerée à café du verre premier, on la verse dans un deuxième verre d'eau, elle prend alors le nom de dilution 72°, vu qu'il y a la 36° partie du remède dans 36 autres cuillerées d'eau. Veut-on la diluer encore? On prend une cuillerée de la 72°, que l'on verse dans un troisième verre d'eau, et cela forme la dilution 108°. Ainsi de suite; on peut aller jusqu'à la définition de 1,000,000. Toujours en ajoutant au nombre un, trente-six autres cuillerées à café, ou bien l'on dit selon le *codex* manzettiopathique : je prends 1, je mets dans 100 grammes d'eau distillée, j'ai 100 grammes de médicament dilution 1re; je prends un gramme de la première que j'ajoute à 100 autres grammes d'eau. Je forme la 2° dilution, et ainsi de suite jusqu'à la dernière qui est de 1,000,000,000,000,000,000,000,000,000,000,000, 000,000,000,000,000,000,000,000,000 (61 chiffres).

A quoi servent donc tant de pourparlers. Si le malade se trompe de dose, c'est à lui à chercher de la diminuer, mais le plus souvent ce ne sont pas les doses qui trompent, c'est le choix thérapeutique et le diagnostic mal posé, ou la nature du mal, mal comprise.

Il y a donc tout à gagner, pour le véritable médecin matteopathe, en ce sens que M. le comte Mattei ne dilue pas ses globules en les fabriquant. C'est à qui se traite à les diluer selon la gravité de son mal, de son tempérament et de ses forces; si le malade ou son entourage se trompe, il sera donc obligé de réclamer le praticien matteopathe pour le régler, comme l'on demande un horloger pour sa montre.

Cependant, pour donner un peu d'extension à la chose, nous ajouterons ici une théorie détaillée pour les personnes aptes à la comprendre.

DOCTRINE MATTEOPATHIQUE

Cette matière médicale est simple comme la vérité, et
la vérité ne se trouve que dans la simplicité.

La chair de l'homme est empâtée de certains principes
que les uns appellent herpétiques, d'autres scrofuleux,
et que Hahnemann a appelé psoriques (gale).

Or, il existe un remède antiscrofuleux.

Et ce remède antiscrofuleux est excitant, tonique, purgatif, vermifuge, résolutif, dissolvant, maturatif, anti-
aphrodisiaque, astringent, diurétique et fébrifuge. Ces
propriétés sont dues à un principe électrique contenu
dans la plante. Si l'on remarque ces vertus, l'on est
tenté de croire que dans la plante, ou bien dans les globules, il existe un être intelligent qui sait produire des
effets divers dans l'organisme, car si vous prenez ce remède ayant la diarrhée, il l'arrêtera; si vous le prenez
dans la constipation, il vous relâchera le ventre.

L'antiscrofoloso arrête les vomissements, étant pris à
sec, 4 ou 5 grains sur la langue. Il arrête une indigestion
étant pris à la même dose.

Il dégrise un homme à la dose de 8 à 10 grains sur la langue.

L'antiscrofoloso est applicable spécialement dans les maladies de la peau, des os et des muscles.

L'antiscrofoloso contient dans son principe actif de l'iode et du soufre. C'est pourquoi il est le spécifique universel de la scrofule, du goître et des éruptions. Il agit d'une manière lente, profonde et pénétrante, sans nuire aux autres systèmes.

L'électricité identique du scrofoloso (je l'appelle élect. scrofolosa) est la rouge.

Les propriétés de l'électricité rouge sont les mêmes que les globules, cependant moins fortes, parce que dans l'électricité liquide l'essence de la plante n'y est plus, mais elle contient encore assez de fluide bienfaisant pour être employée de concert avec son essence à l'extérieur.

On peut, au dépourvu, employer l'électricité en place de globules, son effet sera moins prompt, mais elle agira, quoique avec lenteur, dans l'organisme comme son essence qui est contenue dans les globules d'antiscrofoloso. La dose pour lors est une cuillerée à café d'électricité dans un verre d'eau. On dilue selon le tempérament et la sensibilité du malade.

L'électricité rouge, que j'appellerai volontiers électricité scrofuleuse, s'emploie aussi en compresses, en ventouses.

En compresses, on verse le liquide sur un petit morceau de linge, que l'on applique sur la région douloureuse; par exemple, si c'est une névralgie dentaire, on place la petite compresse sur la tempe; si c'est une autre douleur, on place la compresse sur la douleur, point de côté, etc.; en ventouses, il faut chercher le nerf correspondant; pour cela, voyez l'indicateur exprès du système nerveux.

L'antiscrofoloso en grains et l'électricité rouge, pris tous les deux intérieurement, l'un à la dose de 5 grains à sec sur la langue, l'autre la valeur d'une cuillerée à café sur un morceau de sucre, ont fait cesser instantanément des crampes d'estomac et des migraines.

Voici une règle générale bonne à ajouter à ces considérations : c'est que la guérison de toutes les maladies scrofuleuses est facilitée par des applications opportunes des liquides ayant des propriétés électriques et qui coïncident avec le remède pris à l'intérieur selon *sui generis.*

Les maladies dans lesquelles l'action curative de l'*antiscrofoloso* a été démontrée sont les suivantes :

Affaiblissement. Avec électricité.

Affections mentales(maladie des fonctions intellectuelles).

Agitations nerveuses (ici **M.** Regard n'a pas oublié le précepte d'Hypocrate : *Sanguis moderatorum nervis),* il a appliqué *vascularita.*

Albuminurie (urine chargée d'albumine, blanc d'œuf).

Amaurose commençante (cécité causée par la paralysie de la rétine).

Aménorrhée (suppression des règles). Voir angioïtico.

Apoplexie nerveuse (ou paralysie du cerveau).

Aphonie (extinction de voix), avec élect. rouge.

Aphtes (intérieurement et en gargarismes), avec élect. rouge.

Arthrite ou goutte (intus et extra), élect. rouge.

Ascite (espèce d'hydropisie).

Asthme nerveux (difficulté de respirer par moments).
Aversion du nourrisson pour le sein.
Bégaiement (s'il est occasionné par la peur, c'est ang.
    qu'il faut donner).
Blennorrhée (inflammation du canal urinaire ou chaude
    pisse. En plus venereo).
Blépharite (inflammation des paupières).
Blessures (si c'est par arme à feu, scrof.; si c'est par arme
    tranchante, ang.).
Bronchite (inflammation des bronches).
Carie des os (vermif. ou élect. jaune).
Carie dentaire (id.   id.   ).
Cataracte commençante (je l'ai guérie avec venereo).
Cephalalgie.
Cephalo-méningite.
Chlorose (pâles couleurs).
Choléra.
Chorée (danse de St-Guy).
Clous (abcès).
Coliques (vermineuses ou venteuses (Vermifugo).
Commotions du cerveau.
Convulsions (vermifugo).
Constipation.
Coqueluche (vermifugo).
Coryza (rhume de cerveau).
Crampes d'estomac (à sec sur la langue).
    »   menstruelles.
    »   aux jambes (compresses de grains).
    »   à la nuque (élect. rouge).
    »   à la main (id.   ).
Croûtes de lait (pommade scrofolosée).

Cystite (inflammation de la vessie). .
Dartres (avec la pommade scrof. à l'extérieur).
Déchaussement des dents (venereo).
Dents (maux de dents avec fluxion).
Dentition difficile.
Dérangements produits par l'électricité erronée.
Diabète (sucre dans les urines).
Diarrhée (produite par la fièvre typhoïde et les vers).
Digestion mauvaise.
Disposition à l'ivrognerie.
Douleurs ostéoscopes (douleurs aiguës qui ont leur siége
     dans les os).
Dysménorrhée (écoulement difficile des règles).
Elephantiasis (maladie de la peau devenue rugueuse
     comme celle de l'éléphant).
Empoisonnement et ses suites.
Encéphalite (inflammation du cerveau).
Engelures.
Entérite (pleurésie de l'abdomen. Ventre).
Epilepsie (mal caduc, haut-mal, mal de St-Jean).
Erysipèle (pleurésie des téguments de la peau).
Etouffements.
Exostoses (tumeur des os).
Faiblesse générale.
     Id.   d'estomac.
Fièvre muqueuse.
     Id.   typhoïde.
Fistules
     Id.   lacrymales (yeux).
     Id.   dentaires (dents).
Foudre (effets de la).

Gale.

Ganglions scrofuleux au cou.

Gastralgie venteuse (abdomen).

Gastrite (a été guérie par l'électricité jaune et rouge).

Gencives (maladies des).

Gingivite (guérie aussi par venereo).

Gerçures au sein.

Glossite (langue).

Goutte (a été guérie par venereo, dilut. 10 grammes).

Goût (perte du).

Gravelle (gravier dans la vessie).

Haleine fétide.

Hemorrhoïdes.

Hernie (effort).

Herpes (éruption).

Hystérie (maladie de matrice). Canceroso.

Idiotisme.

Impetigo (éruption de croûtes jaunâtres à la face, au
     nez, etc.).

Impuissance (à l'acte vénérien).

Incontinence d'urine.

Insomnie.

Inappétence.

Indigestion (suite d').

Indices de paralysie des nerfs et des tendons.

Ischias ou sciatique (rhumatisme de la fesse).

Ivresse.

Langue (paralysie de la).

Laryngite (inflammation du gosier).

Lèpre (maladie de la peau).

Léthargie.

Lumbago (rhumatisme des lombes, des reins).
Lupus facial (maladie de la peau).
Luxation spontanée du fémur.
Mal de mer.
Mal de reins.
Mal de tête (a été aussi guéri par l'élect. ang. sur la
    tempe).
Marasme (dessèchement général, maigreur extrême de
    tout le corps).
Masturbation (onanisme, cinq contre un).
Mélancolie.
Méningite aiguë (tête).
Metrite puerpérale (matrice).
Migraine (moitié de la tête).
Miliaire (fièvre).
Myélite (inflammation de la moelle épinière).
Nausées (même pendant la grossesse).
Névralgies diverses.
Néphrites (phlegmasie des reins).
Névrose (maladie du système nerveux).
Nez suppuration.
   »   inflammation.
   »   enflures.
   »   ulcérations.
   »   polypes (scrofoloso en poudre).
Noyé (asphyxié par submersion).
Nymphomanie (fureur utérine).
Obésité (embompoint excessif, trop gras), canceroso.
Odontalgie (dents).
Odorat (perte de l').
Onanisme (masturbation).

Ophtalmies (avec électricité venerea de l'auteur).

Orgelets.

Os (tumeurs des).

Os (carie des).

Otalgie (oreille).

Otite (oreille).

Ovarée (maladie des ovaires), matrice.

Ozene (puanteur du nez).

Paedarthrocace (maladie des articulations chez les enfants).

Paralysie nerveuse.

   » de la vessie.

   » de la langue.

Phthisie intestinale.

Pierre (vessie).

Pissement au lit (urine).

Plaies de tous genres.

Pleurodinie
Pneumonie   } Maladies des poumons.
Pleurésie

Pollutions nocturnes (pertes séminales involontaires).

Polypes au nez.

   » au larynx.

Prostatite chronique (engorgement des prostates).

Psoriasis (gale enflammée).

Pyrosis (brûle-cœur ou fer chaud).

Rachitisme (scrofule).

Rétention d'urine.

Relâchement des ligaments de la matrice (prolapsus).

Rires convulsifs.

Scabies ou gale.

Scarlatine (fièvre).

Sciatique (rhumatisme de la fesse).

Scorbut (avec venereo).

Somnambulisme (ou noctambulisme).

Soubresauts (des tendons).

Spasmes (de la glotte).

Spermatorrhée.

Spina ventosa (synonyme de paedarthrocace).

Spinite.

Strangurie (vessie).

Staphylômes (yeux).

Sueur aux pieds (arrêtée).

Surdité.

Syncope.

Taches à la cornée (yeux).

Teigne (par la pommade).

Tétanos.

Toux nerveuse.

Trismus (des mâchoires).

Tumeur des os.

Ulcères.

Vaccination (maladies par suite de).

Variole et autres fièvres éruptives.

Vessie (maladies de la) en général.

Vomissements (même des femmes enceintes).

L'alinéa 77°, où le livre de Bérard dit que l'antiscro-foloso novo agit d'une manière plus lente, mais aussi plus profonde, plus pénétrante, sans toucher au système vasculaire et sans produire d'aggravation, est incom-préhensible pour la plupart des adhérents du système Mattei, et plusieurs m'en ont demandé la cause, la voici :

L'antiscrofoloso novo agit ainsi parce que tous les autres
numéros 3, 4, 5, 6 tiennent un peu du spécifique
angioïtico, tandis que lui n'en tient pas, il est uni avec
canceroso seul.

____

ANTICANCEROSO

Nous avons laissé à dessein, un moment, la doctrine du maître pour énumérer les propriétés générales de l'antiscrofoloso ; nous revenons à sa doctrine où il dit :

Cette viciation produit souvent l'altération des vaisseaux blancs et de la lymphe (les vaisseaux blancs sont les veines et les artères de la lymphe).

Qu'on n'oublie pas que le *sang* et la *lymphe*, quoique parfaitement distincts, une fois en circulation dans leurs vaisseaux respectifs, ont une commune origine dans le laboratoire de la digestion, qui les fabrique continuellement pour l'entretien de la vie.

Et il existe des remèdes *anticancéreux*.

Les globules d'*anticanceroso* sont : réfrigérents, astringents, antispasmodiques, détersifs, fébrifuges, vermifuges, antiseptiques, résolutifs et alécitères (c'est-à-dire qu'ils chassent à la peau).

L'électricité identique est la verte (je l'appelle élect. cancéreuse).

L'*anticanceroso* guérit en général les vices du sang, mais sa sphère d'action est plutôt applicable dans les maladies de la cavité splanchnique, c'est-à-dire dans toutes les maladies des organes qui ont un caractère muqueux; exemple : l'estomac, les intestins, la matrice, les lèvres, la vessie, l'enveloppe du cerveau, de la moëlle épinière, du scrotum, etc.

L'anticanceroso convient aussi aux maladies scrofuleuses arrivées au dernier degré, où son spécifique n'a pas réussi. Ainsi que son nom l'indique, c'est le spécifique des cancers et des squirrhes *parvenus à l'état chronique*.

L'anticanceroso est un scrofoloso double; la plante elle-même, pilée, écrasée et appliquée sur des cancers du sein, les a guéris en 45 jours. C'est le docteur Haller qui le rapporte; il dit aussi que le cancer est habité par des ascarides microscopiques sous forme de champignon rongeant, et que la plante avec laquelle le comte Mattei prépare ses remèdes, globules et électricité verte, fait crever ces insectes, et la guérison n'a lieu que si on ne laisse pas revenir ces ascarides qui restent fournis par le sang. C'est, dit-il, une disposition du sang et en donnant intérieurement le même remède l'on corrige les vices du sang.

L'anticanceroso s'est montré très puissant contre le squirrhe et le cancer de l'estomac,

> des intestins,
> de la langue,
> à la paupière,
> au nez,
> au sein,
> de l'utérus,
> des poumons.

Il est utile aussi contre toutes les ulcérations qui semblent être d'une nature cancéreuse. C'est pourquoi il s'est montré efficace contre l'asthme humide, l'ascite, l'anthrax et la carie des os.

C'est un spécifique universel dans les campagnes contre les tumeurs de nature froide et lente.

J'ai vu moi-même une tumeur blanche disparaître en 8 jours, en appliquant des compresses trempées dans une décoction de la plante elle-même.

Si je ne dis pas le nom de la plante, c'est parce qu'il n'est pas nécessaire ; nous avons les globules et l'électricité verte qui nous suffisent.

Ce remède, dit une vieille matrone de Chamonix (Françoise Desailloux), est bon pour toutes les maladies des femmes ; il calme les nerfs, il replace la matrice, il guérit les plaies méchantes de la matrice et tant d'autres maladies ; vous voyez que ce remède est connu dans les montagnes de la Savoie. En Italie, rapporte le docteur *Pino*, les gens de la campagne s'en servent pour guérir les cancers et le *nolimetangere.*

Ce n'est donc pas étonnant que le comte ait guéri des

> Caries des dents.
> Fistules dentaires.
> Catarrhes de la vessie.
> Condylômes.
> Engorgements, du sein, des ovaires, etc.
> Esquinancies.
> Fistules à l'anus.
> Gangrènes humides.
> Gonflements durs de la lèvre supérieure.
> Goîtres.

Hydropisies (de certaines).

Hystéries.

Inflammations du mamelon.

Leucorrhées chroniques.

Ligaments de l'utérus.

Métrites (matrice).

Obésités (trop d'embompoint).

Orchites.

Ovarites.

Parotidites.

Péritonites.

Phthisies intestinales.

Polypes de la vessie.

Polypes de l'utérus.

Prolapsus ani (chute du rectum).

Prostatites.

Ramollissements du cerveau.

Rétrécissements.

Véroles.

Notions chimiques. Les feuilles de cette plante offrent au goût un sentiment de fraîcheur et d'astringence; elle est inodore et d'une saveur chaude, piquante et âcre; elle contient beaucoup d'albumine et de surmalate de chaux.

FORESTUS employait cette plante sur les ulcérations serpigineuses de la face (serpigo).

LINNÉ l'a donnée contre le scorbut.

QUESNAY avait employé avec succès la même plante fraîche en topiques dans le cancer.

MARQUET, en 1750, fixa de nouveau l'attention des

praticiens en publiant un assez grand nombre de faits en faveur de cette plante ; dans le traitement des affections cancéreuses, des plaies gangreneuses et des ulcères de mauvaise nature.

HARTMANN, en 1784, préconisait les vertus de cette plante dans les chancres ouverts et ulcérés.

HÉVIN, en 1780, prescrit dans le *nolimetangere* l'application assidue de la même plante, et plusieurs autres auteurs témoignent de la même confiance dans la plante *cancerosa*.

M. Mattei n'a donc pas inventé les propriétés de cette plante ; il a observé et su extraire le principe actif des plantes qu'il emploie pour ses remèdes.

L'homme n'a rien inventé.

L'un des premiers effets de ce remède est de pousser le mal au dehors et de le porter à la surface de la peau. C'est de là que lui est venu le nom d'Aléxitère.

L'électricité verte, qui paraît être tirée de la même plante, par distillation, peut être prise à l'intérieur au dépourvu des globules. Dans ce cas, on verse une cuillerée à café du liquide dans un verre ou dans un litre d'eau, et on le prend comme d'ordinaire, une cuillerée à café toutes les 10 ou 15 minutes.

L'électricité verte est négative en ce sens qu'elle ôte, qu'elle a un effet déprimant.

L'électricité verte, que j'appellerai volontiers électricité cancéreuse, s'emploie en compresses, en ventouses, comme toutes les autres électricités.

Enfin, c'est à la sagacité de qui traite de savoir s'en servir et d'en varier l'emploi selon les circonstances.

Il n'y a pas de loi fixe à cet égard, pas plus qu'il n'y en avait dans l'allopathie.

ANTIANGIOITICO

D'autres fois elle produit l'altération du sang et rend malades les veines, les artères et le cœur.

Et il existe un remède antigioïtique.

Le comte dit qu'avec ces trois spécifiques on combat victorieusement la presque totalité des maladies.

L'antigioïtico est le héros unique des maladies du système nerveux en ce sens que Hypocrate a dit : *Sanguis moderatorum nervis*. Le sang est le modérateur des nerfs. Et Mattei, en corrigeant le sang de ses vices, modifie le système nerveux.

Les globules d'antigioïtico sont : astringentes, fébrifuges, hémostatiques et régularisatrices du sang.

L'électricité identique est l'antigioïtique.

Notions chimiques de la plante avec laquelle le comte prépare l'antigioïtique : Son odeur est nulle et sa saveur rappelle faiblement celle des crucifères ; elle ne noircit pas le sulfate de fer, elle renferme un principe résineux, amer et alcalin ; l'alcaloïde de la plante est bleue.

La dessication fait perdre ses propriétés.

Elle peut être employée dans les diarrhées, les dys-senteries, les hémorrhagies passives lorsqu'on ne veut produire qu'une astringence modérée et graduée.

Les anciens faisaient grand cas de cette plante.

DIOSCORIDE la recommande dans le traitement de l'hémoptysie et les maladies du cœur.

DODOENS l'administre à l'intérieur dans les hémor-rhagies.

BOERHAVE l'a préconisée comme astringente. Plusieurs médecins l'ont regardée comme spécifique dans l'héma-turie.

LIEUTAUD lui attribue la vertu fébrifuge.

Cette plante, dont on avait exagéré les propriétés, était discréditée lorsque le docteur LE JEUNE vint attirer sur elle l'attention des praticiens.

Le médecin belge affirme qu'il a obtenu de bons ré-sultats de cette plante dans les maladies de poitrine, sur-tout dans les hémoptysies (crachement de sang).

Un journal allemand rapporte que cette plante a rendu d'éminents services dans beaucoup de cas de métror-rhagie passive et de menstruations surabondantes chez des personnes d'une constitution faible et d'un tempéra-ment lymphatique.

Il suffit, en général, d'user de cette médication pen-dant deux ou trois époques menstruelles pour qu'après cela le flux périodique reparaisse dans des conditions normales.

M. LANGE croit, d'ailleurs, devoir faire observer que cette plante n'a donné lieu à aucun accident et qu'elle s'est montrée utile alors qu'on avait employé inutilement les astringents de toute nature.

M. Lange prétend que cette plante provoque les règles, si le retard provient de l'inertie de l'utérus.

L'angioïtico est sialagogue, c'est-à-dire qu'il excite la salivation.

Il est spécialement applicable à l'appareil de la circulation sanguine et aussi à certaines modifications du sang.

Il est assez probable que, dans beaucoup de cas, l'altération du système circulatoire est précédée de la viciation des fluides en circulation. C'est pourquoi il est souvent avantageux d'alterner avec angioïtico, l'un des spécifiques les plus puissants contre les humeurs.

Par exemple, dans la chlorose, quoique angioïtico soit le principal moyen, il est quelquefois bon d'alterner avec lui *scrofoloso* ou peut-être *canceroso*.

Dans l'ordre alphabétique, les principales maladies dans lesquelles ce remède trouve son application, sont :

Abcès, clous (intus et extra).

Agitation pour cause vasculaire (ou scrof.).

Anévrisme et autres affections du cœur. — (En même temps que la cure intérieure, applications de compresses imbibées dans une solution d'angioïtico sur la région malade, ou élect. ang.).

De 10 à 15 globules pour un verre d'eau. — Un anévrisme de l'aorte qui persistait depuis quatre ans a été guéri par angioïtico.

Angine de poitrine. — Dans cette maladie on applique d'abord l'électricité rouge sur le dos, sur les côtés de l'épine dorsale ou vers l'insertion du muscle grand pectoral, puis on administre angioïtico intérieurement, et, s'il ne réussit pas, antiscrofoloso ; et quand on est dans le doute sur la cause de l'angine, angioït. et antiscrof. alternés.

Des fomentations du même remède sur la région du cœur sont un puissant auxiliaire.

Dans cette maladie, des applications d'électricité ang. sur les deux côtés de l'atlas sur la région du cœur, sont très utiles pour remédier à la gêne de la respiration et aux désordres du cœur et calmer la douleur.

La plante angioïtique n'entre pas dans le cadre officinal de l'allopathie. Il est préférable d'appliquer l'électricité *ang.* sur le trajet du plexus cardiaque et même quelquefois de faire des frictions sur cette région avec la dite électricité.

Pour les autres soins, se conformer à ce qui a été dit précédemment.

Apoplexie sanguine et paralysies qui ont succédé à cette apoplexie. Dans l'apoplexie sanguine, comme dans les désordres violents du cœur, des applications répétées de l'électricité angioïtique sont très utiles. (Si celle-ci est nerveuse, antiscrof. et élect. rouge sont préférables. Dans la paralysie qui succède à l'apoplexie nerveuse, l'application de l'électricité doit être répétée plusieurs fois par jour).

Ascite (ou canceroso, ou febrif., ou scrof., suivant la cause).

Asthme dépendant d'une cause angioïtique ou de bronchites répétées. (Quelquefois alterné avec pectorale, vermifugo a aussi réussi).

Cardite (intus et extra et élect. angioïtique).

Céphalalgie et *prosopalgie* congestives (avec élect. bl. en fomentation, ou l'angioïtique).

Chlorose (Elect. r. au sacrum. Scrof. et ang. intus.).

Dyséçie congestive (ang. intus. Elect. ang. extra).

Dyssenterie avec sang (alterné avec scrof.).

Dysurie (avec élect. au-dessus du sacrum).

Ecchymose des yeux (intus et extra).

Encéphalite (commotion du cerveau avec congestion, sinon antiscrof.).

Engelures (certaines). Elect. angioït.

Epilepsies (certaines). Elect. angioït.

Un cas d'épilepsie qui avait réduit une femme de *Pau* (Pyrénées) à la stupidité, avec relâchement des sphincters et provenant d'une suppression de règles depuis 7 ans, a été guérie en 40 jours par ang. à doses très faibles et très rares (un globule dans une carafe d'eau, 3 cuillerées par jour).

Epistaxis (avec fomentations au front ou à la nuque).

Etat congestif des vaisseaux (élect. ang.).

Excroissances (intus et extra. Elect. ang.).

Fongus hémadote (intus et extra, avec canceroso).

Hématurie (élect. ang., à la croisée des reins).

Hématémèse (élect. ang., au plexus solaire).

Hémoptysie (à faible dose, élect. ang.).

Hémorrhagies de toute espèce (quelquefois avec scrof. ou cancer., selon la cause).

Hémorrhagies des yeux, avec fomentations du même remède.

Hémorrhoïdes fluentes (élect. ang.).

Hydrocèle (intus et extra. Elect. ang.).

Hydrocéphale (quand elle est précédée des tubercules, canceroso).

Hydrotorax (qui vient d'une altération des vaisseaux).

4

Hydropéricardite (vasc. intus et extra).

Hydropisie (quand elle est due à une cause vasc.).

Dans ce cas on fait dissoudre un seul globule dans un litre d'eau dont le malade prend 4 cuillerées à café par jour. Si à l'hydropisie se joignent des étouffements de cause *vasc.*, raison de plus pour employer angioïtico.

Insuffisance des valvules du cœur (avec élect. ang. et fomentations sur la région du cœur).

Méloena (élect. ang. en compresses sur l'hypocondre gauche).

Métrorrhagie (à propos de celle-ci, il est bon de faire une remarque importante : c'est que le même remède réussit aussi dans l'aménorrhée; mais dans la première on doit donner seulement un globule dissous dans un litre d'eau, par cuillerées fréquemment répétées, tandis que dans l'aménorrhée il faut des doses beaucoup plus fortes. Antiangioïtico réussit aussi pour les règles trop abondantes; dans un cas de ce genre, j'ai vu qu'un globule pris à sec le soir en se couchant, produisait un meilleur effet que la même dose dissoute dans un verre d'eau.

Les règles trop abondantes prennent les proportions d'hémorrhagies (aussi à très petites doses avec fomentations sur le bas-ventre; quelquefois alterné avec cancroso).

Ophtalmies entretenues par la stase du sang (avec fomentations). Quand on a affaire à une ophtalmie à la fois granuleuse et sanguine, on donne ang. et scrof., dans le même verre.

Otorrhée ou scrof. (ou scrof 2ᵉ).

Panaris (intus ou extra). Quelquefois élect. en fomentations.

Paralysies qui succèdent à une apoplexie sanguine (voir apoplexie), avec élect. angioïtique; dans certaines paralysies douloureuses l'électricité jaune a réussi.

Plaies avec hémorrhagie (élect. ang.)

Phthisie rénale (élect. ang.).

Phlébites (avec fomentations du même remède).

Phlegmasia (alba dolens avec électricité pour vasc.).

Pneumonie (ou pect., ou scrof., ou ang.), avec électricité au grand sympathique, sur les côtés de l'atlas et au plexus solaire).

Rétention d'urine (avec électricité à la base du sacrum).

Scorbut (intus et extra). Elect. ang. en gargarismes.

Stomacace violente (Elect. ang. intus et extra).

Teinte cyanique (après l'usage de scrof. ou du froid prolongé).

Toux congestive (à plus forte raison s'il y a expectoration du sang).

Ulcères variqueux, même très graves (intus et extra), avec élect. ang.

Varices (avec élect. vasculaire).

Varicocèle (intus et extra).

Vertige, par hypérémie cérébrale.

Pour les varices ou les altérations de vaisseaux coïncidant avec un engorgement du foie, ou en relation causale, il faut soigner tous les deux en même temps, en donnant *febrifugo* dans la matinée et *antigioïtico* dans l'après-midi.

Ces moyens agissent en donnant du ton aux valvules et aux vaisseaux dilatés.

Dans les cas où l'électricité est indiquée et où il y a en même temps une maladie *ang.* qui la contre-indique, comme par exemple une hernie et des varices, on traite d'abord la maladie vasculaire, puis quand elle a cédé, on applique l'électricité.

Angioïtico offre encore une autre ressource importante; il y a des cas, par exemple, dans certaines douleurs, où il y aurait alors à expérimenter, si l'électricité pour les vasculaires ne remplaçait pas avantageusement, dans ces cas-là, les autres électricités.

Il y a des cas, dis-je, où l'effet favorable ne répond à aucune électricité, ni à la blanche, ni à la rouge, ni à la jaune. Cela signifie que l'altération est maintenue par un vice dans la circulation du sang. On remplace alors l'électricité par une fomentation de globules antiang. dissous de 15 à 20 dans un verre d'eau; alors la guérison ne se fait pas attendre. Quand il ne réussit pas, c'est souvent une question des doses. Souvent c'est en diminuant les doses qu'on obtient les meilleurs effets; dans d'autres cas, il faut les augmenter. On peut aussi échouer parce qu'on s'est trompé de remède. Pour les personnes nerveuses, disposées aux hémoptysies, on diminue la dose quand la douleur a son siége près du poumon hémoptoïque (poumon qui saigne).

PETTORALE

D'autres remèdes font partie de cette matière médicale.

Le pettorale, qui a une action élective sur les bronches.

Ses globules sont anti-phthisiques et anti-catarrhales.

L'électricité identique est la blanche ; je l'appelle électricité pectorale ; sa couleur est blanche.

Cette électricité, identique aux globules *pettorale* (je l'appelle pettorale), est faiblement aromatique et contient un principe résineux. Elle a été vantée par plusieurs médecins allemands contre le *catarrhe pulmonaire* chronique et même contre la phthisie. C'est LE JEUNE qui rapporte quelques observations antiphthisiques de cette plante. Il la croit utile dans les embarras muqueux de la poitrine.

J'ai vu cette plante guérir les flueurs blanches rebelles à tous autres remèdes.

Elle est propre à chasser le catarrhe de la matrice et prédisposer la femme à la conception.

Le pettorale a eu guéri des coqueluches, des croups, des enrouements, des engorgements chroniques des poumons, l'hydrothorax, des laryngites rhumatismales, des phthisies laryngées trachéales, des pneumonies, des hépatisations chroniques du poumon et l'oedème du poumon.

L'électricité blanche, ou les globules pettorale, servent à dilater les vaisseaux rétrécis.

FEBRIFUGO

Le febrifugo guérit les fièvres intermittentes (je puis dire toutes les fièvres), les altérations du foie, de la rate et les fièvres hystériques.

Le febrifugo est tonique, fébricide, alexitère, vermifuge, antiphthisique et antispasmodique.

L'électricité, M. le comte ne l'a pas nommée, mais moi je l'applique à la bleue, car elle est identique aux globules fébrifuges (les fleurs sont bleues).

La plante avec laquelle le febrifugo est composé n'a aucun arôme; elle est seulement un peu amère. Elle paraît contenir un peu de tanin et un principe amer. Elle est cependant antispasmodique, diaphorétique, résolutive, astringente et vulnéraire.

Autrefois cette plante guérissait toutes les fièvres, et les indigènes de la Californie s'en servent encore dans la fièvre jaune. A Limoges, on s'en sert encore dans les fièvres automnales. Les druides l'employèrent dans les fièvres putrides, bilieuses, intermittentes, typhoïdes, etc. Je l'ai moi-même employée en 1865 à St-Gingolph pour couper une fièvre qui durait depuis sept ans, revenant tous les cinq jours à la même heure. Tuez la fièvre, par l'électricité bleue ou les globules fébricides, la douleur n'existera plus.

ANTIVENEREO

L'antivénérien, qui guérit la syphilis sous toutes ses formes et peut-être la prévient. (*Si rous tenez un gendarme à votre porte, les voleurs n'entreront pas chez vous*).

L'antivenereo est excitant, diurétique, rubéfiant, vésicant, détersif, antisyphilitique, vermifuge, résolutif et antipsorique.

L'électricité identique, M. le comte ne l'a pas donnée, mais je la prépare moi-même et je la nomme électricité vénérienne qui, en compresses, convient dans les inflammations des prostates, du gland, du scrotum et dans toutes les maladies *sui generis*.

La plante vénérienne est âcre et inodore; sa saveur est brûlante; elle contient un principe acide qui noircit le fer, comme la cancéreuse. (Le comte n'a pas jugé devoir appliquer l'élect. vener., à cause de son odeur fétide).

Dans les campagnes, elle est fréquemment employée contre le charbon.

On l'emploie, selon BULLIARD, contre les ulcères sordides.

Les paysans de Naples l'emploient en décoction pour se guérir du mal des Français.

En France, surtout dans les hautes montagnes, les habitants l'emploient contre le mal de Naples (syphilis).

Je l'ai vue moi-même guérir un homme grevé d'abcès syphilitiques qui avaient résisté au mercure et à l'iode.

Enfin, on l'employait jadis dans la goutte, le rhumatisme, la gangrène, les flueurs blanches passives; TOURNEFORT la recommande dans le scorbut des gencives et de la matrice.

« J'ai employé, dit COSTE, la décoction de cette plante contre une large dartre syphilitique. »

VERMIFUGO

Le vermifugo, qui tue tous les vers intestinaux, depuis l'ascaride jusqu'au ténia et au tricocephale.

Le vermifuge est vermicide, febrifuge, tonique, antiseptique, antiventeux, scrofuleux, antisyphilitique, antispasmodique et diurétique.

L'électricité identique est la jaune (paglia).

Notions chimiques de la plante. Elle contient un principe odorant, amer, de la pectine, de l'huile, de la gomme et un acide faune.

J'ai vu le suc de cette plante faire avorter des panaris.

Je l'ai vue guérir l'iléus en deux fois.

J'ai arrêté moi-même des convulsions chez les enfants, en leur passant sous le nez un flacon d'essence de la plante. La racine de cette plante a été administrée avec succès en lavement contre les *oxiures vermiculaires.*

Tous les liquides qui ont des propriétés électriques secondent les traitements internes.

Tous ces remèdes « semblables » sont tirés de plantes non officinales, non toxiques, ainsi que le prouvent l'analyse et l'expérience.

Un homme peut prendre de même une quantité considérable de grains, pourvu que le remède ne s'adresse pas justement à une maladie qu'il ait et pour laquelle il prend un autre spécifique.

Dans ce dernier cas il en ressentira un effet désagréable mais nullement dangereux.

Il découle de ce qui précède que plus une maladie est violente et grave, plus la dose du remède devra être petite.

Une fièvre intermittente, par exemple, se guérit avec un grain dans un verre d'eau.

Une fièvre maligne avec un grain dans six verres d'eau.

Excepté les cas de convulsions, plus le remède est diminué, plus il faut le prendre souvent.

Et tandis que pour l'intermittente il convient d'administrer le verre d'eau avec un grain en huit ou dix fois pendant un jour, pour la maligne il vaut mieux donner le grain dilué dans six verres d'eau, par doses très petites et très rapprochées, une cuillerée à café toutes les cinq minutes, si possible.

On peut donner plusieurs remèdes en même temps et dans le même verre.

Les tubercules du poumon se guérissent avec l'*anti-cancéreux* et le *pettorale*. S'il y a crachement de sang, on ajoute un troisième remède, l'*antigioïtique* (Voir pett. 3°).

La règle pour administrer cette matière est simple comme la matière elle-même. On recherche la cause de la maladie, quelle qu'en soit la forme, cause qui ne peut.

être, comme on l'a dit, que scrofuleuse, cancéreuse et angioïtique, et à cette cause on oppose son spécifique spécial.

A une paralysie, par exemple, il faut opposer l'*anti-angioïtique* si elle provient d'une difficulté de circulation; si elle provient de psore ou de scrofule, c'est l'anti-scrofoloso qui est indiqué.

Pour achever le traitement interne, on se sert des électricités, mais on choisit celles qui conviennent à la cause de la maladie. Si la cause est dans la circulation, on appliquera l'*élect. angioïtique*. On préférera la *rouge* et la *jaune* si la cause est scrofuleuse ou vermineuse.

Il faut aussi noter que, pris à l'extérieur, les remèdes ont la même action qu'à l'intérieur.

Une fisconie, par exemple, sera plus vite vaincue si l'on ajoute au traitement interne un traitement externe par des compresses sur la région du foie et de la rate, imbibées d'eau saturée de grains du même remède ou l'élect. bleue.

Un vaisseau sanguin aminci, un anévrisme, par exemple, sera plus promptement réparé si on fortifie le traitement interne par des compresses sur le point que l'on suppose le plus compromis.

Les grandes infirmités scrofuleuses ou syphilitiques, qui ne veulent pas céder à leur remède spécial, se traitent avec l'*anticancéreux*.

Quand l'effet de ces remèdes tarde à se montrer, de trois choses l'une :

Ou la diagnose est erronée et partant le remède mal choisi, ou la nature du mal, mal comprise;

Ou c'est la dose qui est erronée;

Ou bien la désorganisation est tellement avancée qu'il est humainement impossible d'en triompher.

L'effet des remèdes ne manque jamais, s'ils sont donnés à propos et selon les règles.

Pour le traitement interne, la dose généralement efficace est celle d'un grain dans un verre d'eau, à prendre en un jour par petites quantités (cuillerées à café) avant, pendant et après les repas.

Pour le traitement externe, la dose pour compresses est de dix à vingt grains dans un verre d'eau.

Les compresses se renouvellent trois ou quatre fois dans les vingt-quatre heures.

Il est des personnes, mais c'est l'exception, auxquelles des doses plus faibles ou plus fortes font un meilleur effet, tant pour l'interne que pour l'externe. Cette augmentation ou diminution des doses est abandonnée à l'observation et à la sagacité de chacun.

A mesure qu'un mal cède à l'action du remède, on doit augmenter les doses, par la raison que les remèdes sont semblables, et, de même que plus une maladie est violente plus il faut diluer le grain, de même on doit augmenter le remède à mesure que le mal diminue.

En suivant ces règles, chacun peut, avec un peu de réflexion et d'observation, administrer avec succès cette matière médicale.

L'*antiangioîtico* convient spécialement dans les maladies du sang, du cœur, des veines et des artères.

L'*antiscrofoloso* convient dans les maladies de la peau lorsqu'elles n'appartiennent pas à la syphilis, et dans les maladies des os et des muscles.

Le *canceroso* est applicable dans toutes les maladies.

de la cavité splanchnique, et les vaisseaux blancs, qui sont pour l'organisme les veines et les artères de la lymphe. Ainsi, estomac, intestins, pancréas, vessie, matrice, tendons, cartilages, sont du domaine du *canceroso*.

Une interruption quelconque dans un traitement avec le *canceroso* est toujours à éviter. Il n'en faut pas davantage quelquefois pour causer de graves rechutes. On comprend que si l'on est en présence d'un malade déjà *très affaibli*, toute rechute peut même lui être fatale.

DOSES & MODES D'ADMINISTRATION

Quoique les premières guérisons aient été obtenues d'abord avec des décoctions, puis avec des essences et des teintures dont on versait quelques gouttes dans un verre d'eau pour la journée, et que le malade prenait par cuillerées ou par gorgées rapprochées (Mattei, Coll, Pascucci, Marchesi, Acworth, Zimpel, etc.), le comte a été conduit par l'expérience à réduire considérablement ces doses.

Maintenant il administre *un seul globule* par jour, dissous dans un verre d'eau, à prendre par cuillerées à café ou par petites gorgées répétées dans 24 heures. C'est la dose à laquelle il s'est généralement arrêté.

Nous recommandons fortement, aux commençants surtout, jusqu'à ce qu'ils connaissent la réceptivité du sujet, de s'en tenir aux prescriptions du comte, quelque minime que leur paraisse la dose.

Chez une femme qui avait un cancer ulcéré au sein et qui était sujette à de fréquentes hémorrhagies, nous avons vu l'une d'elles provoquée par 3 globules d'anticanceroso dissous dans un verre d'eau et pris à l'intérieur.

Lorsqu'on revint à la dose d'un globule, l'hémorrhagie cessa et ne reparut pas pendant 6 semaines. Puis, la malade voulant hâter sa guérison, prit sur elle de doubler la dose, et l'hémorrhagie reparut immédiatement. Celle-ci, il est vrai, cessa aussitôt par l'application d'*angioïtico* et la continuation de *canceroso* à faibles doses.

Nous nous abstenons de citer d'autres cas de ce genre qui se sont présentés à l'observation du docteur Regard.

Il va sans dire que la dose doit varier suivant la réceptivité des individus, la gravité et la marche plus ou moins rapide de la maladie, etc., et suivant l'effet obtenu. — Ainsi le comte fait quelquefois dissoudre un seul globule dans un demi-litre ou un litre d'eau qu'il fait prendre par petites gorgées toutes les cinq ou dix minutes. Dans d'autres cas, il prend seulement une cuillerée ou une goutte même de cette solution pour la mettre dans un ou plusieurs verres d'eau qui sont administrés comme d'ordinaire.

Ces dernières précautions sont prises pour éviter les aggravations, pour empêcher le remède de réveiller d'anciens symptômes, et de toucher vivement les parties faibles.

Il est à présumer que pour ces réceptivités excessives on éviterait ces aggravations en remontant l'échelle des dilutions, et cela sans atténuer la puissance du remède, bien au contraire. Le comte lui-même a tenté cette expérience et a poussé les dilutions jusqu'à la dixième. Cependant il ne paraît pas tenir à ces dernières dilutions, parce qu'il croit qu'on peut atténuer suffisamment l'effet d'un globule, en l'étendant d'une quantité d'eau plus ou moins grande.

Dans certaines conditions, au contraire, comme par exemple dans le choléra, dans les asphyxies, etc., le comte ne mesure pas les globules et en donne un certain nombre, 25 ou 30 sur la langue.

Lorsque le malade est trop faible pour avaler le remède, le comte conseille de tremper un coin de serviette dans la solution médicamenteuse et de placer ce linge humecté dans la bouche. Des malades abandonnés ont été sauvés par ce moyen. L'olfaction peut être aussi une ressource dans ces cas extrêmes et pour certaines organisations éminemment impressionnables.

Il n'est pas rare de voir la maladie augmenter ou rester stationnaire avec une forte dose, puis céder promptement par une dose plus faible et l'augmenter ensuite si l'on n'en voit pas d'effets suffisants. On ne peut poser que des règles générales; il va sans dire qu'il est nécessaire de faire une étude attentive de chaque cas individuel, et ce n'est pas une des moindres difficultés de cette méthode de trouver la dose qui convient à chacun.

Le comte pose comme règle générale que plus la maladie est violente, plus il faut diluer le remède et le répéter fréquemment.

Pour les enfants, la dose est moindre, et pour les nourrissons il faut assujettir la nourrice au traitement, à la dose de l'adulte (un grain dans 100 grammes d'eau).

Le comte établit généralement en principe que l'effet que ces spécifiques produisent intérieurement, ils le produisent aussi à l'extérieur, en applications (c'est de l'endosmopathie). Une induration du foie, par exemple, sera plus facilement vaincue, si l'on ajoute à la cure interne une cure externe faite avec le même remède (febrifugo) en compresses sur l'hypocondre droit.

Nous avons dit plus haut que des applications répétées d'électricité à la nuque et aux hypocondres aident le traitement. Il en est de même pour le goître, etc. (c'est-à-dire que la cure intérieure doit être aidée par des fomentations médicamenteuses).

Pour la cure externe, on dissout de 10 à 30 globules du spécifique dans un verre d'eau, dans lequel on trempe des compresses qu'on applique sur la partie malade et où on les laisse sécher. On fait ordinairement deux ou trois fomentations par jour, suivant que le médecin matteopathe le juge nécessaire.

Dans les maladies où des fomentations médicamenteuses doivent être employées concurremment avec le traitement interne, il fait précéder par celui-ci, pendant quelque temps, les applications externes ; c'est une règle générale, particulièrement pour le pansement des cancers ulcérés.

La répétition fréquente des doses n'est pas non plus une règle absolue ; dans certains cas, le comte Mattei fait dissoudre un seul globule dans un litre d'eau, dont il fait prendre 3 ou 4 cuillerées à café par jour, par exemple dans les anévrismes, dans les maladies organiques du cœur avec hydropisie ; dans certaines maladies convulsives, hystéries, épilepsies, etc.

Rappelons ici, pour mémoire, que dans les maladies organiques du cœur il prescrit, en même temps que la cure intérieure, des fomentations du même remède sur la région précordiale, et il attache une certaine importance à ces applications.

Répétons aussi que, dans la carie des os du nez, le comte prescrit des aspirations répétées (3 ou 4 fois par jour) d'une solution de canceroso, remède qu'il administre simultanément à l'intérieur. Les fièvres aussi sont terrassées plus facilement en appliquant simultanément le remède sur les hypocondres (avec électricité blanche, ou la bleue).

Un vaisseau altéré, par exemple, un anévrisme, un ulcère variqueux ou autre, etc., seront guéris plus facilement si l'on ajoute à la cure interne des compresses médicamenteuses sur la région ou le point qu'on juge le plus compromis.

Il y a des individus qui éprouvent de meilleurs effets en prenant un ou plusieurs globules à sec par jour.

Le Dr REGARD a vu, entr'autres exemples, celui d'une jeune fille atteinte chaque mois de véritables hémorrhagies utérines qui duraient quinze jours, où un seul globule à sec, le soir en se couchant, a produit un bien meilleur effet que le même remède et la même dose étendus d'eau et administrés par cuillerées.

En général, le comte tient beaucoup à la répétition fréquente des doses et, dans beaucoup de cas, il en fait dépendre le succès du traitement.

Lorsque, après plusieurs jours de traitement, on n'obtient pas d'effet satisfaisant, cela signifie, d'après le comte, que le diagnostic ou la dose est erroné, puisque l'effet des remèdes administrés d'une manière opportune ne trompe pas. On peut donner plusieurs remèdes par jour, lorsqu'une personne a plusieurs maladies, comme il a été dit pour les ulcérations tuberculeuses du poumon, qui se compliquent d'hémoptysie, etc.

Dans certains cas, comme dans les ophtalmies sanguines, le comte fait appliquer sur l'œil des compresses d'*angioïtico* en même temps qu'il donne à l'intérieur *antiscrofoloso*.

Les doses et les modes d'administration sont les mêmes pour tous les spécifiques du comte Mattei.

En général, on peut prendre le remède avant, pendant et après les repas.

Le comte croit que ses remèdes peuvent se prendre même dans les mets.

D'après l'inventeur de ces spécifiques, ceux-ci agissent sur la cause morbide, soit en la neutralisant, soit en la détruisant, soit en l'éliminant.

Ces remèdes impriment à la force vitale une grande puissance de réaction qui pousse au dehors tout ce qui nuit au libre exercice des fonctions. C'est probablement ainsi que l'on peut expliquer leurs effets surprenants, contre les vices organiques, contre les maladies miasmatiques, contre diverses intoxications, etc., et même contre des corps étrangers (une aiguille par exemple) introduits dans l'organisme.

Cette puissance d'élimination se manifeste souvent par des crises, par des dépôts dans l'urine, par une diarrhée fétide, par diverses éruptions, entr'autres par une succession de furoncles, etc., etc.

Ajoutons, avec M. REGARD, que nous avons vu un certain nombre de malades qui ne supportaient aucun remède, ni même les plus hautes dynamisations homœo-

pathiques, ni les procédés les plus anodins de l'hydro-
thérapie, supporter très bien les spécifiques Mattei sans
aggravation ni symptômes médicamenteux, et n'en
éprouvant d'autres conséquences qu'un retour à la
santé.

Pendant les règles, le comte ne fait jamais suspendre
la cure, parce qu'il a trouvé que le remède, pendant ce
temps-là, a plus d'effet sans nuire.

CLASSIFICATION
DES REMÈDES MATTEI

MODE D'ENTENDEMENT

Scrofoloso 1°, comme il a déjà été indiqué, s'emploie selon sa sphère d'action.

Scrof. 2° agit plus lentement, plus profondément; il a un peu des propriétés de *canceroso*, mais il n'attaque pas le système sanguin, parce qu'il n'a pas d'*angioïtico* avec lui.

Scrof. 3° attaque le système vasculaire et les maladies qui appartiennent à la sphère d'action de *canc.*, parce qu'il est uni à *canc.* et *angioït.*

Scrof. 4° contient toutes les propriétés du 3° et il a en plus l'action fébrifuge, parce qu'il est uni à *canc.*, *ang.* et *febr.*

Scrof. 5° contient toutes les propriétés du 4° et il a en plus l'action vermifuge, parce qu'il est uni à *canc.*, *ang.*, *febr.* et *verm.*

Scrof. 6° contient toutes les propriétés du 5° et il a en plus l'action vénérienne, parce qu'il est uni à tous les autres spécifiques et à *venereo.*

Canceroso 1°, comme il a déjà été indiqué, s'emploie selon sa sphère d'action.

Canc. 2° est uni à *scrof.;* ces deux spécifiques sont tour à tour unis aux autres spécifiques, mais ils portent leurs noms à cause de l'action qui est toujours plus forte du côté du spécifique qui commande. — Ces spécifiques numérotés ont un grand avantage lorsqu'il se présente des maladies compliquées à combattre. Exemple :

Canc. 1° n'a pas le pouvoir de faire digérer, ce que fait *canc.* 2°. — *Canc.* 2° n'arrête pas les hémorrhagies, ce que fait *canc.* 3°, parce qu'il est uni à un peu d'*ang.*— Pour les cancers et les crevasses de matrice, qui sont toujours accompagnés d'hémorrhagies, il convient d'administrer *canc.* 3°, qui a à la fois les propriétés d'arrêter les cancers, la scrofule et les hémorrhagies. Si le patient souffre de la fièvre en même temps, on administre *canc.* 4° qui a une action fébrifuge; si chez ce malade l'on suspecte une action vermineuse, on administre *canc.* 5° qui a en plus l'action vermifuge. — Si encore, chez ce malade, l'on reconnaît une maladie syphilitique, on se sert de *canc.* 6° qui a une action antisyphilitique.

Angioïtico 1° modifie, corrige et régularise le sang et son mode de circulation, en agissant également sur tout le système circulatoire, notamment sur le cœur et sur toutes ses maladies; sa sphère d'action est comme il a déjà été indiqué.

Ang. novo peut être substitué au 1° quand il ne semble pas agir avec assez de promptitude. Ses propriétés lui sont données ainsi parce qu'il contient du *scrofoloso.*

Pettorale. — Il existe 4 spécifiques désignés sous le nom de *pettorale.*

Pettorale 1° s'emploie selon sa sphère d'action, contre toutes les maladies de poitrine et du système respiratoire.

Pettorale 2° s'emploie lorsqu'il y a tuberculisation du poumon, parce qu'il est uni à *canc.*

Pettorale 3° s'emploie lorsqu'à côté des maladies de poitrine et du système respiratoire il y a crachement du sang, parce qu'il est uni à *canc.* et à *ang.*

Pettorale 4° convient dans les inflammations compliquées des voies respiratoires vocales, toux, catarrhes, phthisie commençante, inflammation des poumons, pleurésie, etc., parce qu'il résume en lui les propriétés de l'*ang.*, de *canc.* et de *scrof.*

Febrifugo 1° est spécifique contre toutes les fièvres intermittentes, pernicieuses ou inflammatoires, et en général contre toutes les fièvres; les affections à type intermittent, telles que névralgies, douleurs, etc.; les maladies du foie et de la rate, des reins, avec ou sans inflammation concomittante de l'estomac, engorgement récent ou ancien, endurcissement, etc. Administré contre toute fièvre au début d'une maladie non encore déterminée, il la coupe d'ordinaire et s'il ne fait pas toujours avorter la maladie, il l'atténue, du moins, toujours.

Febr. *novo* agit avec plus d'efficacité que le 1°; il convient toujours dans les maladies inflammatoires lorsqu'il faut remédier à la fois le sang et la fièvre, parce qu'il est uni à *ang.*

Vermifugo est spécifique contre toutes les variétés de vers, ascarides, lombricoïdes, ténia, tricocéphale et contre tous les désordres engendrés par leur présence: diarrhée, vomissements, vertiges, convulsions, etc.

Verm. novo a plus de puissance que le 1°, parce qu'il est uni à *scrof.*

Antivenereo s'adresse à sa sphère d'action, comme il a déjà été indiqué.

Il existe un huitième remède que je nomme matteopathie universelle ou globules universels, qui renferme tous les autres remèdes, à dose égale. Ces globules conviennent spécialement au commencement des maladies, quand la diagnose n'est pas portée et qu'il y a complication chez le malade.

M. le comte Mattei a donc aussi reconnu que les spécifiques numérotés vont se placer comme des personnes intelligentes, chacun à sa sphère d'action, et, comme le dit M. Bérard, ils semblent résumer en eux les propriétés de tous les autres spécifiques.

Le café noir et le café au lait n'empêchent pas l'action curative des remèdes Mattei.

RÉGIME

Le comte est tellement assuré de l'efficacité de ses spécifiques qu'il se préoccupe fort peu du régime à suivre. Il se borne à prescrire les acides et, en particulier, le vinaigre, le citron, les groseilles, l'eau de soude, parce que ceux-ci affaiblissent ou annulent l'effet de ses remèdes.

Il laisse le malade vivre comme à son ordinaire, pourvu qu'il ne fasse pas d'excès et qu'il prenne des aliments sains et d'assimilation facile.

Nous croyons, avec le docteur Acworth, que le régime (lequel doit nécessairement varier suivant les circonstances) peut être un aide très utile qu'il ne faut pas négliger.

DES DOSES

Renseignements nouveaux fournis par l'expérience.

Il importe donc, pour comprendre la question des doses, de bien comprendre tout d'abord la propriété des remèdes matteopathiques ou semblables.

Prenons par exemple le *febrifugo*.

Ce remède, à une certaine dose, a la propriété de donner la fièvre. Cette fièvre est une fièvre factice, momentanée, dépourvue de toute gravité, attendu qu'elle n'a aucune cause constitutionnelle sérieuse.

Si on affaiblit graduellement la dose de ce remède, il produit une fièvre toujours plus faible et plus insignifiante, et on arrivera ainsi à une dose dont l'effet dans ce sens sera décidément nul.

Ici commence le mystère et se place la grande découverte d'Hahnemann, savoir qu'en continuant à affaiblir la dose, l'effet du remède *se renverse*, c'est-à-dire qu'au lieu de produire la fièvre il la combat et qu'il la combat avec une puissance d'autant plus grande qu'on descend à des dilutions plus faibles ; de telle sorte que pour vaincre la fièvre la plus violente, la plus invétérée, la plus rebelle, il suffit de descendre de dilution en dilution, jusqu'à ce qu'on en ait trouvé une qui soit victorieuse, et cette dilution existe.

Cette loi est la même pour tous les remèdes Mattei et s'applique à toutes les maladies sans exception.

Tout remède matteopathique a donc pour effet, à une certaine dose, d'aggraver d'une manière passagère et factice les symptômes du mal qu'il doit guérir.

A une dose plus faible il les aggravera moins; à une plus faible encore il ne les aggravera plus. A une dose inférieure à cette dernière il guérira, et cette guérison, au lieu d'être passagère et factice comme l'effet aggravatif, sera réelle et définitive, pourvu que le traitement soit suffisamment prolongé.

De là cette règle pratique que les doses qui ne produisent pas d'amélioration, et, à plus forte raison celles qui aggravent, doivent être remplacées le plus tôt possible par une dose plus faible, et que l'on doit descendre de dilution en dilution, jusqu'à ce que l'amélioration se déclare.

Si tous les organismes étaient les mêmes, on pourrait fixer d'avance la dose amélioratrice pour chaque maladie ou chaque degré de maladie. Mais les organismes varient à l'infini et chacun est forcé de chercher pour soi cette dose amélioratrice.

A l'intérieur, la dose commune (qui doit servir de point de départ) est celle du grain dans un verre d'eau, dite *dose du 1ᵉʳ verre*, dilution 36ᵉ.

On descend de celle-ci à celle du *2ᵉ verre* (ne contenant qu'une cuillerée à café du 1ᵉʳ verre); de celle-ci à celle du *3e verre* (ne contenant qu'une cuillerée à café du 2e verre), et ainsi de suite à celles du 4e, du 5e, du 6e verre, etc.

On a obtenu des guérisons au 6e verre, et dans un cas désespéré au 16e verre !...

On a réussi avec une seule goutte du litre (avec un grain) dans un verre d'eau pris en deux jours.

On a réussi encore avec une goutte du 1er verre dans le 2e et une du 2e dans le 3e dont on a pris 3 à 4 cuillerées par jour.

On a réussi, dit-on, au 10e verre de cette subdivision par gouttes au lieu de cuillerées.

Cela semblera impossible. Mais, à part les expériences du soussigné, les témoignages qu'il a recueillis de sources parfaitement sûres sont trop nombreux et trop indépendants les uns des autres pour que le moindre doute soit permis.

A l'extérieur. — On sait qu'*en onctions* (grains pulvérisés et mélangés dans une once d'axonge), *en lotions, en aspirations* (grains fondus dans un verre d'eau) et *en compresses* (grains fondus dans un verre d'eau ou huile d'olive), la dose commune est de 20 grains que l'on peut diminuer à 15, 10, 5 et même moins. Pour le *febrifugo* 2°, ces quatre doses sont de 8, 6, 4, 2 grains, etc.

En bains, la dose commune est de 100 grains par baignoire. (Si l'eau est distillée ou bouillie, elle peut servir pendant plus d'une semaine pour les maux non-suppurants). Cette dose se diminue à 75, 50, 25. On a même guéri avec 10 grains dans 37 litres d'eau.

Les diminutions à l'extérieur devant correspondre aux

diminutions à l'intérieur, il en résulte l'échelle *approxi-mative* suivante :

Intus	1er verre	2e verre	3e verre	4e verre
Onctions Lotions Aspirations Injections Compresses	20 globules	15 globules	10 globules	5 globules	etc.
Bains	100 globules	75 globules	50 globules	25 globules

Il va sans dire que pour le choix de chaque dose chacun doit se guider sur les effets produits.

Le courage a manqué dans bien des cas pour suivre jusqu'au bout cette loi des doses, dont de récentes expériences révèlent l'importance, et c'est à cela qu'on peut attribuer plus d'un insuccès. Espérons que le présent avis mettra sur la voie de la guérison bien des malades découragés. Qu'on se souvienne sans cesse de la recommandation du comte Mattei :

« Plus le mal résiste, plus il faut diluer le remède. »

Un autre conseil est ici nécessaire.

Bien des guérisons, plus ou moins facilement obtenues, n'ont été que temporaires, et même des maladies graves ont été suivies, après guérison, de rechutes terribles.

Pourquoi ?

Parce qu'on a interrompu trop tôt la médication. On s'est cru guéri dès le moment où l'on s'est senti délivré des symptômes *visibles* ou *sensibles* du mal, oubliant que, dans ce système, ce n'est point le mal que l'on traite, mais bien la constitution, et c'est la constitution qui, délivrée du vice caché qui la troublait, se débarrasse à son tour de la maladie causée par ce vice.

Il en est des maladies comme des plantes qui se composent d'une partie visible (la tige, etc.) et d'une partie invisible (la racine cachée dans le sol). Couper la plante à ras le sol, ce n'est pas la supprimer, c'est le plus souvent la fortifier, car elle repousse. Pour la tuer, il faut arracher la racine.

Dans les maladies, il y a une partie *visible :* les manifestations du mal caché, et une *racine :* la cause ou viciation cachée dans le sang. Il faut détruire l'un et l'autre, c'est-à-dire qu'après avoir fait disparaître toutes les manifestations visibles ou sensibles du mal, il faut encore poursuivre le traitement bienfaisant qui les a vaincues, afin de purifier entièrement la constitution du vice qui la travaillait et de détruire ainsi la *racine* même du mal.

Combien de temps devra durer le prolongement du traitement ?

Cela dépend du temps qu'il aura fallu pour obtenir la suppression du mal visible ou sensible.

Après les traitements d'un à deux mois on fera bien de doubler. Dans ceux qui dépassent ce temps, on fera bien de prolonger au moins de deux mois. Dans les maladies constitutionnelles, rebelles, anciennes, surtout chez les personnes affaiblies par la maladie ou par l'âge, on fera bien de prolonger de six mois ou d'un an, suivant la gravité.

Et dans les traitements par le *canceroso*, on aura soin non-seulement de prolonger mais encore de faire suivre le *canceroso* d'un long traitement au *scrofoloso*.

Dans ce cas, ce traitement de précaution peut se faire par 3 à 5 grains de *scrofoloso* à sec, journellement.

On ne peut pas guérir les constitutions à moins et cela se comprend.

Dans les cas de cancer, par exemple, ce traitement au *scrofoloso* doit durer pendant le reste de la vie, le cancer étant une des viciations les plus profondes de l'organisme.

INDICATEUR

EXPRESS DU SYSTÈME NERVEUX [1] POUR APPLIQUER LES ÉLECTRICITÉS

Les électricités favorisent puissamment l'action curative des spécifiques internes.

Nous ne nous arrêterons pas sur les qualités physiques de ces divers liquides électriques.

Nous dirons seulement qu'ils sont aussi tirés du règne végétal, qu'ils sont clairs, incolores (excepté quand on les a coloriés pour les distinguer les uns des autres) et qu'ils sont incapables de nuire dans les conditions prescrites.

Les liquides à propriétés électriques ne perdent jamais leur force, quoiqu'ils deviennent troubles ou perdent leur couleur. — Ils doivent être conservés, autant que possible, à l'abri de la chaleur et de la lumière, tant pour les liquides électriques que pour les globules.

Il est important d'ajouter que ces liquides électriques ne sont pas uniquement destinés à un seul usage. Leur

1. Voir la gravure.

action est énergique, le plus souvent rapide, même instantanée et sans douleurs.

Toutes les électricités ont été employées intérieurement : la rouge, la jaune, la blanche, l'angioïtique, la verte, la vénérienne, la pettorale.

Quelques praticiens ont cru que les unes étaient plus fortes que les autres.

Elles ont seulement, les unes une action positive et les autres une action négative.

La rouge, qui est extraite de la plante scrofoloso, a une action positive, en ce sens qu'elle ajoute, qu'elle excite (et elle déprime, affaisse).

La jaune, au contraire, a une action négative, en ce sens qu'elle ôte, qu'elle a aussi un effet déprimant.

L'angioïtique est spécialement employée pour les cas où les autres ne conviennent pas, telle que pour l'hystérie, apoplexie sanguine, maladies organiques du cœur ou des gros vaisseaux, congestion.

Personne ne peut connaître de prime abord si une maladie, une sciatique par exemple, provient d'abondance ou de défaut.

L'action de l'électricité ne peut se déduire que des faits.

Dans un grand nombre de cas de prostation des forces, si l'on applique l'électricité jaune, on augmente la prostration ; si, au contraire, on applique la rouge, les forces reviennent immédiatement.

Il en est de même dans une paralysie nerveuse, etc.

Dans quelques cas de tétanos partiels, le comte a vu la jaune résoudre immédiatement la tension des membres, lorsqu'elle était appliquée à l'occiput.

La rouge, dans ce cas-là, abattait et produisait un effet contraire.

C'est ainsi qu'il est arrivé à conclure que la rouge a une action positive et la jaune une action négative.

En général, dans la pratique, on débute par l'application de l'électricité rouge, qui a une action positive, parce que l'expérience a démontré que, sur cent cas, quatre-vingt-dix proviennent de défaut.

Lorsqu'on n'obtient pas un effet favorable par l'électricité d'action positive, on applique l'électricité jaune à action négative et l'on a un bon résultat.

Si la douleur se renouvelle, cela signifie qu'elle est maintenue par quelque corruption du sang ou de la lymphe, qu'il faut traiter à l'intérieur par son spécifique.

La blanche, qui est la *pettorale* de l'auteur du dictionnaire, s'emploie en compresses, en injections, en ventouses, en gargarismes; elle dilate, c'est pourquoi elle fait toujours du bien à la tête; elle fait libre passage.

Le comte fait une exception pour la rouge dans la coxalgie; il la fait appliquer en compresses, en même temps qu'il fait prendre scrofoloso à l'intérieur.

On verse quelques gouttes sur un linge fin ou sur du coton non filé.

La blanche fait toujours du bien; le comte ignore pourquoi; nous, nous ne l'ignorons pas, nous avons reconnu qu'elle est pettorale, même à l'extérieur, c'est pourquoi elle fait toujours du bien; de plus, elle dilate les organes, ce qui fait que le sang ou la lymphe peuvent mieux circuler et la douleur disparaît.

Elle est fréquemment employée en compresses sur la tête.

Dans les traitements par l'électricité, une cure inté-rieure doit toujours avoir lieu simultanément avec le spécifique que le docteur matteopathe jugera nécessaire.

La raison en est que, malgré les effets merveilleux que les électricités produisent très souvent, celles-ci sont impuissantes pour guérir une maladie constitution-nelle.

Il faut joindre à l'emploi externe des électricités une cure interne avec le spécifique, partout où la maladie est due à une cause constitutionnelle ou entretenue par elle.

Dans ces derniers cas, les électricités, en produisant un état neutre, augmentent la force du remède interne dans son action bienfaisante.

Le comte n'hésite nullement à employer ses électri-cités dans les maladies aiguës, concurremment avec l'un des spécifiques indiqués.

Par exemple, il traite l'érysipèle violent à la face par des applications d'électricité rouge, aux deux côtés de la nuque, en même temps qu'il administre antiscrofoloso à l'intérieur. La rougeur, l'enflure, la fièvre et les autres symptômes généraux tombent rapidement.

Dans la pleurodynie, même traitement et même ré-sultat.

Dans la pneumonie et la pleurésie, après des applica-tions d'électricité au sympathique et au plexus solaire (voir la gravure), et antiscrofoloso, pettorale pris intérieu-rement, on voit tomber la fièvre, l'oppression, la dou-leur, etc.

Dans la sciatique très aiguë, le comte applique l'élec-tricité au niveau de l'origine du nerf, ou dans les points où celui-ci est le plus rapproché de la peau et où la douleur est le plus intense.

Dans les maladies de poitrine, l'électricité n'est qu'un secours, mais en vivifiant les nerfs du viscère malade par l'électricité pettorale, la cure interne est de beaucoup facilitée.

Si l'électricité ne suffit pas, cela veut dire pour lui que la sciatique est entretenue par quelque dérangement dans le système circulatoire, et alors il remplace l'électricité par des compresses imbibées d'antiangioïlico. C'est sans préjudice des autres spécifiques internes, lorsque ceux-ci sont exigés par une cause constitutionnelle.

Ces exemples prouvent que l'électricité Mattei, maniée convenablement et combinée avec un traitement interne, bien approprié, réussit aussi bien dans les maladies aiguës que dans les autres.

Le spécifique interne doit nécessairement varier suivant les circonstances; si, par exemple, antiscrofoloso réussit souvent dans la pneumonie, c'est febrifugo qui est indiqué dans l'hépatite et dans la splénite.

On peut trouver dans le cours de ce dictionnaire l'indication de beaucoup de maladies aiguës où le spécifique interne qui leur convient est indiqué, et où l'on pourrait employer simultanément l'électricité.

Dans quelques maladies, en apparence semblables, telles que certaines apoplexies, paralysies, etc., l'application de l'électricité peut être très utile ou nuisible : très salutaire dans l'apoplexie purement nerveuse, et nuisible dans l'apoplexie sanguine.

Cependant Acworth a fait quelquefois des applications

d'électricité rouge, avec succès, chez des individus paralysés à la suite d'apoplexie sanguine et chez lesquels soit la maladie, soit toute autre cause, avait amené une dépression de la force vitale. Sont présentées ci-après, dans l'ordre alphabétique, les autres maladies dans lesquelles les électricités Mattei sont indiquées.

Affaiblissement de la vue (applications à la nuque avec scrof. à l'intérieur), ordinairement la rouge et la blanche.

Amaurose commençante (aux deux côtés de la nuque avec scrof.), rouge.

Angine de poitrine (à l'origine des nerfs intercostaux et vers l'insertion du muscle grand pectoral, avec scrof. ou ang.).

Apoplexies nerveuses et *paralysies* qui en dépendent (à la nuque, le long des nerfs paralysés, avec scrof.).

Asphyxies (à la nuque avec scrof. à très fortes doses).

Asthme nerveux (au sympathique et aux deux côtés de la nuque, avec scrof. ou canc.).

Brûlures (élect. bl. en compresses, avec scrof. intérieurement).

Cataracte commençante (élect. rouge aux deux côtés de la nuque avec scrof. à l'intérieur).

Choléra au début (applications au-dessus de l'œil, avec scrof.).

Clou sus-orbital (applications au-dessus de l'œil, avec scrof.).

Colique (sur les points les plus douloureux, avec fortes doses de scrof.).

Coup de soleil (élect. bl. à la nuque).

Coxalgie (derrière le grand trochante, avec scrof. et fomentations d'élect. rouge derrière le grand trochante).

Dents (mal de) sur la partie la plus douloureuse, avec scrof., ou ang., ou canc.

Douleurs vives des plaies et blessures (compresses avec élect. bl., puis scrof.).

Douleurs atroces des cancers ulcérés (applications de compresses imbibées d'élect. bl. ou toucher l'origine des nerfs avec l'élect. rouge ou élect. jaune en compresses).

Dyspepsie (à l'épigastre, avec scrof.).

Engorgement de l'ovaire (applications répétées d'élect. rouge autour de la tumeur, avec canceroso).

Erysipèle à la face (à la nuque avec scrof.).

Esquinancie (à la nuque avec canceroso en potions et en gargarismes).

Faiblesse par excès vénériens (à la base du sacrum).

Faiblesse nerveuse de l'estomac (à l'épigastre, avec scrof.).

Fièvre typhoïde (aux hypocondres, à la nuque, avec febrif., et plus tard scrof.; grains de scrof. en compresses sur les hypocondres).

Fièvre nerveuse (idem).

Fièvre muqueuse, etc. (idem).

Fisconies anciennes du foie et de la rate (applications répétées d'élect. rouge sur plusieurs points des organes engorgés, avec febrif. intus et extra). Dans certains cas de ces maladies, des compresses de *febrif. novo* ont une supériorité incontestable.

Fluxion à la joue (sur le trajet du nerf sous-orbital, avec scrof.).

Gastrite ou *gastralgie* (à l'épigastre, avec scrof.).

Goutte (sur l'origine des nerfs qui aboutissent aux parties douloureuses, avec scrof. ou venereo).

Hernie (toucher fréquemment sur l'anneau herniaire, avec élect. rouge ou compresses d'élect. bl. à demeure sous la pelote du bandage, avec scrof.).

Quelquefois on obtient un meilleur effet en touchant les parties musculaires qui environnent l'anneau inguinal.

Ivresse (à la nuque, avec fortes doses de scrof.).

Insomnie (au grand sympathique, ou scrof.).

Lumbago (aux reins, avec scrof. ou fébrif.).

Mal de tête nerveux et rhumatismal (à la base du crâne, avec scrof.).

Migraine (aux deux côtés de la nuque, derrière les oreilles, aux tempes et quelques fois à la plante des pieds, avec scrof. ou ang.).

Névralgies et autres douleurs nerveuses (sur les points douloureux, avec scrof.).

Dans les névralgies et névroses de nature psorique, lors même que les électricités ne produisent qu'un bien momentané et sont impuissantes à guérir sans le concours des spécifiques internes, ces applications peuvent souvent être continuées, parce qu'elles impriment à la force vitale une puissance de réaction qui aide les remèdes à faire résorber ou éliminer le principe fixé sur les nerfs malades. Pour les névralgies et névroses entretenues par des éléments syphilitiques ou cancéreux, il en doit être probablement de même.

Odorat (perte de l') à la racine du nez, avec scrof.

Paralysie de la langue (à l'occiput).

Paralysie de la face (derrière l'oreille).

Paralysie de la vessie (à l'union du sacrum avec la dernière vertèbre lombaire, aux aines et au périnée, avec scrof., quelquefois ang. ou canceroso).

Pleurésie et *pneumonie* (à la nuque et au plexus so-laire, avec scrof. ou pettor.).

Prostration des forces (au sympathique, avec scrof.).

Rhumatisme (aux points les plus douloureux ou dans les endroits où les nerfs sont plus rapprochés de la peau, ou à l'origine de ces nerfs, avec scrof.).

Rhumatisme de l'épaule (au deltoïde, avec scrof.).

Sciatique (vers l'endroit où le nerf sort du bassin, ou dans la région poplitée, ou aux malléoles avec scrof. ou ang.).

Surdité nerveuse qui n'est pas congestive (applications fréquentes d'élect. rouge derrière les oreilles, ou compresses d'élect. bl. à la nuque, avec scrof).

Tétanos (élect. jaune à la nuque).

Tic douloureux (sur le trajet de la 5e paire).

Tumeurs blanches du genou ou d'une autre articulation (applications répétées de l'élect. rouge autour de l'articulation, avec scrof. ou canceroso).

Il n'est pas inutile de rappeler d'une manière générale que, dans ces diverses maladies où l'électricité trouve son application, il faut en même temps une cure interne appropriée au cas en traitement.

Nous devons ajouter qu'il y a des cas où l'effet favorable ne répond ni à l'électricité rouge, ni à la jaune, ni à la blanche. Cela signifie que l'altération est entretenue par un vice dans la circulation du sang. Dans ce cas, il faut laisser de côté l'électricité; on applique à sa place une fomentation de globules d'angioïtico dissous. La guérison ne se fait pas attendre.

Dans les cas où l'électricité n'agit pas, s'ils ne dépendent pas d'une cause des vaisseaux du sang, on obtient l'effet au moyen d'une compresse trempée dans une solution du remède jugé convenable à l'humeur prédominante chez le malade, par exemple de scrof. ou canc., suivant le cas.

L'électricité rouge et la jaune s'appliquent en ventouses. On verse le liquide à propriété électrique dans un petit flacon à large ouverture et on applique celle-ci sur le nerf malade, en général dans l'endroit où il est le plus rapproché de la peau, ou sur le point le plus douloureux, de manière que le liquide touche la peau. Quelquefois il vaut mieux l'appliquer vers l'origine des nerfs en communication avec la partie malade.

Pour agir sur la tête on applique l'électricité sur les deux côté de l'atlas, et pour agir sur les viscères on fait ces applications au grand sympathique, à la nuque et au plexus cœliaque, sur les points indiqués dans la gravure (voir celle-ci).

On touche toujours ces deux régions avec l'électricité (excepté dans le cas où elle est contre-indiquée), parce qu'elle imprime aux nerfs une vitalité qui favorise l'action du traitement interne.

La durée de l'application avec un flacon varie entre 15 et 30 secondes.

L'électricité bl. est fréquemment employée en compresses sur la tête et pour dilater les vaisseaux rétrécis. Le comte a découvert une électricité pour les personnes angioïtiques ou hystériques, qui ne peuvent supporter les autres sans inconvénients.

L'action de cette électricité est bonne dans tous les cas d'angioïtique et dans l'hystérie. C'est justement ce qu'il faut pour l'apoplexie sanguine, dans les palpitations violentes, dans les maladies organiques, chlorose, et dans les ané-vrismes variés, etc.

Nota.— *Dans les engorgements des vaisseaux, soit sanguins ou lymphatiques, un mélange d'élect. ang. avec la blanche a réussi dans plusieurs cas, en ce sens que l'électricité blanche dilate les vaisseaux, comme la belladone et l'ang. font circuler. Si c'est la lymphe qui est arrêtée, on remplace ang. par la verte.*

—————

La couleur des liquides électriques est donnée selon la couleur de la fleur de la plante de laquelle on a retiré l'électricité.

—————

ACCIDENTS

PRODUITS PAR LES REMÈDES MATTEI

Le pasteur W. remit à une dame 20 globules d'anti-scrofoloso pour mettre dans un bain; cette dame laissa les globules sur la fenêtre, attendant que l'eau qui devait servir au bain fût chaude.

Son enfant, âgé de 6 ans, vit ces globules, les prit pour des dragées, en goûta une, puis, trouvant que c'était sucré, les mangea toutes; environ trois quarts d'heure après il eut des vomissements et la diarrhée.

Ce qui prouve que les globules d'antiscrofoloso, pris à fortes doses, engendrent les maladies, tandis que, pris à petites doses, elles servent à les guérir.

Une dame, âgée de 37 ans, prit le soir, en se couchant, 8 globules d'antiscrofoloso. Vers les deux heures après minuit elle fut prise de coliques, de diarrhée et de vomissements. En examinant les matières fécales, elle

vil des filaments de vers encore vivants. Donc, il faut
conclure deux observations dans les effets de ce médicament : outre qu'étant donné à petite dose il guérit mieux
qu'il produit, à forte dose il est aussi vermifuge, c'est-à-
dire qu'il chasse les vers tout vivants.

Dʳ Manzetti.

HYGIÈNE POPULAIRE

Tout ce qui a rapport à la conservation de la santé et aux recherches propres à prévenir les maladies s'appelle l'*hygiène*.

L'hygiène a donc pour objet la connaissance des choses utiles et des choses nuisibles à l'homme.

On ne connaît bien les avantages de la santé que dans les horreurs de la maladie ; il est bien plus aisé de la conserver que de la rétablir ; aussi l'étude de l'hygiène est la plus importante ; c'est dans ce sens qu'on répète tous les jours avec raison *que chacun doit être son médecin*.

Sans la santé, à quoi servent les avantages de la vie ? Jouit-on au milieu des souffrances ? Biens, honneurs, plaisirs, dignités, considération, tout devient à charge à celui qui ne s'aperçoit de son existence que par les maux qu'il endure.

Les aliments, l'air, le chaud, le froid, les vêtements, l'habitation, le repos et l'exercice du corps et de l'esprit, les veilles, le sommeil, les passions, peuvent avoir une influence avantageuse ou nuisible sur la vie de l'homme.

DES ALIMENTS

On entend par *aliments* toutes les matières qui peuvent s'assimiler à nos organes et se convertir en notre propre substance. La simplicité des aliments et la tempérance sont des sources abondantes de santé et de vie, sans lesquelles on ne peut espérer la conservation ni de l'un ni de l'autre ; il ne serait pas difficile de prouver par une multitude de faits que les hommes périssent avant l'âge ou traînent péniblement leur vie sous le poids de la douleur pour s'être livrés habituellement et avec excès aux plaisirs de la table ; et ceux qui, au contraire, se sont contentés d'une quantité d'aliments simples, proportionnée aux besoins du corps, ont joui de la meilleure santé et vécu le plus longtemps.

La nature et la qualité des aliments exercent une influence sur la santé. Une nourriture douce, légère et substantielle convient aux personnes d'un tempérament délicat, aux convalescents, aux vieillards qui ne peuvent digérer, sans être incommodés, des aliments trop lourds ; une forte nourriture convient, au contraire, à toutes celles qui sont robustes, surtout si elles se livrent à des travaux où le corps se fatigue beaucoup.

Rien ne contrarie la digestion comme un mélange d'aliments de nature fort différente, il est surtout mauvais de se charger l'estomac d'aliments crus, froids et venteux, comme choux, pois, haricots, salade, radis, petites raves, pain frais, fruits verts, ou mûrs.

La plupart des fièvres et des irritations d'entrailles qu'éprouvent les ouvriers des villes et des campagnes viennent du peu d'attention qu'ils mettent dans le choix de leur nourriture; en se chargeant l'estomac d'une foule d'aliments de mauvaise qualité, ils éprouvent de fréquentes indigestions qui sont la cause de la plupart de leurs maladies.

Les aliments les moins nourrissants sont les fruits, les racines, les tubercules, les légumes secs et les plantes potagères; ces aliments conviennent en général lorsqu'on est échauffé par une nourriture trop succulente et toutes les fois qu'on est tourmenté par le sang et la bile.

La chair des animaux forme la nourriture la plus riche et la plus fortifiante; aussi convient-elle toutes les fois qu'on a besoin de réparer les forces; mais si on en fait un usage trop exclusif et trop abondant, elle augmente considérablement la quantité du sang, de la bile et de toutes les humeurs, rend le corps et l'esprit lourds et dispose à une foule de maladies.

Il convient en général à la santé que la nourriture ne consiste pas entièrement en viandes ou en substances végétales, mais qu'elle soit variée autant que possible; cependant il est des personnes qui se portent mieux de manger plus de viande que de légumes, et d'autres chez lesquelles le contraire a lieu; c'est l'expérience de notre tempérament qui doit nous guider en cette circonstance.

Le pain, aliment le plus substantiel, le plus universel, ne saurait demander trop d'attention pour l'avoir bon et salutaire. Le pain le meilleur est celui qui n'est ni trop lourd ni trop léger, qui est bien fermenté, cuit de la veille et qui est fait de bonne farine. Le pain de froment est préférable à tout autre; le pain de seigle nourrit moins et relâche le ventre; un peu de seigle dans le pain de froment le rend plus relâchant.

Les malades, les convalescents et tous ceux qui ont l'estomac faible ou souffrant ne doivent manger que du pain de froment.

Le pain chaud ou trop frais, mangé en certaine quantité, peut donner lieu à des indigestions très graves, lors même qu'on a bon estomac.

Quant aux personnes qui ont l'estomac faible ou malade, elles doivent, à plus forte raison, s'abstenir d'une nourriture aussi lourde.

La soupe est un bon aliment, surtout pour les enfants et les personnes dont les travaux leur font éprouver de grandes fatigues.

La soupe est nourrissante, rafraîchit le sang, calme et adoucit les intestins, contribue à la liberté du ventre; on peut en manger une grande quantité sans inconvénient, c'est ce qui en fait une nourriture précieuse pour l'ouvrier.

Cet aliment est surtout utile aux personnes maigres d'un tempérament sec et nerveux.

La soupe et les potages ne conviennent pas aux personnes d'un embonpoint excessif, à celles qui, ayant la bouche toujours humide, n'éprouvent jamais de soif.

La soupe grasse, quand elle est bien préparée, et avec

7

de bonne viande, est agréable au goût et excellente pour la santé, aussi convient-elle à tous les tempéraments, aux convalescents, aux vieillards.

Les pâtes, les fécules, le riz constituent les meilleurs potages.

La soupe aux herbes est rafraîchissante et nourrit peu; elle ne convient point aux personnes qui ont des cours de ventre, à celles qui ont l'estomac froid ou qui sont sujettes aux aigreurs.

Cette soupe est bonne à la santé des enfants et des jeunes gens; elle convient aux personnes d'un tempérament échauffé et allant difficilement du ventre.

La soupe aux haricots secs et aux pommes de terre est venteuse; elle est une bonne nourriture pour les personnes bien portantes, les malades n'en doivent jamais manger.

La soupe au potiron, dans laquelle on fait entrer une certaine quantité de lait, est sucrée et très adoucissante; c'est le meilleur potage dont puissent faire usage les personnes qui sont échauffées ou qui ont une irritation vive dans l'estomac, les intestins ou les poumons; elle convient encore aux personnes excessivement nerveuses. Mais ses qualités très adoucissantes font aussi qu'elle gonfle l'estomac et donne des vents aux personnes faibles.

La soupe au lait est bonne pour les personnes qui ont la poitrine délicate, qui toussent habituellement et qui sont souvent enrhumées.

La panade convient beaucoup aux jeunes enfants. Les personnes indisposées et même les malades trouvent dans la panade un aliment salutaire.

Les bouillies faites avec des farines de froment, de sarrasin, de pois et avec lesquels on nourrit généralement les enfants en bas-âge, sont une mauvaise nourriture qui, selon quelques médecins et lorsqu'elle est excessive et longtemps continuée, favorise le développement des *humeurs froides* et toutes les difformités dont les enfants sont atteints. La meilleure nourriture pour cet âge est la panade claire, le vermicelle, la semoule, la fleur de riz et la farine de maïs non grillée.

Le café au lait est assez nourrissant et très léger, mais au lieu de donner des forces il relâche les organes ; aussi son usage habituel ne convient pas aux personnes faibles, ni aux filles ou femmes qui ont les pâles couleurs ou les flueurs blanches.

Le chocolat convient en général à tous ceux qui doivent se priver de café au lait. Cet aliment est fortifiant et resserre l'estomac et les intestins, mais son usage ne convient nullement quand il y a irritation dans les entrailles.

Les viandes blanches sont moins échauffantes et plus légères que les viandes noires, mais ces dernières sont plus nourrissantes. Celle de porc est la plus indigeste des viandes dont on fait ordinairement usage. Elle produit la *trychine* et le vin tue celle-ci. La *trychine* est formée de vers que l'on nomme *cucurbitains*, à cause de leur ressemblance avec les pepins de courge.

Les viandes noires ne conviennent pas aux nourrices, à ceux qui sont tourmentés par le sang et la bile, aux jeunes gens et aux jeunes enfants.

Elles conviennent au contraire aux personnes épuisées par les excès ou les grandes fatigues, à celles qui ont peu de sang et qui sont d'un tempérament mou et relâché.

Le bœuf bouilli est un aliment sain et agréable au goût. Il est nourrissant.

Le mouton est d'une digestion assez difficile; les malades ne doivent jamais en manger.

Le porc frais ou *le lard salé* cuit avec une soupe aux légumes est un aliment indigeste et malsain.

Le veau, le poulet, la dinde, cuits à l'eau afin d'en obtenir du bouillon, sont très faciles à digérer. Les malades mêmes peuvent en faire usage.

Les viandes rôties les meilleures sont : le veau, la dinde, la caille, le chevreau. Elles sont d'une digestion facile et moins échauffantes que les viandes noires.

La grillade de cochon, qu'on appelle *greubons,* est fort indigeste et malsaine. On ne doit jamais en manger quand on éprouve une indisposition quelconque.

Le bifteck ne convient pas aux personnes malades, ou dont l'estomac est faible. Il est très nourrissant pour celles en bonne santé.

Les viandes en ragoût sont malsaines pour tout le monde. Elles sont échauffantes et indigestes. Les personnes qui sont faibles ou mal disposées doivent éviter d'en faire usage.

Les viandes salées et épicées, c'est-à-dire conservées au moyen du sel, des épices, de l'huile d'olive, sont extrêmement échauffantes et doivent être mangées avec modération.

La fraise de veau est très lourde mais elle est très nourrissante et même adoucissante. Elle ne peut être un bon aliment que pour les personnes qui la digèrent bien.

Les viandes de charcuterie sont échauffantes et difficiles à digérer et ne peuvent convenir qu'aux personnes robustes et bien portantes.

Les herbes potagères, que l'on accommode soit au gras, soit au maigre, ont également leur manière d'agir sur la santé.

L'oseille ne convient pas lorsqu'on prend les remèdes matteopathiques; elle en arrête les effets; elle est analogue au citron, au vinaigre, à l'eau de soude. Assaisonnée au gras ou au maigre elle est rafraîchissante. C'est un aliment qui convient aux personnes robustes, aux jeunes gens et aux enfants. Elle est nuisible aux individus qui éprouvent des aigreurs, des coliques ou des cours de ventre, à ceux qui ont la poitrine délicate et aux nourrices.

L'épinard, la chicorée, la laitue, cuits au gras ou au maigre, sont très bons à la santé. Ils sont adoucissants, calmants, faciles à digérer et conviennent à tous les estomacs.

Le cresson, qui ne se mange qu'en salade ou en garniture, est un aliment très échauffant. Les médecins en ordonnent l'usage dans presque toutes les maladies où il y a altération du sang.

L'asperge est un aliment salutaire et en même temps agréable, dont les malades et les convalescents peuvent faire usage.

L'artichaut, lorsqu'il est cuit, est nourrissant et de facile digestion; les convalescents peuvent en manger, mais à la croque au sel il est indigeste comme toutes les crudités.

L'artichaut est anticancéreux.

La pomme de terre est facile à digérer, surtout quand

elle est cuite simplement dans son enveloppe, sans aucun assaisonnement; les convalescents peuvent en faire un usage modéré.

La pomme de terre frite seule est indigeste, et les estomacs fatigués ou échauffés, ainsi que les personnes qui ont la poitrine irritée doivent s'en abstenir.

La carotte, que l'on mange au gras ou au maigre, est la racine la plus salutaire dont l'homme puisse faire usage. C'est un aliment excellent pour les individus qui ont le sang échauffé, les intestins et l'estomac irrité et le foie malade.

Le poireau a les mêmes qualités que la carotte (diurétique).

L'oignon, cuit au gras ou au maigre, est excessivement venteux. Les personnes délicates, dont les digestions sont difficiles, doivent s'en priver.

Les haricots sont d'un usage très répandu. Les estomacs robustes et bien constitués s'accommodent très bien de ce légume assez difficile à digérer. Ceux à qui ils donnent des vents feront bien de s'en abstenir. Les haricots en purée sont moins sujets à occasionner des flatuosités.

Les haricots et les pommes de terre sont un poison pour les femmes qui souffrent de la matrice.

Les lentilles ne se mangent que sèches. Elles sont venteuses, moins cependant que les haricots. Les personnes malades et celles qui souffrent de l'estomac et de la matrice doivent s'en abstenir.

Le lait est un excellent aliment. Il convient aux enfants, aux personnes d'un tempérament sec et nerveux, à celles qui ont l'estomac faible ou qui ont les entrailles irritées. Cet aliment est nuisible aux individus gras, aux vieillards, aux personnes qui se livrent à des travaux pénibles.

Les œufs cuits durs resserrent beaucoup et sont très indigestes et échauffent.

Les œufs mollets sont au contraire très nourrissants et conviennent à tout le monde sans exception, même aux malades qui peuvent prendre quelque nourriture.

Les œufs brouillés sont un met léger et très nourrissant.

Les œufs cuits dans le vin sont échauffants et fortifiants.

Les œufs au lait et les crèmes de différentes sortes sont nourrissants et légers. Toutes les personnes faibles et souffrantes peuvent en manger avec modération.

Les œufs en omelette ne peuvent être une nourriture convenable que pour les personnes en bonne santé. Ils sont d'une digestion très difficile.

Les poissons sont un excellent aliment, même pour les personnes qui sont délicates et celles qui sont souffrantes.

La grenouille est peu nourrissante et légère ; les médecins la permettent aux malades dès que ceux-ci peuvent prendre quelque nourriture.

Les aliments que l'on met en fritures, comme les pommes de terre, les salsifis, les beignets, les grenouilles, les poissons sont indigestes et quelquefois malsains. Ils ne conviennent aux malades à aucune condition.

Les aliments assaisonnés avec de l'huile ou du vinaigre conviennent aux tempéraments sanguins, aux individus forts et robustes et aux ouvriers qui se livrent à des travaux qui les échauffent beaucoup. Ces aliments, au contraire, ne conviennent pas à ceux qui ont la poitrine délicate et qui toussent habituellement, à ceux qui digèrent difficilement parce qu'ils ont l'estomac et les intestins irrités.

Ces aliments ne conviennent pas pendant le traitement matteopathique; ils annulent l'effet des remèdes.

Les herbes potagères que l'on met en salade ont aussi leur influence sur la santé.

Les salades de laitue et de doucette sont les plus légères de celles que l'on fait avec les herbes potagères.

La salade de pissenlit est rafraîchissante, elle favorise la liberté du ventre et purifie le sang.

La salade de cresson est échauffante et difficile à digérer.

La salade de haricots verts est très facile à digérer ; celle des haricots secs est très lourde et très venteuse.

La salade de pommes de terre, cuites à l'étouffée ou dans la cendre, est nourrissante et facile à digérer.

La salade de betterave est sucrée et rafraîchissante, mais un peu relâchante.

Les fruits, à quelques exceptions près, sont calmants et rafraîchissants; mais mangés en trop grande quantité, ils produisent des indigestions, la dyssenterie, des fièvres intermittentes. Ces aliments, lorsqu'on en fait un usage modéré, sont bons à la santé et conviennent à tous les tempéraments.

Les amandes, les noix, les noisettes, ne doivent jamais être mangées que rarement et en petite quantité.

Ces fruits, qui sont lourds et échauffants, ont pour effet tout particulier de faire tousser. Aussi sont-ils contraires aux personnes qui ont la poitrine délicate, les entrailles malades et à celles sujettes au rhume et à la toux.

Les marrons et les châtaignes sont des fruits lourds et un peu venteux; ceux qui ont l'estomac faible ne doivent en manger qu'avec modération.

Le vin doux et les châtaignes braisollées produisent le pyrosis (brûle cœur).

On fait assez souvent cuire, avant de les manger, les pommes, les poires, les pruneaux.

La pomme cuite est lourde pour les estomacs froids et affaiblis; les personnes qui ont souvent la diarrhée doivent s'en priver. Elle est bonne au contraire aux personnes d'un tempérament échauffé.

Les poires cuites sont excellentes à la santé de tout le monde; elles sont rafraîchissantes et n'ont pas comme les pommes l'inconvénient de relâcher le ventre.

Les pruneaux cuits sont rafraîchissants; ils conviennent aux convalescents chez lesquels il y a un grand échauffement des intestins qui les empêche d'aller à la selle.

Les raisins blancs sont excellents à la santé, ils rafraîchissent et purgent la bile. Aussi doit-on en faire usage en automne pour la cure aux raisins. L'on se rappelle les préceptes de Galien : « Mangez le blanc, buvez le rouge »; ce qui voulait dire que le vin blanc est contraire à la santé, mais utile en grappes pour se purger.

On doit bien mâcher les aliments avant de les avaler. La digestion commence dans la bouche et se perfectionne dans l'estomac; si les aliments sont mal triturés avant de descendre dans ce viscère, ils occasionnent des maux d'estomac, des vents, des glaires et toutes les suites funestes de ces incommodités.

DES BOISSONS

L'eau est la première et la plus naturelle de toutes les boissons ; elle rafraîchit, humecte et aide à la digestion ; il ne faut pas cependant en boire par excès, car elle débiliterait l'estomac et produirait beaucoup de maladies.

L'eau, par les différents corpuscules étrangers qu'elle peut contenir, est capable de produire bien des maladies. C'est donc une grande imprudence de boire beaucoup d'eau crue.

Les meilleures eaux pour boire sont les eaux de fontaine, de rivière et de pluie recueillie par un temps non orageux. Les eaux de mauvaise qualité altèrent promptement la santé, tandis que ceux qui font usage d'eau salutaire sont forts et robustes ; il n'y a rien de mieux pour purifier l'eau que les fontaines filtrantes.

On reconnaît la bonne qualité de l'eau quand les légumes cuisent facilement et que le savon s'incorpore aisément et forme beaucoup de mousse.

L'eau sucrée froide rafraîchit le corps et favorise la digestion et la transpiration chez les personnes qui ont l'estomac très nerveux et irritable ; lorsqu'on y ajoute quelques globules d'antiscrofoloso, d'angioïtico, etc., elle est calmante.

L'eau sucrée chaude, avec scrofoloso, est bonne dans les indigestions de toute espèce, dans les coliques d'estomac et des intestins, occasionnées par le froid ou bien par une nourriture ou des boissons irritantes.

L'eau miellée est une boisson froide, indigeste et très relâchante.

Le vin est la première, la plus agréable et la plus saine de toutes les boissons fermentées.

Le vin pris modérément fortifie l'estomac, augmente la circulation, favorise la transpiration.

Le vin vieux est préférable au nouveau; le vin pris avec excès échauffe beaucoup, trouble le cerveau, dérange l'estomac, enivre et cause des maladies fâcheuses.

Le cidre est une liqueur saine, pectorale, rafraîchissante et nourrissante; bu avec excès, il cause de grands dérangements dans l'économie animale.

La bière ne convient pas lorsqu'on prend les remèdes matteopathiques, à cause de l'acide byrique qu'elle contient; quand elle est bien cuite, ni trop nouvelle, ni trop vieille, elle nourrit, engraisse, rafraîchit, tient le ventre libre, purifie la masse du sang et pousse aux urines.

L'abus de cette boisson affaiblit l'estomac et peut causer différentes affections dans les voies urinaires, telles que catarrhe de la vessie, rétention et incontinence d'urine.

Le café à l'eau, sans chicorée, bien grillé, de manière qu'il suinte, et bien essuyer l'huile qu'il donne avec un papier buvard ou un linge, dissipe les maux de tête, fortifie l'estomac, précipite la digestion, raréfie le sang, pousse aux urines (le café est le succédané du quinquina). Il est bon dans les coliques venteuses, dans les suppressions des règles, mais son usage journalier est toujours nuisible à la santé ; il faudrait regarder cette liqueur seulement comme un remède nécessaire contre les indigestions, les pesanteurs de tête, et en cesser l'usage aussitôt qu'elle aurait produit l'effet qu'on en attendait.

Le thé est diurétique, apéritif et astringent ; il lave le sang, dissipe les maux de tête, facilite la digestion et soulage les coliques d'estomac ; convient peu aux personnes maigres ou qui ont la poitrine délicate. Pris sans nécessité, il émousse les fibres de l'estomac et produit à la longue de fausses digestions, des vents et des glaires.

Les liqueurs rafraîchissantes, telles que l'orgeat, la limonade, les sirops de verjus, de groseilles, ne conviennent point aux personnes qui prennent les remèdes matteopathiques ; en dehors de ce traitement, entre les repas, elles sont plus propres à flatter la sensibilité qu'à contribuer à la santé.

Ces liqueurs sont pernicieuses aux estomacs lents et froids.

DE LA SOBRIÉTÉ

Il n'est pas possible de prescrire la quantité d'aliments qu'on doit prendre; cela dépend souvent du tempérament, de l'âge, de la saison et du climat.

Chacun doit, à cet égard, consulter ses forces et sa raison. Lorsqu'après le repas on a la tête libre, le corps dispos et l'esprit sain et gai, c'est une preuve qu'on n'a pas trop mangé; au contraire, lorsqu'après le repas le corps est lourd, l'esprit incapable d'application et qu'on éprouve un gonflement et une plénitude d'estomac, c'est une preuve certaine qu'on a fait de l'excès dans le boire ou dans le manger.

Une règle qui regarde tout le monde, c'est de sortir de table avec un peu d'appétit. Il est bon de manger à des heures réglées, et il ne faut pas prendre d'aliments lorsqu'on se sent l'estomac plein.

Un repas passé de temps en temps rend les autres plus salutaires.

DE L'AIR

Les quantités de l'air que l'on respire ont une grande influence sur la santé; l'action continuelle de l'air naturel sur les poumons est une des premières conditions de la vie; son interruption pendant quelques minutes suffit pour déterminer la mort.

Rien de plus contraire à la santé que l'air malsain.

Tous les lieux où l'air se trouve dépourvu de ses qualités par la respiration des personnes qui s'y trouvent entassées, deviennent nuisibles aux personnes délicates.

Les appartements doivent être ouverts à deux airs opposés, surtout les chambres à coucher.

Au lieu de faire les lits aussitôt qu'on en est sorti, on doit on contraire les découvrir et les laisser exposés à l'air d'une porte ou d'une fenêtre ouverte.

Si l'air frais est nécessaire pour les personnes en bonne santé, il doit l'être à plus forte raison pour les personnes malades.

Il n'est pas de remède aussi salutaire à un malade que l'air frais; c'est le plus puissant cordial s'il est administré avec prudence. Cela ne veut pas dire cependant que l'on doive ouvrir les portes et les fenêtres inconsidérément sur le malade ; l'air frais ne doit être introduit que graduellement et, s'il est possible, en ouvrant les fenêtres d'une chambre voisine.

Lorsqu'on est obligé d'habiter l'appartement où se trouvent des malades atteints d'affections contagieuses, il faut renouveler l'air de la chambre en ouvrant les portes et les fenêtres pendant quelques instants ; tâcher de ne point respirer l'haleine des malades, ni les exhalaisons qui s'échappent de leur lit, prendre le grand air le plus souvent qu'on le peut.

On s'expose à de funestes maladies en habitant une maison neuve, ou un appartement nouvellement réparé, avant que les murs, les plafonds et les peintures ne soient parfaitement secs et ne donnent plus aucune odeur.

Toutes les fleurs qui ont un parfum un peu prononcé produisent chez les personnes pauvres de sang de violents maux de tête, des envies de vomir et peuvent même occasionner la défaillance et la mort par asphyxie.

DE L'EXERCICE

Rien n'est plus essentiel à la santé que l'exercice ; il facilite la transpiration, entretient la souplesse et l'élasticité des muscles, réveille les esprits et leur donne plus de jeu. C'est en particulier aux flegmatiques et aux mélancoliques qu'il est d'une nécessité absolument indispensable.

Il y a plusieurs sortes d'exercices :

1° *L'équitation* paraît mériter la préférence; aucun exercice ne produit de meilleurs effets; il accélère la circulation du sang et procure une transpiration favorable.

2° *La chasse*, pourvu qu'elle soit modérée.

3° *La danse*, l'escrime, l'escarpolette, le volant, le billard, les quilles, les boules et la marche.

4° *Le jardinage*, le tour et plusieurs autres occupations qui demandent du mouvement.

5° *La promenade ;* après le cheval il n'en est guère de meilleur et de plus salutaire, pourvu qu'on se promène en bon air. La promenade du matin donne de l'appétit et fortifie le corps.

L'exercice est le seul remède pour les personnes inactives qui se plaignent de douleurs dans l'estomac, de vents, de gonflements.

Mais, quelque salutaire que soit l'exercice, il faut cependant ne s'y livrer qu'avec prudence. Tout excès qui va jusqu'à la lassitude et qui excite une sueur violente, au lieu de fortifier, relâche les fibres, prive le corps du suc nourricier et l'épuise.

Il ne faut pas se livrer à un exercice violent immédiatement après le repas; il est nécessaire qu'il y ait au moins une heure de repos avant de se livrer à un travail fatiguant.

Quand on a pris quelque exercice et qu'on sue, il ne faut pas se refroidir trop promptement.

Lorsqu'on a fait pendant plusieurs jours un exercice violent, il faut se tranquilliser au moins un jour entier. Ce repos donne le temps de réparer les pertes occasionnées par le grand mouvement.

Les frictions peuvent suppléer à l'exercice.

Les anciens en faisaient plus d'usage que nous.

Les gens sédentaires devraient se servir de ce moyen salutaire pour réparer le défaut d'exercice.

Les frictions accélèrent le mouvement du sang, facilitent la transpiration, procurent, à quelque chose près, le même effet que les exercices les plus sains.

C'est surtout dans les rhumatismes que les frictions sont avantageuses.

DU SOMMEIL & DE LA VEILLE

Le sommeil est la cessation des fonctions et des mouvements volontaires; il est propre à réparer les pertes causées par l'exercice.

Le sommeil est aussi indispensable à l'homme que l'air et la nourriture, et rien n'abat et n'épuise aussi promptement les forces que la privation de sommeil.

Après un repos convenable, le corps devient dispos et plus vigoureux, l'esprit plus libre et plus capable d'application.

Un sommeil doux, tranquille, proportionné à l'âge, au tempérament, à la saison, et pris à des heures convenables, entretient la souplesse des membres, excite la transpiration, répare les forces perdues pendant la journée.

Le sommeil trop prolongé a pour effet : d'affaiblir le corps, de le faire engraisser, de le rendre lourd et paresseux, d'abrutir l'intelligence en lui faisant perdre son activité naturelle.

La privation du sommeil trouble la digestion, dispose aux maladies du cerveau, aigrit le caractère et augmente la sensibilité des nerfs, affaiblit le corps et l'esprit et les rend susceptibles de contracter facilement des maladies.

En général, l'heure pour se coucher est vers les dix heures; on se trouve par ce moyen en état de se lever entre cinq et six heures du matin. Quelles délices, dans la belle saison, de jouir des prémices d'un beau jour et de goûter la fraîcheur d'une brillante matinée!

La tranquillité de l'âme est encore nécessaire pour goûter les douceurs d'un sommeil salutaire. Les grandes passions, telles que l'ambition, l'intérêt et l'amour, surtout quand la jalousie marche à la suite, troublent toutes nos facultés intérieures, agitent nos sens et tiennent tout notre être dans une espèce de mouvement convulsif, incompatible avec un sommeil bienfaisant.

Si l'on veut avoir un sommeil doux et tranquille, il ne faut pas beaucoup manger le soir : l'estomac chargé d'aliments digère difficilement; on s'agite dans le lit, on se remue et l'on se fatigue. En vain appelle-t-on le sommeil et, s'il vient s'emparer des sens agités, il est accompagné de rêves pénibles.

La longueur du sommeil dépend du tempérament, de l'âge et de la saison. Six à sept heures de sommeil suffisent pour les gens d'un âge fait; sept à huit sont nécessaires aux jeunes gens; il en faut neuf aux enfants, aux femmes et aux personnes d'une faible complexion.

Les vieillards qui dorment six heures doivent être contents et jouissent d'une bonne santé.

La meilleure façon de se coucher est de se placer sur le côté droit et d'avoir le corps étendu, *le lit placé de façon que la tête soit au nord et les pieds au midi;* dans cette situation, toutes les parties solides sont dans une position favorable.

Les personnes replètes, pituiteuses et sujettes aux étouffements et à l'asthme, ne doivent jamais se coucher sur le dos; dans cette position la respiration est gênée et la pituite incommode beaucoup.

Les personnes qui sont menacées de graviers ou qui ont des douleurs de reins doivent se coucher presque sur le ventre.

Il est bon d'avoir la tête plus haute que le reste du corps; on respire plus aisément et la circulation du sang est plus louable.

Il est nécessaire d'être assez couvert dans le lit, afin de se procurer une transpiration favorable.

C'est s'exposer à des rhumatismes cruels que d'être découvert dans le lit, même en été; il ne faut pas cependant se couvrir au point de suer.

La transpiration modérée est salutaire; la sueur forcée affaiblit et énerve; un lit trop mollet n'est pas sain, surtout en été.

DES VÊTEMENTS

Les vêtements doivent être analogues aux pays, aux saisons et aux âges. Les vêtements chauds et pesants ne conviennent pas à la jeunesse; ils déterminent d'abondantes transpirations nuisibles à cet âge; mais dans l'âge plus avancé, lorsque la peau devient serrée et que les humeurs ont moins de chaleur, il faut porter des habits plus étoffés.

Les personnes grasses qui suent facilement, celles qui sont sujettes aux maladies de poitrine, aux rhumes, doivent porter de la flanelle appliquée immédiatement sur la peau ou un habillement en peau de chamois.

Il ne faut changer de vêtements qu'avec de grandes précautions si l'on veut se préserver des maladies que produisent les changements trop prompts de l'atmosphère; il convient, en conséquence, de ne quitter qu'un peu tard les habits d'hiver et de les reprendre dès que les premiers froids commencent à se faire sentir.

Les corsets avec lesquels les femmes se serrent pour avoir la taille fine rendent d'abord les digestions difficiles, font plus tard contracter à l'estomac et aux intestins des engorgements incurables et produisent quelquefois des crachements de sang.

Les jarretières trop serrées ont l'inconvénient de produire la formation de varices, l'engorgement des jambes d'où peut provenir l'impuissance de marcher.

DE LA PROPRETÉ

La propreté est un des moyens les plus efficaces que nous puissions mettre en usage pour la conservation de la santé.

Il faut se laver souvent et changer de linge; par cette opération on ranime et rafraîchit le corps et l'esprit, car lorsqu'elle est terminée on se trouve beaucoup plus gai et plus dispos qu'auparavant.

Le défaut de propreté est une négligence qui n'admet point d'excuse.

La malpropreté a pour effet de produire et d'entretenir les maladies de la peau, la gale, la teigne, les dartres, les démangeaisons, d'entretenir constamment autour de nous un air malsain qui peut rendre la santé languissante et engendrer des maladies.

On peut remarquer en effet que les personnes malpropres jouissent rarement d'une santé brillante.

Une des causes ordinaires des fièvres putrides et malignes est le manque de propreté.

Ces fièvres commencent ordinairement par ceux qui

habitent des maisons malpropres et renfermées, qui respirent un air malsain et qui portent des vêtements sales.

La propreté est surtout nécessaire dans les lieux où se trouvent rassemblées un grand nombre de personnes, comme hôpitaux, ateliers, familles nombreuses, etc.

Les maladies contagieuses se communiquent par l'air corrompu; or, tout ce qui peut corrompre l'air et répandre la contagion doit être évité avec le plus grand soin.

Se laver les pieds est un acte de propreté qui contribue singulièrement à la conservation de la santé; la sueur et la malpropreté de ces parties ne peuvent manquer de s'opposer à la transpiration. Cet acte de propreté prévient souvent les rhumes et les fièvres.

Si la propreté est nécessaire pour une personne en santé, elle l'est encore davantage pour une personne malade.

Dès qu'un malade est sale, dans quelque état qu'il soit, il faut le changer; on ne risque jamais rien si le linge qu'on emploie est chaud et très sec.

Dès qu'un malade sue, il faut lui changer de chemise.

DES BAINS

On distingue plusieurs sortes de bains, savoir :

Bains chauds. On ne doit en faire usage que lorsqu'on est atteint d'une maladie qui en exige l'emploi; ces bains produisent de l'agitation, du malaise, des étourdissements, portent le sang au cerveau et peuvent donner lieu à des hémorrhagies très graves, à l'apoplexie et à une mort subite.

Bains tièdes. Ces bains calment l'agitation, les douleurs et les maladies qui tiennent à l'échauffement du corps; ils sont utiles dans les agitations causées par le chagrin, dans les grandes fatigues du corps et de l'esprit, dans les inflammations et irritations de l'estomac, des intestins, de la vessie, pourvu qu'il n'y ait pas de fièvre; dans la gale, les dartres vives, les maladies des nerfs. Ils sont nuisibles lorsqu'on n'a point d'appétit, quand on est faible et épuisé, quand on éprouve des hémorrhagies, soit par le nez, soit par la bouche, soit par les parties inférieures.

Bains froids. Les bains froids ne sont utiles qu'aux individus jeunes et robustes; ils sont pernicieux pour les personnes faibles, souffrantes, surtout pour celles qui ont la poitrine délicate, sujettes à la toux et aux rhumes, ainsi que pour celles qui ont des irritations d'estomac, des rhumatismes.

Les bains froids pris en rivière sont les plus favorables; il ne faut en faire usage que pendant les chaleurs.

L'heure la plus convenable est celle qui précède le coucher du soleil; en entrant dans l'eau il faut commencer par y tremper les mains, se mouiller le front puis le visage et la poitrine, afin d'éviter que le sang ne s'y porte avec affluence.

Pendant la durée de ce bain, il faut nager ou marcher; plus on s'agite dans un bain, plus il est salutaire.

Il est dangereux de se baigner dans l'eau froide :

1° Lorsqu'on a des boutons, des dartres vives et autres maladies de la peau.

2° Lorsqu'on vient de manger, parce qu'alors on peut mourir subitement d'une indigestion.

3° Lorsque les urines sont rouges, peu abondantes et toutes les fois qu'on est échauffé.

4° Quand on est en transpiration; il faut, dans ce cas, attendre que la transpiration soit bien arrêtée et le corps rafraîchi par un peu de repos.

RÉGIME DES FEMMES ENCEINTES

Une femme enceinte ne peut se livrer aux occupations
qui obligent de lever et d'écarter les bras ou de les agi-
ter violemment; elles ne doivent pas s'adonner aux travaux pénibles qui exigent de grands efforts; elles doivent éviter tous les exercices qui impriment au corps de
violentes secousses; elles doivent se promener souvent
à pied et se livrer à tous les exercices doux et modérés,
avoir l'esprit calme; rechercher les distractions qui portent à la gaîté, vivre sobrement, faire usage d'aliments
légers, boire peu de vin et couper cette boisson avec au
moins moitié d'eau ; s'abstenir de café à l'eau, surtout
au commencement de la grossesse; respirer l'air pur, ne
pas se faire saigner ni se purger, à moins que des circonstances impérieuses n'exigent l'emploi de ces moyens;
prendre souvent des bains tièdes, surtout les femmes
nerveuses, et quelques légers calmants, comme élect.
pettor., 10 à 12 gouttes sur un morceau de sucre ou bien
dans un verre d'eau sucrée; ou des globules pettor.,
antiscrof., febrif.

DES NOURRICES

On donne le nom de *nourrice* à la femme qui donne son lait à un enfant.

La nécessité d'allaiter son enfant est actuellement reconnue par un grand nombre de mères, mais des circonstances malheureusement trop multipliées, spécialement au sein des grandes villes, s'opposent à l'accomplissement de ce devoir. Cependant les mères dont la constitution est affaiblie, qui sont scrofuleuses ou scorbutiques, disposées à la phthisie pulmonaire ou atteintes de cette maladie, doivent renoncer aux douceurs de l'allaitement.

Le choix des nourrices est un sujet de la plus haute importance ; la femme qui se présente pour remplir cette fonction doit être saine, vigoureuse, âgée de vingt-quatre à trente ans ; il serait fort utile qu'elle fût accouchée peu de temps avant la femme dont elle doit prendre l'enfant. On doit rarement accepter les nourrices au-delà de six ou huit mois après leur accouchement.

La nourrice dont on a fait choix doit être propre, active, habituellement gaie et entraînée par son inclination à soigner les enfants.

RÉGIME DES NOURRICES

Les nourrices, pour que leur lait soit plus abondant et de meilleure qualité, doivent :

1° Éviter les veilles trop prolongées et les grandes fatigues du corps.

2° Avoir l'esprit tranquille et fuir toutes les occasions qui peuvent faire naître du chagrin et des inquiétudes.

3° Se tenir chaudement et éviter soigneusement de se baigner dans l'eau fraîche.

4° Ne jamais se faire saigner ou se purger à moins de maladie sérieuse qui en exige l'emploi.

Elles doivent se priver de fruits verts et acides, des herbes et des racines qui se mangent en salade, des herbes potagères cuites de nature relâchante, comme les épinards, l'oseille, la soupe aux herbes, les racines qui se mangent crues, comme raves, radis, etc., des légumes venteux, comme le chou, les haricots, l'oignon; des ragoûts échauffants, des viandes de charcuterie; du thé ou du café, soit à l'eau soit au lait.

RÉGIME DES JEUNES ENFANTS

Si la nourrice a assez de lait, l'enfant n'aura besoin
que de très peu de nourriture pendant les trois ou quatre premiers mois; ce qu'il faut lui donner doit être
liquide, léger, rafraîchissant. Après ce temps il est en
état de prendre quelques aliments de facile digestion.
On l'habituera peu à peu à prendre une nourriture de
plus en plus solide.

La première alimentation des enfants en bas âge exige
la plus grande attention, car, selon nous, le carreau, les
scrofules, les diarrhées rebelles, les affections vermineuses, dont les jeunes enfants sont atteints, peuvent avoir
pour cause l'abus de la bouillie, espèce de mastic fait
avec des farines de froment, de sarrazin, de seigle, etc.

Cette bouillie empâte plus qu'elle nourrit. Les aliments
indigestes fermentent dans les intestins délicats de ces
jeunes êtres, y développent des acides irritants et favorisent le développement d'une infinité de maladies.

La meilleure nourriture pour les jeunes enfants est la
panade claire, la semoule, la fleur de riz, le vermicelle,

la farine de Nestlé, le maïs non grillé et toutes les pâtes préparées et cuites au beurre.

Lorsque l'estomac de ces jeunes êtres peut digérer quelque chose de plus lourd, il faut leur donner toutes les soupes grasses et maigres, à l'exception de celle au lard.

Lorsque la mère n'a pas assez de lait, elle doit, après avoir donné le sein à l'enfant, l'habituer à boire un peu de lait de vache ou de chèvre, coupé avec du bouillon de pain, d'eau de riz ou de farine lactée de Nestlé; si l'enfant offre des signes d'échauffement, on coupe le lait de préférence avec de l'infusion d'orge, de chiendent ou de racine de guimauve.

Dans les premiers jours, il faut régler les repas de l'enfant. On doit alors lui donner souvent à téter, mais peu à la fois; lorsqu'il est fort, il faut l'habituer peu à peu à téter à des heures fixes, c'est-à-dire ordinairement quatre fois par jour : avant chaque repas de la nourrice et deux fois pendant la nuit. Rien n'est plus nuisible à la nourrice et à l'enfant que de laisser celui-ci continuellement pendu au sein; cette mauvaise habitude épuise la nourrice et empêche le lait d'être nourrissant.

On doit interdire aux enfants les fruits verts et acides, la pâtisserie et tous les aliments lourds et échauffants, les aliments salés et épicés, le vin pur et les liqueurs fortes, en un mot, toutes les boissons et tous les aliments qui ne conviennent pas aux nourrices.

C'est surtout lorsque les enfants font leurs dents que la nourrice doit s'observer dans son régime, car, dans cette circonstance, son lait est le seul aliment qui convienne à l'enfant. Encore bien que la nourrice ne soit point échauffée, il est utile qu'elle prenne alors des boissons adoucissantes, comme la tisane d'orge, de chiendent, de guimauve.

On doit sevrer les enfants à sept mois; si, lorsqu'il fait ses dents, l'enfant est sevré, sa nourriture doit se composer de bouillon de veau ou de poulet, dans lequel on fait cuire une petite quantité de semoule ou de vermicelle.

Les enfants tourmentés par la dentition exigent encore d'autres soins; il est nécessaire alors de leur donner chaque jour une cuillerée de dilution 109° de scrofoloso, même dans les cas où il existe des coliques.

On doit leur donner, pour étancher leur soif, de l'eau sucrée tiède dans laquelle on verse une cuillerée de scrofoloso, dilution 109°.

Et pendant tout le temps qu'ils sont couchés, on leur maintient sur le ventre une légère compresse de scrofoloso, 10 grains dans un verre d'eau.

Il est mauvais pour la santé des jeunes enfants de les tenir trop chaudement.

Quand on les lève, il faut les habiller promptement et avoir soin de fermer les portes et les fenêtres de la chambre, parce qu'étant presque toujours en transpiration, un courant d'air pourrait donner lieu à diverses maladies.

On doit coucher les enfants dans une chambre bien aérée, mais il faut avoir soin que le berceau ne soit pas vis-à-vis d'une porte ou d'une fenêtre, à cause des courants d'air.

Les enfants ne doivent pas être serrés dans leurs vêtements et surtout dans leurs maillots, car la compres-

sion exercée sur le ventre ou la poitrine de ces jeunes
êtres les empêche de respirer librement, occasionne de
mauvaises digestions et nuit à la circulation du sang.

La propreté a une certaine influence sur la santé des
jeunes enfants; on doit donc avoir soin de les changer
souvent de linge et leur laver toutes les parties du corps
au moins une fois par jour, de leur nettoyer la tête chaque matin avec une brosse douce afin d'empêcher la formation des croûtes provenant de la transpiration de la tête.

Le vin plus ou moins pur et autres liqueurs échauffantes doivent être interdits aux enfants en bas âge, car
toutes ces boissons leur occasionnent un grand échauffement, des coliques et même des convulsions.

Il ne faut jamais leur donner de remèdes actifs, comme
les vomitifs ou les purgatifs, et tout ce qui agit sur les
nerfs et trouble violemment les fonctions du corps, à
moins que leur emploi ne soit indispensable.

Le défaut d'exercice convenable est une des causes
qui concourrent le plus à abréger les jours des enfants
et à leur rendre la vie languissante.

Il est dangereux de faire marcher les enfants trop jeunes et avant que leurs membres aient la force de soutenir le poids de leur corps.

La meilleure manière de les soutenir lorsqu'on leur
apprend à marcher est de les tenir par la main et, ce qui
vaut mieux encore, c'est de les laisser se rouler par
terre.

La manière de soutenir les enfants avec les lisières a
pour inconvénient de faire pencher le corps en avant et
de le rendre voûté, d'aplatir la poitrine, de la faire
rentrer en devant et de gêner la respiration.

9

DES PASSIONS

Les passions ont une certaine influence et sur les causes des maladies et sur leur guérison.

La manière dont l'âme agit sur la matière sera probablement toujours un mystère.

Il suffit de savoir qu'il y a une réciprocité d'action établie entre les parties spirituelles et les parties corporelles, et ce qui affecte les unes affecte également les autres.

La colère trouble l'esprit, précipite le cours du sang et dérange toutes les fonctions vitales et animales.

Ceux qui connaissent le prix de la santé devront éviter la colère comme le poison le plus mortel.

Ils ne doivent jamais ouvrir l'oreille au ressentiment; ils doivent faire tous leurs efforts pour que leur âme soit toujours calme et tranquille.

Rien ne contribue davantage à la conservation qu'une tranquillité constante d'esprit.

Il est vrai qu'il n'est pas toujours en notre pouvoir de ne pas nous mettre en colère, mais nous pouvons certainement toujours éloigner le ressentiment de notre âme;

le ressentiment épuise les forces de l'esprit, occasionne des malaises opiniâtres et ruine la constitution.

Rien ne montre plus de grandeur d'âme que le pardon des injures; il entretient la paix dans la société, il nous soulage, il concourt à conserver la santé.

La colère est une des passions sur lesquelles la médecine a le moins d'empire; c'est donc à la morale que nous devons recourir pour en prévenir les suites funestes.

Les personnes sujettes à la colère, à la fureur et à toutes les passions violentes, doivent observer un régime scrof.

Les aliments les plus légers sont pour elles les plus salutaires.

L'eau pure, ou tout au plus rougie avec un peu de vin vieux, doit être leur boisson; toute autre boisson serait de l'huile jetée sur le feu; elles doivent s'interdire tout ce qui peut enflammer le sang, comme les exercices violents, les veilles, l'excès dans l'étude et la trop grande application; avec ce régime et beaucoup d'attention sur elles-mêmes, elles s'habitueront insensiblement à résister à leurs emportements et à se modérer en tout.

La peur a une grande part soit à occasionner des maladies, soit à les aggraver.

On ne peut être blâmé de chercher à conserver sa vie, mais si ce désir de conservation est poussé trop loin, il conduit à la perte de la vie même.

La peur et la crainte affaiblissent l'esprit.

Non-seulement elles occasionnent les maladies, mais encore elles rendent ces maladies fatales et triomphent du courage le plus intrépide.

Une peur subite a en général les effets les plus funestes.

Les accès épileptiques et les autres maladies convulsives en sont souvent les suites.

De là le danger de cette habitude, si commune parmi les enfants du peuple, de s'effrayer les uns les autres.

Cette habitude est due à l'imitation ; il y a peu de nourrices ou de domestiques qui ne se plaisent à jouer avec les enfants en les effrayant ; tantôt c'est une surprise occasionnée par un bruit inattendu, tantôt c'est par des cris aigus et perçants.

Souvent ils leur font des récits fabuleux de mangeurs d'hommes, de revenants ; en blessant vivement leur imagination, cela peut leur procurer des songes funestes et par conséquent de violentes émotions qui irriteront trop fortement chez eux le système nerveux et donneront lieu à des convulsions auxquelles ils n'ont déjà que trop de propension.

Mais ce sont les effets successifs de la peur qui deviennent en général plus dangereux ; la crainte constante d'un mal futur, en séjournant dans l'âme, occasionne souvent le mal même que l'on craint.

De là il est arrivé qu'un grand nombre de personnes sont mortes des mêmes maladies qu'elles avaient appréhendées pendant longtemps ou dont quelque accident, quelques folles prédictions les avaient menacées.

C'est souvent le cas des femmes en couche. La plupart de celles qui sont mortes dans cet état avaient été frappées de l'idée de cette espèce de mort longtemps avant qu'elles accouchassent, et il y a grande raison de croire que cette impression a souvent été la seule cause de cette mort.

Le chagrin est, de toutes les passions, celle qui est le plus nuisible relativement à la santé.

Les effets du chagrin n'ont point d'interruption et, quand il se fixe profondément dans l'âme, il a les suites les plus fâcheuses.

Le chagrin se change souvent en une mélancolie continue qui mine les forces et détruit le tempérament.

Il faut, par tous les moyens possibles, chercher à éloigner cette passion.

On peut en triompher dans le commencement, mais quand une fois elle a acquis une certaine force, c'est en vain que le plus souvent on veut travailler à la détruire.

Il est impossible d'échapper à tous les malheurs qui affligent la vie, mais on montre une véritable grandeur d'âme quand on les supporte avec courage.

Quelques personnes se font une espèce de mérite de céder au chagrin, et quand elles sont poursuivies par l'infortune, on les voit refuser obstinément toute consolation jusqu'à ce que, accablées par le poids de la mélancolie, elles succombent sous le fardeau.

Le changement est aussi nécessaire à la santé que l'exercice. Quand l'esprit reste longtemps fixé sur un objet et plus particulièrement sur un objet désagréable, toutes les fonctions du corps sont troublées.

Aussi les personnes mélancoliques ont-elles l'appétit dérangé et de mauvaises digestions, de là l'affaiblissement, le relâchement des nerfs, les vents dans les intestins et la corruption des humeurs.

Il est impossible que ceux qui ont l'esprit ainsi affecté jouissent d'une bonne santé.

La variété des scènes qui se présentent d'elles-mêmes

à nos sens a sans doute pour but d'empêcher que notre attention soit longtemps fixée sur un même objet.

La nature nous offre partout de ces variétés, et l'esprit, à moins qu'il n'ait contracté l'habitude d'être constamment attaché à un seul objet, se plaît dans la diversité.

L'indolence nourrit le chagrin.

Quand l'esprit n'a rien autre à penser qu'à ses malheurs, il ne doit point être étonnant qu'il soit sans cesse affligé.

On voit rarement les personnes ayant des affaires qui demandent de l'application, être chagrins. Au lieu de chercher à se distraire de son travail ou de ses affaires quand on tombe dans le malheur, il faut au contraire s'y plonger avec une attention plus sérieuse, se livrer avec plus d'ardeur aux fonctions qu'ils exigent et entremêler ses devoirs de la compagnie d'amis gais et sociables.

L'intempérance. Jean-Jacques Rousseau a dit que la tempérance peut, à juste titre, être appelée la mère de la santé.

La plupart des hommes agissent comme s'ils pensaient que la maladie et la mort ne doivent jamais venir. Cependant ils paraissent les appeler, pour ainsi dire, par l'intempérance et par la débauche.

Hippocrate nous a donné un grand nombre de maximes importantes sur la cure des maladies et sur la conservation de la santé; maximes dont tous les hommes devraient s'instruire pour prévenir les maladies.

Il recommande la tempérance tant à l'égard de la boisson, du manger, du travail et du sommeil, que dans la cohabitation des sexes.

On peut réduire à ces maximes tout ce que les modernes ont dit en mille volumes.

Et si tous les hommes s'entendaient pour les mettre en pratique, la science de guérir deviendrait presque inutile.

La structure du corps humain met en évidence tous les dangers qui doivent être la suite de l'intempérance.

La santé dépend du bon état des solides et des fluides et ce bon état est dû à la libre exécution des fonctions vitales.

Tant que ces fonctions s'accomplissent régulièrement, nous sommes sains et en santé; dès qu'elles sont troublées, la santé dépérit nécessairement.

L'intempérance ne manque donc jamais d'apporter les plus grands désordres à l'économie animale.

Elle nuit à la digestion, elle relâche les nerfs, elle rend les sécrétions irrégulières, elle vicie les humeurs et occasionne des maladies sans nombre.

L'auteur de la nature nous a créés avec des désirs, des passions et des appétits relatifs à la propagation de notre espèce, à la conservation de notre individu.

L'intempérance est l'abus de ces diverses passions, et la tempérance consiste dans l'usage modéré que nous devons en faire.

L'homme, non content de satisfaire aux appétits naturels, se crée des besoins artificiels qu'il cherche perpétuellement à aiguiser, mais ces besoins imaginaires ne peuvent jamais être satisfaits complétement.

Si la nature se contente de peu de chose, l'intempérance ne connaît point de bornes; les buveurs, les gourmands, les débauchés s'arrêtent rarement avant que leur fortune ou leur santé ne les empêche d'aller plus loin.

Aussi ne peuvent-ils, en général, reconnaître leur erreur que lorsqu'il n'est plus temps.

Il est impossible de donner des règles fixes sur la manière dont chaque tempérament et chaque constitution doivent satisfaire leurs appétits et leurs désirs.

L'homme le plus ignorant connaît certainement ce qu'on entend par le mot excès et, pour peu qu'il sache choisir, il est en état de l'éviter.

La grande règle de la tempérance n'est pas de s'abstenir strictement de boire du vin comme font les personnes faisant partie de la Société de la tempérance. Ce mode sociétaire est un parfait défaut. Il faut du vin, mais au lieu de le boire en dehors des repas il faut s'en abstenir. Deux verres de vin par repas chez l'homme c'est suffisant ; un verre chez la femme l'est aussi. Pour les gros travailleurs il en faut trois.

La nature se plaît dans les aliments simples, sans apprêts, et tous les êtres vivants, excepté l'homme, suivent cette inclination de la nature.

La brute a plus de raison et d'intelligence que certains hommes.

L'intempérance ne frappe pas seulement les débauchés de ses coups mortels, l'innocent en éprouve souvent les funestes effets.

Combien ne voyons-nous pas de malheureux enfants périr de misère tandis que leurs pères et mères, sans s'inquiéter de l'avenir, dépensent en excès et en débauches ce qu'ils devraient employer à élever leurs enfants, conformément à leur état.

Combien ne voyons-nous pas de mères malheureuses, chargées d'enfants incapables de les aider, périr de be-

soin tandis que les pères cruels se livrent sans mesure
à leurs appétits insatiables ?

Les passions modérées, telles que la joie, l'espérance,
la gaîté, la vivacité et l'amour (quand il est sans excès)
sont salutaires à la santé : elles accélèrent la circulation
des humeurs, donnent de la vigueur aux nerfs, augmentent la transpiration et facilitent la digestion.

Le principal remède contre les passions c'est de travailler de bonne heure à les contenir dans de justes bornes, car, pour peu qu'on ne s'oppose pas à leurs progrès,
elles deviennent bientôt les tyrans indomptables qui dé-
chirent le cœur, qui détruisent la santé et qui font souvent périr leurs victimes. Une fois parvenues à un certain degré, elles n'écoutent plus la voix de la raison, la
mort seule en est le terme.

DES EXCRÉTIONS & DES SÉCRÉTIONS

Les aliments que nous prenons ne passent pas en totalité dans le sang, même après une bonne digestion.

La partie la plus grossière, après avoir parcouru les différents intestins et après avoir été épuisée du chyle qu'elle contenait, passe dans le rectum et sort par les selles.

Il s'en faut même de beaucoup que cette autre partie qui, sous forme de chyle, passe dans le sang, y reste elle-même en entier. En filtrant par les reins elle y dépose les parties les plus grossières et les moins digérées qui descendent dans la vessie et forment les urines. En passant ensuite par les glandes salivaires, par celles du nez, elle forme des sécrétions sereuses et visqueuses qui sortent par la bouche et par le nez. La transpiration insensible achève de débarrasser le sang de tous les corps grossiers qui en altéraient la qualité.

On ne jouit d'une bonne santé qu'autant que toutes les excrétions et les sécrétions se font régulièrement.

DES SELLES

Pour être en bonne santé les excréments ne doivent être ni trop durs ni trop mous; ceux qui rendent des excréments trop durs et en petite quantité sont échauffés et constipés. Pour rétablir l'ordre, il faut s'abstenir de liqueurs fermentées, éviter tout ce qui est échauffant et astringent et faire usage de pain de seigle, de légumes, de pruneaux, de laitage, de viandes blanches et de boisson de scrofoloso. Les personnes trop relâchées useront d'aliments qui fortifient et feront usage de globules de scrofoloso.

Les selles régulières sont d'une grande importance pour la conservation de la santé. Une selle par jour suffit en général. Le moyen de se la procurer est de se lever de bonne heure, de se promener en plein air et d'avoir un régime régulier.

DES URINES

L'excrétion des urines est absolument nécessaire pour le maintien de la santé. L'urine retenue dans la vessie décide les affections les plus graves, les vomissements, les nausées, les frissons, la fièvre, le délire, l'assoupissement.

Il est donc essentiel de ne point retenir les urines et d'obéir au besoin de les rendre dès qu'il se fait sentir.

Tout ce qui peut en retarder l'excrétion ou la supprimer est extrêmement dangereux. Il convient, pour favoriser la secrétion de l'urine, d'avoir de l'exercice, de ne point rester trop longtemps au lit et surtout dans des lits mous et chauds; l'excrétion excessive de l'urine, pour peu qu'elle dure, ne tarde pas à affaiblir le corps et à faire tomber dans la consomption; elle peut être le produit d'un usage immodéré de boissons aqueuses, de substances salines ou diurétiques.

DE LA TRANSPIRATION

La transpiration est d'une si grande importance pour la santé que nous ne sommes exposés qu'à un petit nombre de maladies tant qu'elle a lieu; sa suppression produit les rhumes, la grippe, la pleurésie, les fluxions de poitrine, la coqueluche, la phthisie, la goutte, les rhumatismes, les obstructions.

Aussitôt qu'on aperçoit qu'on est enrhumé, il faut rester dans une chambre dont la température soit douce et égale, prendre quelques bains de pieds dans lesquels on aura délayé 10 grains de scrofoloso et faire usage de scrofoloso ou d'angioïtico, selon le cas.

Les causes de la suppression de la transpiration sont les variations de l'atmosphère et le froid humide, le passage subit du chaud au froid, les habits mouillés, les pieds humides, la vie sédentaire.

Les substances alimentaires font varier la quantité de cette excrétion : la chair de porc, les melons, les raisins, les figues fraîches, les concombres, les poissons, surtout l'anguille, les substances grasses et huileuses retardent ou diminuent la transpiration.

Au contraire, le pain bien fermenté et bien cuit, le mouton, le poulet l'augmentent d'une manière sensible.

Les moyens propres à rétablir la transpiration consistent dans l'usage de frictions avec de l'huile scrofolosée et prendre des boissons de scrofoloso et angioïtico, faire usage de couvertures chaudes et sèches, et, s'il y a fièvre, il faut prendre febrifugo. L'exercice modéré est un des moyens les plus propres à favoriser la transpiration, surtout le matin, en sortant du sommeil, ainsi que le pratiquaient les anciens.

On doit éviter d'habiter les maisons situées sur les terrains humides et marécageux et celles nouvellement bâties, soit à cause de l'humidité, soit à cause de l'odeur que fournissent le plâtre, la chaux, les peintures; on doit aussi éviter avec le plus grand soin toute transition subite du chaud et du froid.

DU TABAC

—

Le tabac est une herbe puante et sale qui épuise la bourse et la santé de tant d'individus en les rendant infects d'haleine et de vêtements.

L'usage du tabac affaiblit l'odorat et le goût, rend les digestions pénibles par la perte de la salive que les fumeurs rejettent continuellement, et par l'excitation que produit sur l'estomac celle qu'ils avalent, toujours imprégnée de fumée; il peut aussi provoquer une toux sèche, produire des douleurs et des crampes d'estomac, agacer les nerfs, échauffer et produire la maigreur chez les individus d'un tempérament sec et nerveux.

Son usage excessif affaiblit le cerveau, l'épuise, trouble le sommeil, diminue la faculté de l'esprit, détruit la mémoire, cause des vapeurs, des vertiges, des éblouissements.

Les personnes auxquelles est funeste surtout *l'abus* de la pipe et de la chique sont celles qui ont la poitrine faible, qui sont sujettes à la toux, aux rhumes, à l'enrouement; celles dont l'estomac est délicat ou irrité; celles qui, quoique robustes, sont maigres et bilieuses; les jeunes gens et tous ceux qui ont les nerfs délicats et irritables.

L'usage modéré de la pipe peut être avantageux lorsqu'on a une tendance à trop engraisser, lorsqu'on habite une maison très humide, dans les épidémies pour garantir de l'action des miasmes.

Le tabac à priser peut rendre quelques services dans les inflammations anciennes des yeux et des oreilles, dans les maux continuels de tête ainsi que dans les maladies du cerveau, mais son abus irrite le cerveau, occasionne des étourdissements et peut disposer à plusieurs maladies.

En résumé, l'usage du tabac, de quelque manière que ce soit, a beaucoup plus d'inconvénients que d'avantages. C'est donc une mauvaise habitude qu'on ferait bien de ne pas contracter, car en supposant même qu'il fût quelquefois utile et même nécessaire, pourquoi en faire un usage continuel ?

Ignore-t-on qu'un remède pris habituellement cesse d'en être un ?

N'est-il pas prouvé que les poisons même perdent leurs effets à l'égard de ceux qui se sont familiarisés avec eux ?

DES SAISONS

Il y a quatre saisons : le *printemps*, l'*été*, l'*automne* et l'*hiver*.

LE PRINTEMPS

Le printemps est sans contredit la plus belle saison de l'année; le soleil, père de la nature, commence à pénétrer dans le sein de la terre et à l'échauffer, ranime les arbres et les plantes et sème la campagne de fleurs brillantes; alors nous sentons couler dans nos veines un baume délicieux qui porte jusqu'aux extrémités de notre corps la souplesse, la vigueur et la santé. L'esprit lui-même semble renaître dans cette belle saison et inspirer d'une manière plus puissante ces génies supérieurs faits pour éclairer les autres.

Le printemps est la vraie saison pour goûter à la campagne l'air le plus salubre; tout y appelle l'homme qui a soin de sa santé, pour peu qu'il soit libre de disposer de son temps.

La terre par ses fleurs, les oiseaux par leur ramage, tout ranime les sens et porte dans l'âme la paix et la gaité.

L'ÉTÉ

L'été est la saison où l'homme jouit de la plus grande force expansive et développe le plus d'activité; c'est aussi l'époque où les végétaux se trouvent dans la plénitude de leur organisation, dans toute leur maturité.

Cette saison doit être regardée comme celle où l'on observe le moins de maladies.

Dans l'été il faut moins d'exercice que dans toute autre saison; la trop grande sueur et la transpiration trop abondante affaiblissent considérablement.

Lorsque l'air est étouffant, ce qui arrive surtout avant les orages, il est salutaire de se frotter les mains avec du vinaigre, d'en porter au nez ou d'en répandre un peu dans l'appartement qu'on habite.

Quand on fait quelque exercice et qu'on sue, il ne faut pas se reposer trop subitement; au contraire, il est nécessaire de marcher pendant quelque temps afin de ralentir peu à peu le mouvement du sang; c'est le moyen de se garantir des fluxions de poitrine, des pleurésies, etc.

L'AUTOMNE

Les champs sont déjà dépouillés, les arbres perdent leurs feuilles, la verdure disparait.

La nature semble annoncer qu'elle vient d'épuiser pour nous ses bienfaits; ici la pêche succulente est ornée des couleurs de la rose, l'abricot savoureux parait couvert de tout l'or qui éclate au sein des renoncules.

Bientôt tout doit annoncer le sommeil de l'hiver et le deuil de la nature.

L'homme, comme l'arbre qui perd ses feuilles, sent ses forces abattues et son énergie décroître sensiblement jusqu'à ce que les premiers froids viennent fortifier et stimuler ses organes. Les secousses que l'automne fait éprouver sont peu sensibles pour ceux qui sont forts, qui jouissent d'une bonne santé; mais les personnes faibles, celles qui sont exténuées par les maladies anciennes ou qui sont dans la convalescence d'une maladie aiguë, les soutiennent difficilement; elles ne peuvent souvent pas résister à leur violence, ce qui explique pourquoi la mortalité est considérable à cette époque de l'année.

L'automne dispose aux fièvres, à la dyssenterie; les derniers mois surtout, quand ils sont pluvieux, sont funestes aux individus épuisés par de longues maladies.

L'HIVER

Les arbres ont perdu leur verdure, après s'être dépouillés de leurs fruits. Le soleil, en se retirant, verse sur les feuillages des couleurs sombres; le peuplier se couvre d'un or pâle et décoloré, le sapin se balance fièrement dans les airs, le murmure des vents se mêle aux frémissements de la pluie; toute la nature enfin se ressent de l'éloignement de l'astre qui l'échauffe et la vivifie; les aquilons déchaînés, les fleuves irrités dans leurs cours, le concert des oiseaux interrompu, tout annonce le deuil et la tristesse.

Les précautions hygiéniques essentielles à prendre pendant l'hiver sont relatives aux vêtements qui doivent nous garantir convenablement du froid et de l'humidité; il faut se tenir chaudement, surtout les pieds et les jambes, et avoir constamment les pieds secs. Il ne faut jamais se coucher quand on a les pieds froids, rien ne trouble tant le sommeil et ne nuit plus à la digestion.

L'exercice en hiver est très salutaire si l'on a soin, lorsqu'on est échauffé, de ne pas rester exposé à l'air et de ne pas se refroidir subitement.

ATTENTION ! ! !

Lorsqu'une maladie est compliquée, ne serait-ce pas mieux d'y appliquer un remède compliqué ? Tels que les globules d'antiscrofoloso 6, canceroso 6, ou bien les grains universels de l'auteur du dictionnaire.

Il faut garder les spécifiques détaillés pour les maladies simples, et, en suivant cet exemple, chacun pourra se servir de la matteopathie.

On peut guérir tout à la fois un malade en donnant les remèdes tous à la fois. Par exemple : il y a fièvre, on donne febrifugo ; il y a diarrhée, on donne scrofoloso en même temps et dans le même verre d'eau ; y a-t-il hémorrhagie, on ajoute angioïtico ; y a-t-il des vomissements, on devrait ajouter scrofoloso, mais comme il y est déjà, il est suffisant.

Y a-t-il un abcès dans l'intérieur, à l'estomac par exemple, ou aux intestins, et que ce soit cet abcès qui forme tous les symptômes maladifs, tels que fièvre, vomissements, diarrhée, hémorrhagie, etc., on ajoute canceroso dans le même verre ; cela fait, les remèdes iront se placer chacun à leur office et le malade se trouvera mieux de tous les symptômes à la fois. Reconnaît-on une cause vermineuse ou syphilitique, on ajoute vermifugo et venereo. Cela fait qu'il y aura dans le verre d'eau les sept spécifiques qui agiront comme des personnes intelligentes.

Ainsi réunissez les sept spécifiques, non en plusieurs globules, parce que la dose deviendrait trop forte, mais prenez les spécifiques exprès ou *globules universels*, contenant les sept spécifiques; mais si la maladie n'a que trois ou quatre causes ou symptômes, on choisit les spécifiques appropriés en ce sens.

Si la cause principale est un cancer qui donne toutes les alarmes, on prend alors canceroso 1, 2, 3, 4, 5 ou 6, selon les complications que l'on croit compter; si la cause est scrofuleuse, on prend scrofoloso 1, 2, 3, 4, 5 ou 6. Le cancer occasionne souvent des hémorrhagies, surtout quand il se trouve à la matrice. — Avec les hémorrhagies il y a fièvre. — On choisit pour lors canceroso 3, qui contient angioïtico et febrifugo; il occasionne des vertiges et des vomissements; on prend alors canceroso 4, qui contient déjà les trois, et scrofoloso qui fait quatre et ainsi de suite.

DICTIONNAIRE DÉFINITIF

des termes de médecine et des maladies

APPLICABLES SPÉCIALEMENT AUX

REMÈDES MATTEOPATHIQUES

A

Abcès. On appelle abcès toute espèce d'amas de pus qui se forme au sein des organes de l'homme dans un espace accidentel ou circonscrit, et on en distingue plusieurs.

Avec la matteopathie on les combat et on les guérit tous. Supposons que nous ayons à traiter un abcès de la fosse iliaque, nous irons chercher d'abord les remèdes qui ont été appliqués par M. Mattei, et nous dirons pour ne plus répliquer :

Abcès de la fosse iliaque. On donne le nom de phlegmon-iliaque à l'inflammation du tissu cellulaire extra-péritonéal qui tapisse la fosse iliaque interne. Maladie *grave*, elle réclame l'examen d'un médecin expérimenté. Pour le traitement : antiscrofoloso intérieurement, élect. rouge extérieurement et en compresses. Dans un cas de ce genre, j'ai eu à me louer d'avoir employé l'élect. rouge en compresses. Une cuillerée à café dans un verre d'eau. (Voir phlegmon.)

Abcès du foie. On donne vulgairement le nom d'abcès du foie à l'hépatite, soit à l'inflammation du foie. Ayant eu le bonheur de guérir une maladie de ce genre, je me fais un devoir d'en donner le diagnostic, quoique cette maladie soit rare dans nos pays. Le début de la maladie est annoncé par une douleur d'abord sourde, puis bientôt de plus en plus vive, occupant l'épigastre ou l'hypocondre droit; accompagné de céphalalgie, d'inappétence, d'amertume de la bouche, de soif très vive et de vomissements de matière couleur du foie. Le blanc de l'œil est taché de jaune.

La douleur reste le plus souvent fixée à la région du foie, et elle peut contenir dans l'intérieur de l'abcès de préférence des vers dits dragonneaux, comme j'ai eu vu chez un jeune homme âgé de vingt-cinq ans, à Martigny (Valais). Pour le traitement : d'abord febr. pendant trois à quatre jours, ensuite vermif. intus et extra; on finit le traitement par scrofoloso. Ce jeune homme a été guéri en cinq jours.

Abcès métastatique. On appelle abcès métastatique l'abcès qui change de place; les humeurs se transportent d'un siége à un autre. J'ai vu chez une dame âgée de quarante ans, atteinte de syphilis, un abcès disparaître des poignets et aller se placer sur un sein. Canceroso intus et extra et antivenereo l'ont guérie en deux mois.

Abcès multiple. On appelle ainsi la diathèse pu-

rulente (infection purulente, abcès multiples, pyohemie).
Affection tantôt aiguë, tantôt chronique, fébrile, soit
l'ouverture de plusieurs abcès à la fois; quand un se
ferme un autre apparaît. Maladie *grave* et toujours longue à guérir. Pour le traitement : antiangioïtico intus
pendant quelques jours, puis on alterne avec scrofoloso;
ce dernier peut se mettre en compresses sur les ouver-
tures; si scrofoloso simple ne suffit pas, on prend scrofoloso 2 ou bien le 3. Ces abcès multiples se forment de
préférence chez les nouvelles accouchées, et il serait
plus juste de l'appeler abcès puerperal, le lait de la
nourrice étant mélangé au sang (terme vulgaire).

Abcès vermineux. On appelle abcès vermineux
une poche remplie de vers siégeant soit dans le cerveau
ou dans la cavité crânienne, les poumons, le foie, les intestins, l'estomac, rarement à la rate. Traitement : vermifugo intus et extra; si l'abcès donne de la fièvre, on
alterne febrifugo avec vermifugo. Si febrifugo vecchio ne
fait pas, on prend febrifugo nuovo, c'est-à-dire si le n° 1
ne fait pas on prend le n° 2, qui est uni avec angioïtico.

Abcès du sein. (Voir abcès métastatique). Guéri
par canceroso.

Abcès aux jambes. Guéri par scrofoloso avec
élect. rouge en compresses.

Abcès syphilitique au crâne, guéri par venereo
intus et extra.

Abcès, clous. (Voyez clous). Intus et extra ang.,
scrof.

Acarus ou **sarcopte,** se dit d'un insecte globu-
leux couvert d'une sorte de carapace et muni de huit

pattes, logeant dans les boutons de la gale. Eruption psorique. Traitement : scrofoloso a toujours réussi intus et extra, en bains. (Voyez la théorie, article bains, combien de globules.)

Acephalocyste. Se dit d'un ver microscopique consistant en une simple vésicule ovoïde séparée dans sa longueur par une légère dépression en deux portions d'inégale grandeur, appartenant de préférence à la vessie. Traitement : vermifugo intus et extra, alterné avec scrof.

Accès. On appelle accès le redoublement des symptômes d'une maladie. Ainsi les fièvres intermittentes sont des pyrexies caractérisées par un mouvement fébrile revenant par accès à des intervalles réguliers, séparés entre eux par une période d'apyrexie plus ou moins complète et accompagnée d'une lésion spéciale de la rate et du foie. Traitement : febrifugo. Choisir le numéro qui convient le mieux.

Achorion lebertii, schœnleinii. L'un et l'autre désignent une espèce de parasite qui se loge sous le cuir chevelu des dartreux. On en trouve dans l'herpès, l'éczéma, l'impetigo, le pityriasis, dans l'herpès tonsurant, porrigo scutulata, teigne tondante, parasites microscopiques d'une espèce particulière. Traitement : vermif. intus et extra. L'élect. paglia convient dans cette maladie. (Voir théorie.)

Acides (empoisonnement par les). Scrofoloso dissout dans du lait tiède, bu en grande quantité (lait gras non écrémé).

Acné. L'acné est constitué anatomiquement par de petites fistules, rouges, enflammées, à base profonde,

suppurant lentement et complétement, dégénérant en
boutons tuberculeux. Quatre espèces distinctes sont
comprises dans ce genre et forment, à part l'élément
anatomique, des maladies différentes que la maladie doit
séparer. L'acné, quelle qu'en soit l'espèce, est toujours
un vice dans le sang. Je l'ai guéri chez une jeune fille
qui, ayant eu peur pendant ses périodes, vit l'acné se
déclarer sur tout son corps. Vascularita l'a combattu en
9 jours, pris intus simplement. Mais si toutefois il résiste
prenez scrofoloso.

Acné syphlitique. On appelle acné syphilitique
l'*ecthyma*, sorte de plaques rougeâtres qu'on remarque
sur la peau des prostituées ; en examinant ces plaques
avec une loupe, on aperçoit aux bords de petits points
noirs ressemblant aux couronnes de Vénus. Traitement :
venereo et canceroso 5 intus et extra ; alterner les deux.

Aconit (empoisonnement par l'). Scrofoloso, 10 à 15
grains dans un verre d'eau ou encore à sec sur la langue.
Nota : Si les plantes vénéneuses agissent comme poison
dans l'organisme, c'est parce que l'organisme n'est pas
prêt à les recevoir. Mais voyez : Un homme, âgé de 47
ans, avait avalé par mégarde un demi-verre de teinture
d'aconit ; il en résulta un empoisonnement ; les soins
ayant été portés assez tôt il en fut sauvé. Six mois plus
tard, étant pris d'une péripneumonie, il se trouvait à la
fin de ses jours. Un individu lui fit avaler un demi-verre
de cette même teinture, il n'y eut pas de symptômes
d'empoisonnement, mais il fut sauvé de sa maladie et de
la mort.

Acrodynie. L'acrodynie est une maladie épidémique et endémique, attribuée à l'usage de certaines céréales altérées et non mûres, caractérisée principalement par des accidents convulsifs ou des gangrènes locales (feu de St-Antoine, raphanie). Traitement : antiangioïtico et scrofoloso; alterner les deux intus et extra.

Acupuncture. L'acupuncture est un système moderne chez nous, qui consiste à administrer les poisons par injections hypodermiques. C'est un palliatif qui ne guérit jamais et dont M. Bretonneau a prouvé qu'il ne méritait pas d'être tiré de l'oubli.

Adénite morveuse. On donne le nom d'adénite au farcin chronique, caractérisé principalement par des abcès multiples dégénérant en ulcères fistuleux. On la distingue d'avec l'adénite scrofuleuse syphilitique. Traitement : scrofoloso, canceroso, intus et extra, en alternant les deux.

Adynamique (fièvre). La forme de cette fièvre est, dans tous les cas, extrêmement fréquente; elle forme le diagnostic principal de la fièvre typhoïde. C'est ce qu'on appelle vulgairement quinte et quatorze de fièvre. Traitement : febrifugo, un grain dans six verres d'eau (un litre). Voyez la théorie. (Maladie *grave.*)

Affectives (trouble des facultés). Le trouble des facultés affectives est un caractère essentiel et presque constant de la folie. Traitement : antigioïtico, scrofoloso, canceroso. J'ai à signaler une folie vermineuse guérie par vermifugo intus et extra, compresses mises sur le front et le long du rachis.

Agénésie. On appelle agénésie l'impossibilité d'engendrer. Ne pas confondre avec anaphrodisie, qui n'en est qu'une des formes. Traitement : antiangioïtico. Bains avec 100 grains de canceroso.

Agonie. L'agonie est produite par la cessation graduelle du phénomène de l'hématose. Selon le cas, élect. rouge au sternum ou au grand sympathique.

Alalie. On appelle alalie l'état dans lequel se trouve l'individu frappé d'apoplexie cérébrale partielle avant la mort. C'est l'état entre la vie et la mort des apoplectiques. Exemple : Jacques est resté deux jours dans l'alalie (mot oublié par Littré). Pas de cas de guérison.

Albuminurie. Pissement d'albumine, émission d'urines qui contiennent de l'albumine. Lésion des reins. C'est la néphrite albumineuse de Bright. Traitement : scrofoloso, canceroso, élect. jaune. (Manzetti.)

Albuminurie (dans la scarlatine). Febrif., scrof.

Albuminurie (dans l'éclampsie). Scrofoloso, élect. jaune au synciput et à l'occiput.

Algide (fièvre). Sensation de froid que l'on éprouve dans le paroxysme des fièvres algides, intermittent, pernicieux, choleriforme. Accès marqué par un froid glacial. Battement des dents. Traitement : febrifugo, un grain dans un litre d'eau (théorie).

Algidité dans le choléra. L'algidité dans le choléra est le symptôme précurseur de la mort; état particulier très considérable et un trouble profond de l'inervation, de la circulation et de l'hématose. Traitement : angioïtico, électricité, quelquefois la jaune ou la rouge (voyez la théorie).

Algues. On appelle algues des espèces de kystes

hydatides (voyez abcès vermineux). Traitement : vermifugo intus et extra.

Aliénation mentale. Mot impropre pour désigner la folie. La folie est le mouvement irréglé de la lymphe et du sang. Maladie *grave*, réclame le médecin. Traitement : angioïtico, scrofoloso, canceroso (voyez le cas).

Aliénés (paralysie générale des). Si les aliénés se paralysent, la cause ne vient pas du sang mais de la lymphe. Traitement : scrofoloso et canceroso, alterner les deux.

Alopécie syphilitique. Chute complète ou partielle des poils, des cheveux, soit à la suite d'excès ou de maladies déterminant l'altération des bulbes pileux, soit par l'effet d'une atonie générale. Traitement : intus venereo ; extra scrofoloso, 100 grains broyés dans 30 grammes d'huile de ricin ; excellents effets. (Manzetti.)

Altération des valvules du cœur. Ces altérations intéressent le tissu séro-fibreux qui les constitue par la constitution de fausses membranes et d'adhérences. Traitement : antiangioïtico, canceroso. Pas de cas de guérison (c'est selon théorie).

Amaurose. Cécité causée par la paralysie de la rétine et du nerf optique. — Traitement : Scrof., électricité rouge au synciput.

Aménorrhée. Ce mot s'applique particulièrement à la suppression des règles. Le défaut d'écoulement des règles a pour cause ou une frayeur, ou un refroidissement subit, un chagrin éprouvé au moment même de la menstruation, ou bien il tient à un mauvaise constitution, à une faiblesse générale de l'organisme. Traitement : canceroso ou vascularita; scrofoloso convient aussi.

Amygdalite. On appelle amygdalite l'inflammation des amygdales, attaquant de préférence les sujets lymphatiques et scrofuleux, se caractérisant consécutivement à la suite des angines et formant entre les piliers du voile du palais deux ou quelquefois une seule humeur de la grosseur d'une noix de chaque côté. Ce sont les amygdales elles-mêmes qui se tuméfient et forment, après un laps de temps plus ou moins long, deux tumeurs bien distinctes, donnant issue soit dans la gorge, soit à la peau. Traitement : scrofoloso, canceroso.

Analgésie (saturnine). Se distingue dans l'empoisonnement des peintures à l'acétate de plomb, sensation que l'on sent comme si les intestins étaient anesthisés ou paralysés. Traitement : un grain de scrofoloso dans un verre de lait.

Anaphrodisie. Absence de l'appétit vénérien. Ce mot indique seulement l'indifférence pour les plaisirs de l'amour. Cette maladie ne devrait pas être guérie, aussi je ne conseille aucun remède.

Anasarque. Espèce d'hydropisie causée par l'infiltration de sérosités dans le tissu cellulaire. Quelle qu'en soit l'espèce, les hydropisies se combattent par les trois héros principaux : antiangioïtico, canceroso, scrofoloso.

Anasarque dans la rougeole. — Anasarque dans la scarlatine. Traitement : antiangioïtico, canceroso, scrof.

Observation. Pour toutes les maladies qui appartiennent à la cavité splanchnique, c'est canceroso qui en est le héros ; pour les os, les muscles et la peau, c'est scrofoloso.

Anazoturie. Etat particulier de l'urine quand elle répand l'odeur de l'azote (diminution de l'urée). Traitement : scrofoloso, canceroso.

Anesthésie. Privatif, insensibilité des organes et des membres ; privation générale ou partielle de la faculté de sentir, particulièrement du sens du toucher. Sorte de paralysie. Quand l'anesthésie commence, la paralysie s'en suit. Traitement : antiangioïtico et électr. antiangioïtique. Il faut placer l'électr. au bas du sacrum. Scrofoloso est bon.

Anesthésie dans l'hystérie. Traitement : canceroso, antiangioïtico, électr. antiangioïtique.

Anesthésie de la face. Angioïtico. Electricité angioïtique au sous-orbital (voyez la planche).

Anesthésie saturnine. Angioïtico, scrofoloso. Electr. angioïtique au grand sympathique.

Anévrisme. Maladie organique du cœur. On appelle anévrisme proprement dit une tumeur produite dans l'intérieur d'une artère par la dilatation des membranes qui constituent ses parois ; quelquefois l'anévrisme est formé par un gravier dans le sang qui, en passant par l'aorte, déchire la membrane et donne lieu à une hémorrhagie. Traitement : Angioïtico intus et extra, à petites doses, un grain dans 6 verres d'eau.

Anévrisme de l'aorte. — Anévrisme disséquant. — Anévrisme faux. — Anévrisme mixte. — Anévrisme passif. — Anévrisme variqueux. — Anévrisme vrai. —

Traitement : antigioïtico, l'un des spécifiques les plus puissants contre les maladies du cœur, du sang, des artères et des veines, à doses archiminimes, 1 grain dans 1 kilog d'eau (n'en prendre qu'un verre par jour).

Angine. Le mot angine sert à désigner toutes les espèces de maux de gorge, c'est-à-dire l'inflammation des parties de l'arrière-bouche, accompagnée d'une difficulté d'avaler et de respirer.

Dans le public, le mot esquinancie est adopté pour désigner un mal de gorge qui présente de la gravité. Cette affection a pour cause les variations de l'atmosphère, un refroidissement subit.

On distingue plusieurs angines :

Angine couenneuse. — *Angine laryngée.* — *Angine de poitrine.* — *Angine diphtéritique.* — *Angine gangreneuse.* — *Angine glanduleuse.* — *Angine granuleuse.* — *Angine maligne.* — *Angine pharyngée.* — *Angine phlegmoneuse.* — *Angine pultacée* (ou herpès guttural). — *Angine tonsillaire.* — Les angines, quelles qu'elles soient, se traitent toutes par angioïtico intus et extra pour commencer, mais elles varient d'intensité et alors il leur faut un tout autre mode de traitement ; d'abord avec électr. vasculaire sur les deux côtés de l'atlas, puis antiscrofoloso, des compresses de l'électr. verte ont réussi par mégarde, les fomentations sur la région du cœur sont un puissant remède. Maladies souvent *graves*, réclament le médecin matteopathe. L'angine, quelle qu'en soit l'espèce, n'est pour le vulgaire qu'un clou de la gorge (esquinancie).

Angioleucite farcineuse. L'angioleucite est une variété de farcin. On compte l'angioleucite farci-

neuse chronique et l'ulcère farcineux. Le farcin chronique, caractérisé principalement par des abcès multiples
dégénérant en ulcères fistuleux, des douleurs articulaires
et musculaires, engorgements des ganglions lymphatiques. Ces deux variétés sont toujours le résultat de
l'inoculation. Traitement : scrofoloso.

Angioténique (fièvre). M. Pinel a nommé fièvre
angioténique la fièvre communément appelée inflammatoire, parce qu'il l'attribue à une irritation essentielle du
système vasculaire, caractérisée par la plénitude, l'irritation et la tension des vaisseaux. Traitement : angioïtico.
Febrifugo intus, en alternant les deux, ou mis ensemble
dans le même verre.

Anémathose. On donne le nom d'anémathose à
un état morbide qui consiste dans la suspension prolongée ou l'abolition complète de l'hématose, et par suite
de toutes les fonctions, tant de la vie de relation que de
la vie organique. Traitement : antiangioïtico, respirer élect.
vasculaire. (Manzetti.)

Anémie. Mot adopté pour désigner la décoloration,
la pâleur livide ou la teinte plombée de la peau, l'affaissement des vaisseaux superficiels, les conjonctives décolorées et bleuâtres, des taches basannées sur la figure et le
front, et se terminant à la racine des cheveux. Traitement :
Angioïtico, canceroso, scrofoloso et même venereo, en
alternant.

Ankylose. Diminution ou impossibilité absolue des
mouvements d'une articulation naturellement mobile.
Traitement : élect. scrofoloso. Maladie *grave*.

Anthrax. Tumeur inflammatoire du tissu cellulaire
sous-cutané et de la peau. On en distingue deux espèces :

l'*anthrax benin* ou *furoncles, clous;* l'*anthrax malin* ou *pestilentiel*. Le traitement, quelle qu'en soit l'espèce, se fait avec canceroso, scrofoloso, vascularita; des compresses d'élect. vasculaire ont fait disparaître en 6 heures l'inflammation d'un anthrax des aisselles. Scrofoloso l'a fait affaisser en 2 jours, canceroso a fini de le guérir.

Aorte (anévrisme de l'). Voyez anévrisme.

Aorte (oblitération de l'). On dit qu'un canal ou un vaisseau est oblitéré lorsque ses parois sont adhérentes l'une à l'autre, de sorte que sa cavité a disparu dans une étendue plus ou moins considérable. Pas de cas de guérison.

Aphasie. Voyez alalie.

Aphémie.   id.

Aphonie. Extinction de voix brusquement éteinte par des attaques convulsives chez les hystériques. Traitement : canceroso, scrofoloso, antiangioïtique.

Aphorie. Stérilité qui, chez l'homme et chez la femme, indique toute impossibilité au parfait accomplissement de l'acte générateur et à la reproduction de l'espèce. Cette maladie est occasionnée par deux causes, trop de chaleur chez la femme brûle la semence; trop de froideur chez l'homme fait qu'il n'existe pas d'animalcules spermatozoïdes. Traitement : scrofoloso pour la femme; canceroso s'il existe un défaut dans l'organe générateur; angioïtico chez l'homme froid; canceroso si le sang est vicié, et venereo si le défaut provient de la syphilis chez tous les deux.

Aphtes. On appelle aphtes de petites ulcérations blanchâtres se développant dans l'intérieur de la bouche;

elles sont la suite de petits boutons dont le sommet s'ouvre et forme une petite plaie qui s'étend de plus en plus. Les ulcérations aphteuses sont en général faciles à guérir. Traitement : scrofoloso, canceroso, intérieurement et en gargarismes.

Apoplexie. Capillaire, méningée, nerveuse, pulmonaire, séreuse. Le sang qui afflue vers la partie malade est quelquefois épanché hors des vaisseaux et répandu dans la pulpe cérébrale en petites taches ou en petits foyers miliaires, disséminés ou rapprochés les uns des autres, plus ou moins circonscrits ou sous forme d'infiltration (ce qu'on appelle apoplexie capillaire).

Apoplexie méningée. Infiltration du sang dans les méninges (c'est la plus commune). Traitement : angioïtico intus et extra.

Apoplexie nerveuse. Affection analogue à l'apoplexie sanguine par les symptômes, mais qui ne laisse aucune trace dans l'encéphale.

Apoplexie pulmonaire. Coup de sang dans le poumon, exaltation du sang dans les poumons, congestion ou fluxion hémorrhagique qui s'effectue rapidement dans le tissu pulmonaire et entraîne la perte du malade.

Apoplexie séreuse. Celle à la suite de laquelle on rencontre dans les ventricules une collection de sérosités. Quelques auteurs regardent cette dernière espèce d'apoplexie comme une hydrocéphale aiguë des adultes. Traitement par le comte Mattei : alterner avec scrofoloso, angioïtico et électr. rouge ou jaune, à l'occiput, au sympathique et au plexus solaire ; si l'apoplexie est nerveuse, on emploie l'électr. rouge ; en somme, selon le genre d'apoplexie, l'on doit choisir, mais angioïtique est toujours le premier remède à employer.

Appauvrissement du sang. Voyez anémie.

Appétit. Manque d'appétit (scrof., électr. rouge).

Arachnitis. Inflammation de l'arachnoïde. Traitement : scrofoloso, vasculaire, électricité.

Artérite. Se dit de l'inflammation des tuniques artérielles. Antiangioïtico est son héros comme le nom l'indique (voir phlébite).

Arthralgie saturnine. Douleur compliquant la colique de plomb et bornée aux articulations. (Maladie *grave*.) Srofoloso.

Arthrite rhumatismale. Scrof. et électr. rouge sur les articulations affectées. S'il persiste, canceroso ou canceroso nuovo le vaincra.

Arthritis. Maladie rhumatismale des articulations, caractérisée par le raccrochement des doigts de la main, du genou, du coude, etc. Maladie attaquant de préférence les boutiquiers. Traitement : scrofoloso, excepté dans les cas où les articulations sont enkylosées par des incrustations anciennes. Appliquer alors un liquide ayant une action électrique. Exemple : électr. venerea.

Arthritique (néphrite). Se dit du rhumatisme des reins. Traitement : scrofoloso et électr. blanche au nerf correspondant.

Ascaride lombricoïde, vermiculaire. Genre de vers antozoaires caractérisés par leur corps arrondi, aminci aux deux bouts, et par leur bouche garnie de trois papilles charnues d'entre lesquelles sort quelquefois un tube très court. Les seules espèces qu'on rencontre chez l'homme sont l'ascaride vermiculaire, qui a été le premier connu, et l'ascaride lombricoïde; le vermiculaire, qu'on appelle communément ascaride, beaucoup plus petit que le lombricoïde, se trouve dans les gros intestins, surtout dans le rectum. Le héros des vers c'est vermifugo, et pour l'aider son adjuvent est l'élect. paglia (la jaune), qui a une action négative, vermicide et fébrifuge.

Ascendantes (névralgies). On appelle ascendantes névralgies la douleur qui existe primitivement à la peau et se propage avec rapidité sur les centres nerveux. Traitement : canceroso, électr. rouge, ang.

Ascite. Espèce d'hydropisie abdominale, amas de sérosité dans la cavité du péritoine. Traitement : anti-canceroso. S'il y a épanchement d'un liquide séreux dans le péritoine, c'est scrofoloso. S'il y a désordre de circulation du sang, ou si l'ascite est la suite d'une hypertrophie du cœur, c'est angioïtico. S'il y a désordre au foie, alterner avec febrifugo.

Asphyxie. On appelle asphyxie la suspension des phénomènes de la respiration et, par suite, celle des fonctions cérébrales. *Grave.* Traitement : à très fortes doses, 10 à 15 globules à sec de scrofoloso et électricité rouge à la nuque.

Asthme de Kopp, dententium, infantile, thymique, difficulté de respirer, revenant par des accès irréguliers qui dépendent des variations de l'atmosphère, des émotions vives, des excès; les causes sont quelquefois le résultat d'une fluxion de poitrine imparfaitement guérie.

L'asthme est une maladie rare dont le diagnostic est difficile et qui, pour l'ordinaire, ne laisse aucune trace après la mort. Selon l'auteur, l'asthme serait un rhumatisme des bronches. Un rien suffit pour guérir l'asthme, quoique des auteurs aient dit que cette affection grave soit toujours incurable. Le spasme de la glotte (asthme thymique, asthme de Kopp, asthme infantile, asthme dententium, etc.) est une maladie convulsive propre à la première enfance, caractérisée par des accès intermittents et très courts de suffocation et souvent liée à des attaques d'éclampsie. Traitement : pettorale, vermifugo. Scrofoloso (selon le cas voir le médecin matteopathe).

Asthme nerveux. Cède ordinairement avec scrof. S'il résiste, on emploie l'électr. rouge à l'occiput et au sympathique; on alterne avec canceroso.

Asthme vasculaire. C'est l'angioïtico intus et extra qui en est le vainqueur (soit eau de grains ang.). Si cet asthme est accompagné de bronchite ou qu'elle y soit successive, c'est pettorale alterné avec canceroso ou pris ensemble dans le même verre.

Les asthmes cèdent ordinairement avec l'électr. rouge mise en compresses (étendues d'eau) sur le creux de l'estomac.

Ataxie locomotrice. Aujourd'hui on emploie ce mot pour exprimer un ensemble de phénomènes nerveux remarquables par l'irrégularité de la marche et la gravité des maladies auxquelles ils sont liés et qui indiquent toujours une affection cérébrale plus ou moins grave, primitive ou secondaire. Venereo a guéri une demoiselle âgée de 37 ans. (Maladie *grave.*)

Athéromateuses (tumeurs). Tumeur qui se durcit. Analogue aux cartilages (loupe, kyste, etc.). Traitement : scrofoloso intus et extra.

Atonie. Synonyme de faiblesse, de débilité. On dit une atonie générale s'est déclarée après la fièvre, etc. Traitée avec l'électricité paglia. (Manzetti.)

Atonique (fièvre). Période qui se déclare dans la fièvre typhoïde, lorsque le malade n'est plus apte à prendre sa boisson. Les compresses d'électr. paglia ont réussi avec intus febrifugo.

Atrophie. Se dit du défaut de nutrition d'un membre, d'un organe ; amaigrissement extrême ou diminution de volume d'une partie quelconque. Exemple : atrophie de l'œil, atrophie mésentérique (voyez carreau). Il a été traité par le comte Mattei avec scrofoloso, électr. rouge, jaune et blanche, selon l'organe atteint et selon la cause.

Attaque de nerfs. On appelle communément attaque de nerfs des spasmes et divers phénomènes nerveux que l'on observe particulièrement chez les femmes hystériques, nymphomanes et chez les individus très irritables. Les héros de ces maladies sont 10 à 15 grains d'antiscrofoloso à sec sur la langue, puis l'antiangioïtico pris en boisson et continué un certain temps jusqu'à ce que le sang soit modifié et enrichi des propriétés chimiques dues à l'état de santé.

Aura epileptica. Ce phénomène est beaucoup plus rare qu'on ne l'a pensé, et son absence n'est pas seulement apparente ou due au défaut de mémoire des malades, comme on l'a supposé. Cependant on le remarque très communément chez les hystériques et les épileptiques. Se dit d'une sorte de vapeur qui semble partir du tronc et des membres et s'élever vers la tête avant l'invasion des attaques d'épilepsie et d'hystérie. C'est à cette vapeur qu'est due la sensation d'une boule montant vers la gorge et qui, traversant les méninges, forme le clou des hystériques. Traitement : canceroso (voir hystérie).

Aversion des nourrissons pour le lait de la nourrice. Scrofoloso dilution 109ᵉ. Une cuillerée à café toutes les quatre heures.

B

Balanite. On appelle balanite des excoriations non syphilitiques du prépuce. Elles occupent plus ordinairement le prépuce ou le gland, les parois du vagin et le col de l'utérus. Leur forme est irrégulière et plus ou moins arrondie, elles couvrent souvent une assez grande étendue du gland ; leur couleur est d'un rouge vif. Quelquefois vineux ; elles sont ordinairement très peu profondes. La matière sero-albumineuse qu'elles secrètent est inoculable. Comme il n'y a pas eu de cas de guérison depuis la création de la nouvelle doctrine, il faut s'en tenir à la théorie. On prend pour commencer venereo à la 73ᵉ dilution pendant 15 jours puis, pendant ce laps de temps, on applique des compresses imbibées de scrof., 10 grains dans un verre d'eau. (Voir médecin.)

Barbe (perte de la). Pour cause syphilitique, intus et extra, scrofoloso ou venereo intus et extra, dose pour venereo 73° dilution. Pommade vénérienne tous les jours. Dose préparatoire : globules antivenereo 20. Axonge 30 grammes ; employez contre la calvitie syphilitique et la barbitie.

Béchique. On donne le nom de béchiques aux médicaments doux, calmants, émollients, qui apaisent la toux, les irritations de poitrine et facilitent l'expectoration des mucosités bronchiques. Tels sont le pettorale Mattei et l'électricité blanche dite électr. pettorale.

Bégaiement. Vice de prononciation qui consiste à répéter plusieurs fois la même syllabe. On essaie d'abord l'électricité rouge aux petits hypoglosses qui souvent suffit à le dissiper ; s'il résiste on ajoute le traitement interne avec scrofoloso ; guéri par le comte Mattei (scrofoloso dilution 36°), selon le cas voir le médecin matteopathe.

Belladone (empoisonnement par la). Scrof. dilution 36° en un jour.

Berlue. Eblouissement passager, bluette dans les yeux, voir mal les choses ; névroses essentielles du sentiment que celles qui affectent la sensibilité générale en exaltant le système nerveux de la vue.

Berlue, diplopie, héméralopie, mydriasis.

Traitement : compresses d'électricité jaune et verte, scrof. intus.

Blennorrhagie. Ecoulement inflammatoire ou actif de l'urètre et du prépuce chez l'homme, de l'urètre et du vagin chez la femme (appelés vulgairement chaude-pisse). Traitement : vener. dilution 220°, injection de scrof., dilution pour compresses.

Blennorrhée. Comme la précédente, elle désigne les écoulements passifs. Même traitement que dessus.

Blépharoptose. Paralysie ou chute de la paupière de l'œil. Traitement : si elle ne vient pas de naissance, électr. rouge au nerf correspondant. La blépharoptose annonce un sujet lymphatique bilieux.

Blépharite. Inflammation des paupières. Traitement : scrof. intus et extra. S'il y a convulsions des paupières et vertiges, électr. ang. et scrof. intus.

Blépharophtalmie. Inflammation à la fois des paupières et du blanc de l'œil. Guéri par Manzetti. Traitement : scrof. dilution 108° intus et extra.

Blessures. Traitement : électr. bl. d'abord pour calmer les douleurs. S'il y a menace de gangrène on donne canc. intus; s'il y a hémorrhagie, ang.; pour guérir et hâter la cicatrisation, scrof. intus et extra.

Bothriocéphale. Variété du ténia qui se distingue par des caractères assez tranchés; la tête, plus ovoïde, est dépourvue de col; le corps, en général moins long mais plus large que celui du ténia, est composé d'anneaux très courts, au centre desquels sont placés les oscules et les ovaires. Traitement : vermifugo 36° dilution prise en un jour.

Borborygmes. Bruit que font les gaz dans l'estomac et dans les intestins. Traitement : scrofoloso et vermifugo intus et extra.

Bouche (gangrène de la). Traitement : angioïtico en gargarismes, scrof., dilution 36ᵉ prise en un jour.

Boule hystérique. Sensation désagréable qu'éprouvent les femmes hystériques, occasionnée par un gaz partant de la poitrine, de l'estomac, de l'hypogastre et de la matrice, remontant vers la gorge. Traitement : canc., électr. rouge au grand sympathique ; globules universels de l'auteur.

Boulimie. Dépravation ou exagération tout à fait excessive de l'appétit. Traitement : pour commencer, ang. dilution 220ᵉ ; continuer 6 jours à un verre par jour, puis scrof. dilution dose moyenne, 72ᵉ dilution pour 3 jours ; le 10ᵉ jour on prend vermifugo dilution 72ᵉ. Un verre par jour pendant trois jours.

Même remède à suivre pour la famine.

Bourdonnements dans les oreilles. Traitement : scrof. 1 ou 2 intus et en compresses dans les oreilles. S'il persiste, donner ang. et électricité blanche (voir médecin).

Boutons au visage. Traitement : scrof. a sufli, intus, dilution 36ᵉ.

Bouton d'amboine. Affections syphilitiques étrangères à nos climats. Cependant j'en ai observé un à Martigny (Valais). La description en est trop longue. Traitement : venereo intus et extra. Grand bain antiscrofoloso, 20 grains.

Bras (atrophie du). Guéri par scrof.

Bras (déplacement d'un nerf du). Guéri par élect. r.

Bras (douleurs du). Guéri par élect. rouge.

Bras (engourdissement du). Guéri par canc.

Bras (inertie des). Guéri par scrof.

Bronchite aiguë. Rhume de poitrine, fièvre catarrhale, maladie très fréquente qui se déclare après les grandes pluies, débutant le plus souvent par des frissons, de la céphalalgie, de la courbature et un mouvement fébrile. Traitement : de prime abord traitez avec ang. et élect. rouge sur la poitrine, puis venez à canceroso et finissez par scrofoloso *(grace)*.

Bronchite chronique. Les bronchites, quelles qu'elles soient, se traitent toutes au début par ang., puis canc., ensuite scrof. Si elles résistent, on prend pettorale et on alterne avec canceroso.

Bronchophonie. On connaît la bronchophonie par l'altération de la résonnance de la voix. Traitement : scrof. et canc. alternés.

Broncho-pneumonie. Nom donné par certains auteurs à la bronchite capillaire. Même traitement que pour la bronchite aiguë.

Bronchorrée. (Catarrhe pituiteux.) Caractérisée par d'abondantes expectorations de pituite incolore, filante et spumeuse. Traitement : scrofoloso, canceroso, pettorale.

Bronchorragie. C'est l'hémorrhagie de la membrane muqueuse laryngo bronchique (voyez hemoptysie). Traitement : ang. et canc.

Bruit de rouet. Mot désigné par Bouillot dans l'oscultation de la péricardite. Occasionné par l'épanchement de gaz et de liquide dans le péricarde (enveloppe du cœur). Traitement : ang. et scrof. ont suffi.

Brûlure. Si elle est simple ou benigne, scrof. et électr. bl. suffisent pour la guérir: si elle est grave, pommade aux grains d'antiscrofoloso.

Bubons. Les modernes donnent le nom de bubons à une tumeur inflammatoire située à l'aine ou à l'aisselle. Traitement : venereo intus et extra. (Manzetti.)

Bubons de la peste. Le bubon de la peste est une maladie originaire du Levant, le plus ordinairement épidémique, caractérisée principalement à l'extérieur par le développement de bubons, de tumeurs charbonneuses et de pétechies. Traitement : grand bain avec scrofoloso, venereo intus et extra.

Bulles. On désigne par bulles l'inflammation de la peau caractérisée par de petites ampoules sphériques ou ovoïdes de volume variable résultant du soulèvement de l'épiderme séreux ou sero-purulent. Les bulles ne diffèrent d'ailleurs des vésicules que par leur volume plus considérable. Ce groupe de phlegmasies cutanées comprend deux espèces : le pemphigus et le rupia. Traitement : scrof. intus, bain avec grains du même.

C

Cachexie. La cachexie est une maladie constitutionnelle de longue durée, liée à un état particulier, souvent original ou héréditaire de l'organisme. On en distingue de plusieurs sortes : l'exophtalmique, mercurielle, nerveuse, saturnine.

Cachexie exophtalmique. (Cachexie exophtalmique, exophtalmos cachectique, névrose thyro-exophtalmique (Corlieu), maladie *grave*, maladie de Basedow), est une maladie dont la caractéristique consiste dans cette remarquable triade symptomatique : augmentation de volume du corps thyroïde ou goître, saillie des globes oculaires ou exophtalmie, troubles des fonctions circulatoires. Etat de dépérissement qui survient après de longues maladies, caractérisé par l'amaigrissement, un teint jaune ou plombé et la langueur de toutes les fonctions. Maladie très commune en Valais et en Savoie; manque d'hygiène, de propreté et d'aliments. Traitement : grand bain de scrof., canc., intus et extra.

Cachexie mercurielle. Cette intoxication est souvent extrêmement lente; elle ne se manifeste des fois que plusieurs mois après l'exposition des sujets à l'action des vapeurs mercurielles. Longtemps avant cette époque on les voit pâlir, la face est bouffie, le teint est livide, toutes les fonctions languissent; il survient fréquemment des hémorrhagies par les narines ou par les gencives, et de temps en temps les malades sont pris de diarrhées. Traitement : 18 jours d'ang. dilution 220e, 18 jours scrof. dilution 220e, 18 jours canc. dilution 220e, puis 9 jours les mêmes, ainsi de suite. Maladie *grave*.

Cachexie nerveuse. A ces différents phénomènes qui se montrent soit simultanément, soit isolément, et quelquefois d'une manière successive mais qui, dans tous les cas, impriment à l'hystérie une forme continue et une marche essentiellement chronique, se joint ordinairement une susceptibilité nerveuse excessive qui se manifeste par des palpitations de cœur très fréquentes, une oppression habituelle, une grande versatilité d'humeur, une inégalité déplorable, aussi bien dans les impressions morales que dans l'exercice des fonctions de nutrition. Traitement (je suis glorieux de dire que cette maladie est un spécimen de ma pratique) : ang. pendant 24 jours, scrof. pendant 18 jours, canc. pendant 9 jours, à la dilution 220e, un seul verre par jour ; recommencer ensuite par ang. en diminuant les dilutions. Continuer le traitement au moins pendant neuf mois. Maladie *grave* et toujours longue.

Cachexie saturnine. Les symptômes de la cachexie saturnine sont de simples coliques, une paralysie partielle, souvent circonscrite, affectant spécialement les muscles extenseurs et surtout ceux du poignet et des doigts. Traitement : scrof. fondu dans du lait tiède à la même dose que pour l'eau.

Calculs. Sous le nom de calculs (concrétions biliaires, pierres, cystiques, chólélithes) on désigne une affec-

tion caractérisée par la formation de concrétions particulières dans le vésicule du fiel ou dans les conduits
excréteurs de la bile. Les causes de cette maladie sont :
une disposition héréditaire, les coups, les chutes sur les
reins, une nourriture astringente, une vie sédentaire.
Le héros de cette maladie est toujours scrofoloso intus
et extra.

Cancer. (Le nœud gordien de l'allopathie et de la
chirurgie). On distingue plusieurs cancers : l'aqueux,
l'aréolaire gélatiniforme, le colloïde, de l'estomac, de
l'œsophage, des organes thoraciques, des reins, du cerveau, du foie, du poumon, encéphaloïde et mélanique.

Cancer aqueux. Maladie presque exclusivement
propre à l'enfance. Elle s'observe sur les sujets de trois
à dix ans, cachectiques, débilités par la misère, les privations, et souvent aussi par des maladies antérieures
parmi lesquelles il faut placer au premier rang les affections éruptives graves et surtout la rougeole. Traitement : ang., 6 jours, dilution 220°, puis canceroso pendant deux mois, dilution 220°, un verre par jour; finissez
par scrof.

Cancer aréolaire gélatiniforme ou *colloïde*
est constitué par la présence d'une gelée transparente,
tantôt incolore, tantôt d'une couleur jaune orangé ou
rougeâtre, renfermé dans des espaces celluleux à parois
très minces et dont les dimensions varient depuis celles
d'une tête d'épingle jusqu'à celle d'une noix ou même
d'un œuf.

Le cancer colloïde se transforme le plus souvent en
tissu encéphaloïde. Comme tous les cancers s'accompa-

gnent d'un état sanguin, l'usage de l'ang. avec canc. devient nécessaire.

Cancer de l'estomac. De toutes les affections qui caractérisent la forme commune de la diathèse cancéreuse, il n'en est pas chez l'homme de plus fréquente que le cancer de l'estomac. Les causes en sont un refroidissement subit, les indigestions répétées, les excès de table, l'hérédité. Les symptômes sont une douleur et un gonflement au creux de l'estomac après les repas, des éructations sans soulagement, des efforts de vomissement ne rendant que des glaires ; la muqueuse stomacale est tapissée d'une matière verte. Traitement : canc. seul, continué pendant 6 mois, est le seul héros de cette affection.

Cancer de l'œsophage. Ce cancer, ordinairement squirrheux, occupe en général, sous forme de tumeurs circonscrites, l'espace intermédiaire entre les diverses tuniques de l'œsophage. Traitement : canc. (lait tiède) dont on fait dissoudre un grain par litre de lait. Même mode que pour les cancers ci-dessus.

Cancer des organes thoraciques. Le cancer des poumons est assez rare et ne se présente guère isolément.

Cancer des reins. Affection rare et coïncidant souvent avec une lésion semblable des organes génitaux.

Cancer du cerveau. Le développement du tissu cancéreux dans le cerveau coïncide avec la forme généralisée de la diathèse cancéreuse (voir pour plus amples renseignements la description ci-après).

Cancer du foie. Le cancer du foie survient fréquemment dans le cours de la forme commune ou dans la forme aiguë de la diathèse cancéreuse.

Cancer du poumon. Voir cancer des organes thoraciques.

Cancer encéphaloïde ou *médullaire*. N'est souvent que le second degré ou la transformation du squirrhe, remarquable par la prédominence exclusive de l'élément celluleux et vasculaire.

Cancer mélanique. Le cancer mélanique ou mélanotique n'est autre chose que la combinaison de la matière pigmenteuse grenue (mélanore) avec le tissu squirrheux ou encéphaloïde auquel elle communique, suivant sa quantité, une teinte grise marbrée ou tout à fait noire.

Cancéreuse diathèse. La diathèse cancéreuse (le cancer est une maladie caractérisée par la formation et l'évolution du produit morbide spécial, organisé et sans analogue, désigné sous le nom de tissu cancéreux, qui se développe isolément ou simultanément dans un ou plusieurs organes, soit internes, soit externes, avec tendance à s'étendre et à se reproduire lorsqu'il est enlevé) est caractérisée en outre par des phénomènes locaux qui varient, suivant la partie lésée, par une marche essentiellement chronique et par un état cachectique particulier.

Carcinôme. Variété du cancer. Cancer arrivé à la dernière période de dégénérescence.

Ceux qui ont étudié le cancer en ont distingué un nombre incalculable d'espèces; mais l'électro-matteopathie n'en distingue que deux : ceux dont la marche est tellement rapide qu'ils ne laissent à aucune médication le temps de corriger la viciation de l'organisme, et ceux dont la marche plus ou moins lente permet cette rectification.

Pour les premiers, l'électro-malteopathie ne peut qu'atténuer les douleurs, non pas en les assoupissant, comme l'opium, mais en exerçant son action bienfaisante sur l'organisme.

Les cancers à marche lente sont donc les seuls dont la *science nouvelle* puisse s'occuper, et elle les divise en trois catégories correspondant aux trois phases qu'ils parcourent fatalement quand on leur en laisse le temps. Ces phases ou catégories sont :

1° Le cancer encore fermé. — La tumeur ou glande cancéreuse.

2° Le cancer qui commence à s'ulcérer.

3° La plaie cancéreuse.

Le cancer fermé peut toujours se guérir.

L'ulcération commençante le peut presque toujours.

La plaie ne le peut que rarement.

Il faut ajouter toutefois que des guérisons fort inattendues ont été obtenues dernièrement par les deux nouveaux anticancéreux découverts il n'y a pas longtemps par l'inventeur; nous voulons parler du *canc.* 5 et du *canc.* 6.

Quelle que soit la cause du cancer, c'est le cancer lui-même, en tant que mal présent, que l'on doit traiter en première ligne. La cause ne doit être traitée que subsidiairement.

Le traitement doit toujours commencer par l'*antican-*

céreux premier. S'il ne produit pas de bons effets au bout
d'un essai plus ou moins prolongé, on lui substituera un
autre anticancéreux, et de préférence *canc.* 5°, *canc.* 6°
ou *canc.* 4°.

La règle d'employer toujours les premiers remèdes
s'étend aux scrof., ang., vermif. et à tous les remèdes
ayant des homonymes. Jusqu'ici l'*antivenereo* était le seul
qui n'en avait point.

Pour reconnaître les *bons effets* d'un remède, on n'a
qu'à se souvenir des cinq caractères du cancer, qui sont :

1° L'induration lapidaire.

2° Des douleurs lancinantes.

3° La couleur noire ou lardacée de la plaie.

4° La suppuration aqueuse, limpide comme de l'eau.

5° L'odeur fétide.

Si donc, au bout de quelques jours, l'odeur se modifie,
si la couleur tend à passer au rouge, puis au rose, si les
douleurs et la dureté diminuent, ou si la glande commence à se mouvoir sur sa base et à devenir mobile et
indépendante, ou bien si la suppuration tend à se transformer en pus de plus en plus épais et jaunâtre, on a là
une preuve certaine que le remède opère, et tant que
cette action bienfaisante et réparatrice continue, il faut
se garder de changer d'anticancéreux.

On doit s'appliquer au contraire à déployer toutes les
énergies du même remède en l'appliquant le plus largement possible, car, s'il convient, rien ne prouve qu'il
guérisse complétement.

Le D\u1d63 Regard, de Genève, signale le cas d'un cancer
ulcéré du sein, chez une dame âgée, offrant une vaste
cavité dans laquelle on aurait pu mettre le poing. Le

fond était tapissé de chairs lardacées, épaisses, fétides.
Le *canc.* 1° avait été appliqué sans succès. On l'a rem-
placé par l'*anticancéreux* 5° *intus et extra* notamment
en bains. En quelques semaines tout le fond de la plaie
s'est détaché d'un seul bloc et la plaie toute entière
(sauf un coin du bord resté dur) s'est cicatrisée comme
par enchantement. L'odeur avait presque disparu, l'état
général était transformé. Le traitement continue avec
succès.

Cette nécessité de *chercher* celui des anticancéreux
qui produit l'effet favorable, provient de la différence
des organismes et de leur infinie variété.

Ils diffèrent entr'eux autant que les physionomies, et
de même que tel breuvage ou tel aliment vont à certains estomacs et pas à d'autres, ainsi tels organismes
cèdent à un anticancéreux, tels autres à un autre. Il y a
là un tâtonnement inévitable.

Quand à l'opportunité de commencer toujours le traitement par l'*anticanceroso* 1°, elle provient du fait que
ce remède s'est montré jusqu'ici le plus souvent efficace.

Et ceci peut être dit de *tous* les remèdes *premiers* de
cette matière médicale.

Toutes les maladies graves qui ont leur première origine dans une viciation de la lymphe (et le cancer est de
ce nombre) entraînent une viciation correspondante du
sang; de là nécessité d'ajouter à l'action des *anticancéreux* celle des *antigioïtiques.*

On remarquera en effet que le cancer est plutôt la
maladie des angioïtiques, c'est-à-dire que toute personne
atteinte de ce mal manifeste les signes d'un désordre
plus ou moins prononcé de l'élément sanguin. Les lym-

phatiques sont plutôt atteints de places scrofuleuses et de tumeurs froides.

S'il importe de traiter avant tout le cancer, en tant que mal présent, il convient de traiter subsidiairement la cause qui l'a produit. C'est pourquoi aux *anticancéreux* et aux *antiangioïtiques* il convient d'allier, selon le cas, l'*antivenereo* ou les vermifuges.

Ces derniers s'emploient quelquefois lorsque le cancer demeure rebelle à tous les *anticancéreux*.

Les remèdes reconnus comme produisant un bon effet doivent non-seulement être employés à l'intérieur, mais encore de toutes les manières possibles : en compresses, en injections, en gargarismes, en onctions et surtout en bains.

Tous ces modes ne sont pas de mise dans tous les cas. Il va sans dire qu'on emploie ceux qui peuvent influer sur le mal.

La dose pour les compresses et les injections est de 5, 10, 15 ou 20 grains par verre d'eau, et pour les onctions, de 5, 10, 15 ou 20 grains pilés et mêlés à une once d'axonge, soit *graisse blanche*. Sur les plaies il vaut mieux employer les compresses d'eau médicamentée et l'emploi de l'onction convient mieux aux humeurs *fermées*.

L'application des remèdes en *bains* est une véritable découverte par l'énorme puissance exercée sur la masse du sang ou de la lymphe par ce nouveau mode d'action. La *dose* des bains est de 50, 75 à 100 grains dans une baignoire ordinaire.

La *température* doit être telle qu'en y entrant le malade ne sente aucune impression ni de froid ni de chaleur. Ces bains peuvent durer d'une demi-heure à une heure et peuvent être répétés tous les deux ou trois jours, tous les jours, même plus d'une fois par jour, suivant l'effet produit. L'eau médicamentée demeure efficace et peut être employée pendant plus ou moins de jours, aussi longtemps qu'elle ne se décompose pas et ne contracte aucune odeur.

« Les bains médicamentés, écrit le comte, m'ont « donné des résultats surprenants. Une femme, aban-« donnée des docteurs, était atteinte d'ulcères gangre-« neux à l'anus, accompagnés d'une chute de l'utérus, « d'incontinence d'urines, etc. Après trois jours de trai-« tement, elle quittait le lit; après quinze jours elle fai-« sait à pied deux kilomètres pour venir me voir. « Aujourd'hui elle est parfaitement guérie. »

« Le général russe C***, également abandonné pour « une tuméfaction générale des os (spinite) a vu dispa-« raître en 15 jours les plus graves symptômes de son « mal par les bains de *canc.* 5°, parce que ce mal prove-« nait chez lui d'une grande corruption de la lymphe. « Le comte S***, Russe aussi, a été guéri également « d'une goutte intense et menaçante par les bains de « *scrof.* 5°, son mal provenant plutôt d'un simple état « scrofuleux. »

La règle pour les doses résulte des deux principes suivants :

1° Plus le mal est grave ou rebelle, plus les doses (internes et externes) doivent être affaiblies.

2° L'effet produit extérieurement est le même que l'effet produit intérieurement.

C'est pourquoi lorsque la diminution est reconnue

nécessaire à l'intérieur, elle le sera aussi à l'extérieur, et *vice versa*. L'expérience nous oblige à modifier dans ce sens une indication donnée dans l'ouvrage sur les *spécifiques électro-matteopathiques*.

La dose pour le traitement interne doit être faible, le cancer étant un mal grave.

M. Mattei commence ses traitements en général par celui du 2ᵉ *verre* à l'intérieur, ce qui suppose celle de 5 à 10 grains par verre pour les compresses, autant pour l'once d'axonge, etc., et de 50 à 75 pour bains.

Les doses faibles sont surtout nécessaires avec les femmes, à cause de l'extrême sensibilité de leur organisme.

Au surplus, pour les doses, aucune règle générale ne peut remplacer l'expérience, la variété infinie des organismes suscitant toujours des exceptions imprévues.

Les électricités (ou liquides électriques) doivent aussi être utilisées dans le traitement du cancer, en alternant de préférence celles qui conviennent le mieux à l'organisme du malade.

Les électricités peuvent toujours être appliquées *en compresses* sur les plaies et cela presque toujours avec profit.

Les compresses, les injections, les gargarismes, les onctions et les bains médicamentés, ainsi que les compresses ou applications d'électricités, peuvent être renouvelés plus ou moins fréquemment, suivant les effets produits. D'ordinaire, on les emploie soir et matin, mais on en augmente le nombre si le système nerveux n'en est pas agité, si cette fréquence calme les douleurs, si la couleur sombre ou noire de la place se change en rouge ou le rouge en rose, si cette répétition accélère la chute des parties cancerées et la transformation de la suppuration aqueuse en pus épais et jaunâtre, etc.

Après la guérison du cancer, comme après toute guérison, il importe de continuer le traitement d'autant plus longtemps que le mal était plus grave et plus ancien.

On ne doit pas oublier, en effet, de quelle profonde altération constitutionnelle est l'indice même, alors qu'il n'en est qu'à ses débuts. A plus forte raison doit-on continuer à purifier la constitution alors qu'il a atteint sa 2° ou 3° phase. Les cancers graves ne sauraient être combattus trop longtemps après leur cicatrisation.

Toutefois, à partir du moment où tous les caractères du cancer ont disparu, la suite de la médication peut se faire par les *antiscrofuleux* d'abord, appliqués comme les *anticancéreux*, et finalement pris à sec sur la langue. La dose peut aller de 1 à 4 grains par jour, ou mieux de 4 à 1 grain, puisqu'il convient d'aller en diminuant. A un âge plutôt avancé et après un cancer grave, ce traitement ne devrait pas finir.

Mais, de toutes ces règles, la plus importante est celle de traiter le cancer dès son début, alors qu'il est encore à l'état de simple glande ou d'ulcération suspecte.

Plus on l'attaque vite, plus il est facile à vaincre. Et c'est ici qu'il est le plus nécessaire de résister aux conseils des docteurs qui, sachant que ni l'allopathie, ni l'homœopathie ne possèdent de vrais remèdes, sachant qu'ils n'ont d'autre ressource que l'extraction et que, malgré cela, le mal se reproduit ou se porte ailleurs, taisent au malade le danger qu'il court, lui disent que ce

n'est rien, lui conseillent de se promener et se distraire
jusqu'au moment où le mal ne peut plus être caché et
est devenu irréparable.

Puisque toute autre médication consiste à ne rien faire
ou à user de quelques poisons, comme palliatifs toujours
impuissants, qu'a-t-on à perdre et que n'a-t-on à gagner
à utiliser immédiatement les *anticancéreux*.

Cardialgie. Douleur très vive qui se fait sentir à
l'épigastre, vers l'orifice supérieur de l'estomac. C'est
une névrose des fonctions digestives. Traitement : ang.
dilution 72°, un verre par jour. Cette dose, répétée pendant 15 jours, a suffi chez un homme de 37 ans qui
souffrait depuis 4 ans. (Mattei.)

Cardite (de carditis). Inflammation du tissu propre
du cœur ; maladie encore peu connue et qu'il est très
difficile de distinguer de la péricardite. Traitement :
ang. dilution 108°, pendant 15 jours, à un verre par
jour.

Carreau (phthisie mésentérique) est caractérisé anatomiquement par le développement de tubercules dans
les ganglions mésentériques. Traitement : vermifugo
dilution selon l'âge de l'enfant (voir dose des enfants),
puis, pour achever la guérison, donnez canc.

Carie. On appelle carie l'ulcération des os. Cette
ulcération est produite 95 fois sur 100 par des insectes
microscopiques qui rongent le tissu osseux. Traitement :
vermifugo intus et extra, puis scrofoloso pour finir.

Catalepsie. La catalepsie est un symptôme qui
consiste dans l'abolition momentanée du mouvement et
de la volonté, avec persistance des contractions muscu-

laires dans les membres qui restent fixes et immobiles dans chacune des positions qu'on leur fait prendre. Si ce symptôme arrive spontanément, il est une maladie. Traitement : scrofoloso uni avec angioïtico est le seul héros.

Catarrhe. (Le mot catarrhe vient de couler.) Ecoulement de fluides muqueux. Traitement : si le catarrhe est aigu ou chronique, c'est pettor. qu'il faut employer ; s'il y a des stries sanguinolentes, alterner avec ang. Si le catarrhe prend une forme ronde et qu'étant craché dans un vase plein d'eau il aille au fond, c'est signe qu'il n'est pas aéré, et alors on l'appelle tubercule. Ajouter alors au traitement canceroso, unissez les trois dans un litre d'eau ; la dose est d'un verre par jour.

Cataracte. La cataracte est formée par un vice de la lymphe qui humecte l'œil ; cette lymphe, mise à l'air nu, se coagule sur les organes, s'y adhère et forme alors une petite peau ou tache sur l'œil. Traitement : le héros de la lymphe est canceroso, par conséquent canceroso intus et extra. S'il y a un principe scrofuleux ou syphilitique ; unissez au canceroso scrofoloso ou venereo.

Cavernes. On appelle cavernes des espèces de creux qui se forment dans les poumons, à la suite de l'expectoration tuberculeuse. Ce sont les cavités où logent les champignons rongeurs des tissus pulmonaires. Traitement : vermif., canc. et pettor. Alterner un quart de verre par jour de chaque.

Cécité. Etat d'une personne aveugle, privation de la vue. La cécité est occasionnée par la paralysie du nerf optique. Traitement : scrof., élect. rouge et jaune à l'occiput, sus et sous-orbitaux, alternées.

Céphalalgie. On désigne sous ce nom toute espèce de douleur de tête, soit idiopathique, soit symptomatique. Traitement : électr. bl. au sus-orbital. Canceroso intus. Les maux de tête cèdent tous à l'élect. blanche ou rouge. S'ils persistent, employer venereo intus et extra, dilution 256e. C'est ainsi que j'ai guéri une céphalalgie, qui datait de 6 ans, chez une personne de 45 ans.

Cephalo-méningite. Se dit de l'inflammation des membranes enveloppantes du cerveau. Traitement : scrof. Si le malade est lymphatique, canc.

Cerveau (ramollissement du). Traitement : canc. Pommade scrof. en frictions sur le rachis. Bain de scrof.

Cerveau (tubercule du). Traitement : canc. Electr. blanche. Scrof. intus et extra.

Cervico-brachiale (névralgie). Affectant la plus grande partie du plexius brachial mais qui, le plus souvent, est concentrée dans une de ses branches et spécialement dans le nerf cubital. Traitement : électr. rouge et jaune en compresses sur les points désignés (voir figure).

Cervico-occipitale (névralgie). Occupant l'occiput, toujours liée à la névralgie de la face. Traitement : électr. rouge et jaune à l'occiput.

Champignons. Fongus hématode produit par le développement exagéré des vaisseaux sanguins. Traitement : ang. intus et extra, alterné avec canc.

Chancre. On a donné le nom de chancres à de petits ulcères qui ont de la tendance à s'étendre et à ron-

ger les parties environnantes comme les ulcérations
cancéreuses et particuliérement à ceux qui sont occa-
sionnés par le virus vénérien. Traitement : au début,
venereo intus et extra, puis canc.; pour terminer la guérison, compresses d'électricité vénérienne de l'auteur.

Charbon. Le charbon est produit par la piqûre
d'un insecte, mouche, qui a sucé la chair d'un cadavre
en putréfaction. Il est plus venimeux et plus douloureux
que l'anthrax. Traitement : canc. intus et extra, alterné
avec les deux autres héros scrof. et ang. S'il y a fièvre,
employer febrifugo.

Le charbon a été guéri par des compresses d'électr.
vénérienne, par l'auteur.

Chaude-pisse. Nom vulgaire de la blennorrhagie,
ainsi appelée à cause de la chaleur et de la douleur que
l'urine occasionne en traversant le canal de l'urètre.
Traitement : venereo dilution 220e, injection de scrof.
(voir dilution pour compresses).

Cheveux (perte des). Suite de syphilis. Traitement :
venereo et électr. rouge en compresses à l'occiput ;
pommade scrof. 10 grains sur 30 grammes d'axonge.

Chloro anémie. On donne le nom de chloro anémie à une maladie qui affecte spécialement les jeunes
filles non réglées et qu'on désigne vulgairement sous le
nom de pâles couleurs. Traitement : ang. et canc.

Chlorose. Même signification que ci-dessus.

Choléra. Le choléra est un vice spontané de la
lymphe. Maladie *grave*. Traitement : vermifugo à sec sur
la langue. Canc. dans du lait. Electr. rouge ou jaune au

creux de l'estomac et aux tempes. Scrofoloso a réussi. (Mattei.)

Chorée ou *danse de St-Guy*. La chorée est une maladie appartenant au système nerveux ; débilité, manque d'appui. Elle prend son siége à la moelle épinière et sillonne les muscles du tronc, puis allonge les muscles extenseurs des cuisses et des jambes. Elle est produite le plus souvent par des ganglions vermineux le long de l'épine dorsale. Traitement : les électricités ont réussi quelquefois ; scrof. a soulagé bien des fois ; vermif. et scrof. alternés n'ont jamais échoué ; doses selon l'âge (voir doses à la théorie).

Choux-fleurs. Excroissance syphilitique présentant un pédicule étroit surmonté de plusieurs lobes ou tubercules. Traitement : venereo intus et extra, canc. alterné avec venereo. Pommade aux grains de vermifugo a réussi. (Mattei.)

Chute de l'anus. Relâchement du rectum. Traitement : grains de canc. 1°, un dans un grand verre d'eau pris pendant la journée. Cette dose est pour l'adulte. Pour les enfants on met le grain dans un litre d'eau, à prendre un verre par jour. On applique extérieurement au périnée et au sacrum l'électr. rouge en ventouses ou en compresses.

Chute (quelconque). Pour l'adulte, la dose est d'un verre, et pour l'enfant un grain dans un litre d'eau. Scrof. remplace dans ce cas l'arnica des allopathes. On peut appliquer aussi, à l'extérieur, les électricités rouge, jaune et blanche.

Chute de matrice. Voir prolapsus, distention des cordons de la matrice.

Cirrhose. La cirrhose est une affection organique, caractérisée par une dégénérescence particulière du foie, qui consiste dans l'infiltration d'une matière albumino-fibrineuse, l'atrophie de la substance et des vaisseaux propres de la glande.

Anatomie pathologique. Les lésions caractéristiques de la cirrhose occupent exclusivement le foie. Le volume et la forme du foie subissent souvent des modifications très profondes. Le tissu du foie se trouve formé de deux substances, l'une jaune, médulaire ou secrétante, et l'autre rouge, vasculaire et interlobulaire. Dans l'évolution de la maladie, on reconnaît trois degrés ou périodes distincts. Le volume du foie est normal et même un peu augmenté; la forme n'a pas changé. Le tissu hépatique tout entier prend une couleur brunâtre et finit par se changer en un putrilage d'un brun verdâtre, inodore et un peu gluant. La cirrhose, regardée à tort comme un produit de nouvelle formation, peut se développer dans tout autre organe que le foie.

Description. Au début, et dans la forme aiguë, le foie est souvent augmenté de volume et il est le siége d'une douleur sourde, obtuse qui n'augmente pas en général par la pression et se fait sentir dans l'hypocondre droit; l'ictère s'observe rarement. Dans tous les cas, mais à des époques variables du développement de la cirrhose, il survient une hydropisie. Il reste à indiquer deux signes considérés presque comme pathognomoniques : le premier est une coloration particulière de la peau, prononcée surtout à la face et au cou, constituée par une teinte jaunâtre, séreuse et qui donne parfois aux parties qui en sont le siége une couleur cuivreuse. Le second est fourni par l'examen des urines.

Les troubles digestifs sont rarement marqués et ne présentent, du reste, rien de spécial. Les progrès de l'épanchement abdominal déterminent une dyspnée assez considérable.

La marche de la cirrhose est tantôt aiguë, tantôt chronique ; dans tous les cas elle se termine par la mort, soit par l'épuisement et l'état cachectique qui accompagnent la forme chronique, soit plus souvent par le développement croissant de l'hydropisie symptomatique.

Causes. Les causes de la cirrhose sont assez obscures. La maladie se développe surtout de 30 à 60 ans. Les excès alcooliques ou vénériens, la syphilis, les grandes fatigues, les émotions tristes, une alimentation insuffisante, surtout végétale, ont paru favoriser dans un certain nombre de cas la production de cette maladie. Parmi les causes dites pathologiques, celles qui tiennent le premier rang sont les affections du cœur, dont la cirrhose semble souvent être la conséquence.

Ordinairement, dans la cirrhose, le malade a les yeux remplis d'eau, les paupières supérieures de l'œil pendantes et les paupières inférieures boursouflées et comme ayant un bourrelet dessous.

Diagnostic et pronostic. Le diagnostic présente les plus grandes difficultés. Dans la première période de la cirrhose, les symptômes sont tellement vagues et peu prononcés que c'est plutôt par exclusion que par induction qu'on est amené à en soupçonner l'existence. On sera porté à penser à une cirrhose pendant la vie quand on trouvera chez un sujet exempt de toute affection organique du cœur, des reins ou du foie, autre que celle dont nous parlons, quand on trouvera, disons-nous, un épanchement abdominal dont le développement aura eu lieu avec lenteur, de l'œdème des extrémités ne s'étant montré qu'à une époque éloignée de l'apparition de l'ascite, et en même temps absence complète de signes d'une affection aiguë ou d'une dégénérescence cancéreuse de l'organe hépatique. Le pronostic est toujours funeste et d'autant plus grave que la maladie est plus compliquée.

Traitement. Tous les moyens de traitement employés jusqu'à présent (sangsues, vésicatoires, cautères, diurétiques, purgatifs) n'ont produit aucun résultat avantageux. Aussi se borne-t-on le plus souvent à pratiquer des ponctions palliatives pour évacuer le liquide abdominal, chaque fois que le développement considérable du ventre l'exige. Dans le cas où l'on aurait lieu de soupçonner l'origine syphilitique de la maladie, un traitement spécifique, ayant surtout pour base venereo, et dans le cas où l'on ne jugerait pas la maladie syphilitique, on administrerait febrifugo et canceroso. Et encore, si l'on ne distinguait pas la nature de la maladie, il faudrait réunir ces trois spécifiques dans un seul grain et dans un seul verre d'eau. Voir scrofoloso 4° qui en est le spécifique.

Clous. Mot vulgaire de furoncle. Anthrax ou abcès permanent. Traitement : on applique d'abord l'électricité rouge en compresses; si celle-ci ne fait pas, on fait chauffer de l'eau et l'on y ajoute une forte cuillerée d'électr. pettorale, qui est la blanche du comte, et on applique des compresses chaudes. On donne ensuite intérieure-

ment un grain de scrofoloso dissout dans un verre d'eau,
pour prendre pendant la journée par gorgées à la fois.
L'électricité jaune a aussi réussi dans bien des cas, probablement parce que la cause était vermineuse.

Clou hystérique. Douleur vive, bornée à un point
très circonscrit de la tête, ordinairement au vertex, et
affecte particulièrement les femmes sujettes aux accès
hystériques, qui la comparent à la douleur que produirait un clou enfoncé dans cette partie. Le clou se guérit
par des lavages à l'électricité blanche ou à l'électricité
vénérienne. Canceroso à l'intérieur à doses archiminimes. Commencer par ang. intus et extra.

Cœur (anévrisme du). Voir anévrisme.

Cœur (cancer du). Le cancer des organes thoraciques peut se développer du côté du médiastin et envahir
la membrane d'enveloppe du cœur dans quelques cas,
même les oreillettes et jusqu'aux ventricules. Traitement :
ang. et canc. alternés; dilution selon la gravité du mal et
la sensibilité du malade. Voir médecin matteopathe.

Cœur (dilatation et hypertrophie du).
Description. Les signes physiques propres à l'hypertrophie du cœur, avec dilatation, sont l'augmentation de
l'impulsion du cœur qui se fait sentir dans une plus
grande étendue et avec assez de force pour ébranler la
poitrine; l'accroissement de la matité précordiale avec
résistance exagérée sous le doigt et battement de la
pointe du cœur perçu beaucoup plus bas que de coutume
entre la 8e et la 9e côte.

Parfois voussure dans la région du cœur. Le premier

bruit est sourd, obscur, étouffé et ordinairement prolongé, rarement accompagné d'un souffle doux à l'orifice aortique; le second est très faible; le pouls est en
général régulier, égal et largement développé. Si l'hypertrophie est accompagnée de contraction des parois, la
matité moins étendue coïncide avec des bruits étouffés
et une remarquable petitesse du pouls. Si, au contraire,
la dilatation prédomine, les bruits sont plus forts, plus
éclatants et on les entend dans une étendue qui s'accroit
progressivement suivant le degré de la dilatation d'abord
sous le sternum, sous la clavicule gauche, puis à droite
dans les mêmes points, dans la partie latérale gauche,
latérale droite, et enfin à la partie postérieure gauche de
la poitrine.

Traitement. Le traitement des maladies du cœur est
d'une extrême importance et offre de grandes difficultés.
Il serait, en effet, fort à désirer que l'on établit les indications sur la nature même et le siége de la lésion.
Ainsi nous avons vu que certaines altérations exposent
particulièrement aux congestions et aux hémorrhagies
du poumon; que d'autres, au contraire, entraînent un
ralentissement de la circulation générale. Il est évident
que les compresses d'antiangioïtico pourront être avantageuses dans un cas et nuisibles dans l'autre. C'est là,
du reste, un moyen dont il faut être sobre dans les affections organiques.

J'ai vu l'électricité et les grains angioïtico aggraver le
mal, étant mis en ventouses et en compresses. J'ai vu
les grains et l'électricité pettorale apporter une meilleure modification. Comme le pettorale a pour effet de
dilater les organes lorsqu'ils sont rétrécis, il est probable

que lorsqu'ils sont dilatés ils les rétrécissent *(contraria contrariis curantur)*. C'est pourquoi il y a eu guérison en l'employant intus et extra. Toutefois il ne faut pas s'en tenir à cette prescription. Son spécifique est toujours angioïtico, mais il faut le diluer beaucoup ; la dilution 440° est encore parfois trop forte. Je me suis bien trouvé dans un cas d'avoir mélangé un grain d'angioïtico et un grain de pettorale dans un litre d'eau, à prendre un verre par jour, et applications sur la région précordiale de compresses d'électr. pettorale (dite blanche).

Cœur (ossification du). C'est chez les vieillards que résulte l'ossification par les progrès de l'âge, et atteint surtout les valvules sigmoïdes de l'aorte. Traitement : Ici il s'agit de détruire un organe, os, et quel est le Bayard qui osera s'en charger ? C'est l'anticanceroso aidé de l'antiscrofoloso et de l'angioïtico. Il serait plus court d'employer directement canceroso 3° qui résume en lui les propriétés des deux autres spécifiques.

Cœur (vice de conformation du). C'est dans la cyanose que se rencontre le vice de conformation du cœur et des principaux troncs vasculaires. Cette maladie ne s'observe qu'à la naissance, due à la persistance du trou de Botal. Elle disparait par les bains tièdes d'angioïtico.

Coït. On appelle coït l'action entendue entre l'homme et la femme. Quand, après un célèbre coït, on sent une douleur aux parties, au périnée, c'est canceroso et scrof. en compresses qui font disparaître cette sensation désagréable. On doit prendre, aussitôt l'acte accompli, un verre de bon vin rouge dans lequel on aura fait dissoudre un globule d'antiscrofoloso. Si cette douleur persiste, on applique à la nuque, sur le trajet du grand sympathique, des compresses d'électricité vénérienne.

Colite. La colite est l'inflammation simple de la membrane muqueuse intestinale. Traitement : Dans la colite aiguë, la diète et le traitement par l'angioïtique à doses modérées sont indiqués dès le début. Des lavements scrofolosés, une boisson scrofolosée prise en petite quantité, des compresses d'électricité pettorale sur le ventre amènent, en général, un prompt rétablissement.

La convalescence demande une active surveillance; le régime devra être réglé longtemps encore et modifié suivant l'état du ventre; les aliments solides sont en général mieux supportés et l'on se trouvera souvent très bien de commencer par des œufs, des gelées de viande, etc., au lieu de potages qui s'arrêtent dans l'estomac et provoquent le retour des coliques.

La colite chronique doit surtout être traitée par un régime convenable. On prescrira les aliments qui, sous un petit volume, renferment des principes très nutritifs et dont la digestion occupe surtout l'estomac. Des astringents, tels que l'angioïtico, le scrofoloso, le vermifugo, des lavements avec l'électr. rouge étendue d'eau, des fomentations avec la même électricité, quelques bains scrofolosés constituent les moyens thérapeuto-pharmaco-matteopathiques auxquels il convient d'avoir recours suivant les cas particuliers.

Colique de miserere. Voir iléus.

Colique (de plomb des peintres). Se dit d'une douleur plus ou moins vive siégeant à l'ombilic et s'irradiant vers les lombes et les parties génitales, tantôt obtuse et contusive, tantôt aiguë et déchirante. Elle est continue mais sujette à des exacerbations irrégulières pendant lesquelles les malades, en proie à l'anxiété la plus cruelle, poussent des cris, se roulent dans leur lit et se pressent le ventre avec les contorsions les plus violentes, afin d'obtenir un peu de soulagement. Le pouls resté naturel, mais le visage est grippé, les yeux caves, le ventre souvent rétracté. La constipation est opiniâtre; il y a des nausées, des éructations presque toujours suivies de vomissements bilieux ou porracés, parfois un véritable ictère. La langue est nette ou blanchâtre, la soif variable, l'inappétence complète, l'urine rare et rendue avec difficulté. En même temps il existe très souvent des douleurs, tantôt bornées aux articulations (arthralgie saturnine), tantôt s'étendant dans la continuité des membres inférieurs et même au tronc dans les parois thoraciques, fixes, exacerbantes, diminuant par la pression, parfois accompagnées de crampes et coïncidant quelquefois avec la paralysie des muscles, qui est cependant plus rare que l'anesthésie.

Traitement : Le traitement de l'intoxication saturnine dans les premières attaques, à part les cas où les accidents cérébraux existent seuls, consiste dans l'usage actif et persévérant des globules de scrofoloso 1°, un grain dans un verre d'eau, dilution 36°, à prendre de quart d'heure en quart d'heure une cuillerée à café.

Plus tard, et pour les douleurs arthritiques ou névralgiques, ainsi que pour les paralysies, on aura recours d'abord aux bains électriques de scrofoloso, soit la rouge. Si la paralysie est partielle ou bénigne, des compresses d'électricité rouge suffiront pour lors. Le febrifugo, soit en compresses, soit pris intérieurement, réussit quelquefois contre le délire et l'agitation, mais en général les accidents cérébraux s'épuisent d'eux-mêmes par le seul usage du febrifugo et guérissent plus sûrement si l'on n'emploie aucune autre médication.

Quant aux moyens prophylactiques de l'intoxication saturnine, tant que l'on ne pourra pas remplacer avantageusement, pour les usages industriels, les préparations de plomb, but qui, malgré les tentatives faites avec celles de zinc, est loin d'être atteint, on devra surtout compter sur les améliorations des procédés, le travail sous l'eau, la bonne aération des ateliers, les soins de propreté les plus rigoureux, la sobriété et l'interruption des travaux lorsqu'elle sera reconnue nécessaire.

Colique (hépathique, nephrétique). Ces deux maladies sont désignées par une affection caractérisée par la formation de concrétions particulières dans la vésicule du fiel ou dans les conduits excréteurs de la bile. Traitement : il est fort difficile, par suite de l'ignorance des causes exactes, d'indiquer les moyens propres à combattre les calculs biliaires. On a pourtant conseillé d'éviter l'usage des aliments trop animalisés et des végétaux amers, d'avoir recours à un exercice modéré du corps, à de petites cuillerées réitérées de febrifugo. Il est indispensable de proscrire d'une manière absolue l'usage du vin, du café, des liqueurs fermentées.

Le traitement de l'accès de colique hépatique consiste uniquement dans les moyens propres à calmer la douleur. Les bains de scrofoloso, soit en grains soit l'électricité rouge, pourront remplir cette indication. Enfin, il peut être quelquefois utile de recourir à des applications d'électricité en ventouses sur la région du foie. Choisir pour cela la jaune.

Colique végétale. On appelle colique végétale les douleurs qu'occasionnent le purgatif Pagliano et Leroy. Colique due au Jalap dont il en est la base. Traitement : scrof. dilution 220°, à prendre un verre dans les vingt-quatre heures.

Coma. Ce mot signifie un assoupissement plus ou moins profond dans lequel tombe le malade dès qu'il cesse d'être excité. Traitement : comme le coma est dû à une paresse du système sanguin, les valvules du cœur s'assoupissent et le corps obéit au sang. Scrofoloso semble être le héros, mais je préfère, vu la cause, employer ang. intus et extra. Des applications d'électricité verte sur le grand sympathique seraient d'un grand secours pour éveiller le système nerveux.

Commotion au cerveau ou *secousse*. Si la commotion a produit un arrêt de la circulation du sang, ang. est le traitement à suivre. S'il y a des douleurs très fortes, c'est l'électr. blanche qui est dilatante, sur les tempes en compresses, qui fera circuler le sang et couper la fièvre.

Concrétions calculeuses. Les concrétions calculeuses se forment en général dans les cavités naturelles, aux dépens des liquides secrétés. Traitement : scrof. dilution 36°; si ce spécifique ne fait pas on prend scrof. 2° qui est plus fort, parce qu'il contient canceroso. Ce spécifique agit plus profondément, plus lentement, parce que les doses sont plus minimes; il ne touche pas au système vasculaire parce qu'il n'y a pas du spécifique ang.

Concrétions polypiformes. On appelle concrétions polypiformes des concrétions adhérentes, fibreuses, rarement charnues, qui s'organisent à la face interne du cœur. Cette maladie peut exister seule, mais le plus souvent elle est réunie à l'hypertrophie et à la dilatation; dans quelques cas, tout à fait simples, elle coïncide le plus ordinairement avec les régions valvulaires. Traitement : le même que pour les maladies du cœur (voir ce mot).

Condylôme. On appelle condylôme des excroissances charnues et douloureuses qui ont le plus ordinairement leur siége autour et à l'intérieur de l'anus, au périnée et aux parties génitales de l'un et de l'autre sexe. Cette tumeur est occasionnée par le virus syphilitique. Tumeur renversée sous forme de champignon. Sa surface, quelquefois convexe, est recouverte d'une pellicule mince qui laisse transsuder une matière séro-purulente, d'une fluidité toute particulière, qui les humecte presque constamment et dont la quantité est quelquefois assez considérable pour entretenir à la vulve, par exemple, un véritable écoulement. Traitement : le traitement du condylôme est le même que pour la syphilis. Venereo intus et extra, électr. verte en compresses sur la tumeur (voir syphilis).

Congélation. On appelle congélation toutes les maladies produites par le froid et toutes celles dans lesquelles il y a une sorte d'engourdissement et de stupeur, et particulièrement la catalepsie. Maladie *grave*. Traitement : selon le cas, ang. et électr. ang., scrof. el électr. rouge et jaune.

Congestion cérébrale. La congestion est un amas ou une accumulation d'un liquide dans un organe. Selon le cas, si la congestion est occasionnée par du sang, c'est ang. et électr. blanche qu'il faut employer. Si c'est la lymphe, c'est canceroso scrofoloso. Consulter médecin.

Consomption dorsale. Diminution lente et progressive des forces et du volume de la moelle épinière. Traitement : canceroso intus ; grand bain avec 100 grains de canceroso ; alterner avec scrof quelquefois les électr. Voir praticien.

Contracture. La contracture est une espèce de raideur convulsive des membres. On en distingue plusieurs : celle des extrémités, l'essentielle, l'idiopathique et la spasmodique. Toutes se guérissent par scrof. intus et extra, en frictions, pommade scrofolosée, 30 grains sur 30 grammes d'axonge, ou bien 5 grammes du liquide électrique sur 30 grammes d'axonge, ou électr. blanche ou jaune. Voir le cas. Appeler le praticien matteopathe.

Convulsions. Les convulsions sont des névroses du mouvement. On en distingue de plusieurs sortes : les cloniques, les toniques, les paralytiques, etc. Toutes dérivent de la présence des vers, soit autour du cœur, soit autour de l'artère aortique ou perçant un intestin, ou logé le long du grand sympathique. L'expérience m'a prouvé que vermifugo était le seul héros, soit en bain, soit en boisson, soit en pommade ou bien des compresses sur le cœur et sur le nombril. L'électricité jaune est admirable dans ces cas.

Les névroses du mouvement ont pour principal caractère un trouble de la motilité et de la contractilité des muscles de la vie de relation dont le point de départ est dans une lésion fonctionnelle des nerfs moteurs ou des centres nerveux.

De même que celles qui affectent la sensibilité, les névroses du mouvement peuvent être divisées en deux groupes d'après la nature des troubles qui les constituent. Elles sont ou convulsives ou paralytiques, suivant que la contractilité musculaire est exaltée et pervertie, ou, au contraire, affaiblie et complétement détruite.

Nous devons étudier isolément les caractères généraux de chacun de ces groupes et montrer sous quelles formes peuvent se manifester les différents phénomènes propres aux névroses du mouvement.

Les névroses convulsives présentent toutes, comme élément essentiel, des contractions violentes, involontaires et désordonnées des muscles de la vie de relation existant avec ou sans alternative de relâchement et persistant pendant un temps plus ou moins long.

Outre ces désordres particuliers qui constituent les convulsions proprement dites, les névroses du mouvement présentent encore certains phénomènes de même nature, souvent combinés avec les premiers, dont ils ne doivent être distingués qu'au point de vue de la sémiotique.

Tels sont, par exemple, le *tremblement,* secousse rapide, en général faible et n'abolissant pas les mouvements volontaires ; la *crampe,* rigidité douloureuse, subite et passagère, et la *contracture*, qui consiste en une rigidité permanente, survenant insensiblement et déterminant un raccourcissement habituel et continu des muscles fléchisseurs.

Nous ne devons pas mentionner ici les spasmes dont le nom, autrefois appliqué à l'exagération douloureuse de la tonicité musculaire, semble devoir être réservé aux contractions des muscles de la vie organique et se rattachent à un autre ordre de névroses.

Il est bien entendu, en effet, que le titre de névroses du mouvement ne s'applique qu'à celles qui affectent les mouvements de la vie de relation. Du reste, ces différents phénomènes musculaires n'appartiennent pas exclusivement aux névroses du mouvement et se montrent dans un grand nombre de maladies très diverses, comme symptôme ou comme complication, et il n'est pas inutile de rappeler que nous ne devons pas en faire ici l'objet d'études sémiotiques.

Les maladies convulsives, comme la plupart des névroses, sont rarement continues ; elles se composent le plus souvent d'accès isolés, dans lesquels on observe des relâches et des reprises plus ou moins marquées. Aussi la convulsion en elle-même est-elle toujours courte, même dans la forme tonique. Les intermittences qui séparent les accès sont quelquefois franchement périodiques. Les accès peuvent, dans d'autres cas, suivre une marche tout à fait erratique. Quelquefois, à part de courtes rémissions, les convulsions sont vraiment continues.

Quant à la durée de la maladie elle-même, elle est très variable : tantôt aiguë, plus souvent chronique, parfois simplement passagère. Il n'est pas rare de voir la marche et la durée d'une affection convulsive profondément modifiée par un accès de fièvre ou une maladie fébrile qui se développe dans son cours. (Hippocrate.)

Les convulsions laissent après elles des phénomènes consécutifs plus ou moins éloignés et plus ou moins graves; une courbature générale, des douleurs aiguës dans les muscles, des ecchymoses disséminées, la rupture d'un tendon, des luxations, des fractures, des difformités diverses dues à une contracture partielle qui persiste après une convulsion générale; enfin, des paralysies ordinairement passagères et partielles, suite du trouble apporté aux mouvements locaux : tels sont les accidents que déterminent quelquefois les maladies convulsives.

Le pronostic et le traitement sont subordonnés à trop de circonstances particulières pour que nous essayions d'en poser les bases dans des généralités.

De tous les remèdes, celui que j'ai reconnu le plus puissant c'est le vermifuge. Je l'ai donné en bains et en boisson et j'ai toujours eu de bons résultats, tandis que par les autres spécifiques je ne faisais qu'aggraver le mal.

Coqueluche. *Étymologie.* Coqueluche vient, selon les uns, de la ressemblance du bruit de la toux convulsive avec le chant du coq; selon les autres, de ce qu'autrefois les personnes affectées de cette maladie se couvraient la tête d'un capuchon ou coqueluchon. La première étymologie est, selon nous, la plus probable.

Synonymie. Catarrhe convulsif. — Toux convulsive. — Toux suffocante. — Toux bleue. — Toux Snina de l'Italien.

Définition. Imitation du cri du coq. La coqueluche est une affection catarrhale et convulsive des bronches, contagieuse, souvent épidémique, en général propre à l'enfance et caractérisée par une toux spasmodique revenant par accès, avec inspiration prolongée et sifflante, et suivie d'une expectoration abondante de mucosités filantes et de vomissements.

Causes et genèse. Il est rare qu'un enfant échappe à la coqueluche. Le jeune âge est tributaire de cette singulière maladie, comme de la rougeole, et chaque année, au commencement et à la fin de l'hiver, le nombre des enfants atteints de coqueluche augmente considérablement.

Quand l'affection est légère, les parents, à vrai dire, s'en inquiètent peu; mais chez un enfant d'une constitution débile, la coqueluche est toujours une maladie sérieuse, que l'on ne saurait trop activement combattre, en vue surtout des complications qu'elle peut entraîner. C'est surtout de la première à la septième année que la coqueluche sévit sur les enfants. Elle frappe plutôt les filles que les garçons; mais, qu'elle soit bénigne ou violente, elle ne récidive presque jamais.

Un grand nombre de médecins regardent encore aujourd'hui la coqueluche comme une névrose. D'autres, au contraire, considérant que la maladie se manifeste surtout sous la forme épidémique et qu'elle est éminemment contagieuse, lui opposent exclusivement les moyens propres à combattre les maladies parasitoires.

Ces derniers ont raison, sans doute, car il est plus que possible d'arrêter la coqueluche, sans croire ou emprunter des remèdes autres que pour les vers.

C

Il est certain qu'un parasite végétal, un champignon infime, existe dans les mucosités de la coqueluche, secrétées par la muqueuse des voies respiratoires. Ce microphyte, constitué par des filaments ramifiés et se reproduisant par des spores ovales, à peu près semblables à ceux de l'*oïdium du muguet*, a parfaitement été décrit par *Letzerich*. Les lapins même, dans la gorge desquels on introduit les mucosités contenant le champignon, sont bientôt pris de toux convulsive, mais c'est par l'*irritation des nerfs du larynx* que ces mucosités déterminent la toux, ce qui met le médecin dans l'obligation de combattre la cause et non les effets.

Laryngite et bronchite à la fois par le siége qu'elle occupe, la coqueluche se distingue donc de ces deux affections par sa nature essentiellement *parasitaire*. Le larynx et les bronches ne sont pas autrement enflammés par elle que par la laryngite ou la bronchite aiguës, mais il existe dans la coqueluche un élément morbide qui, dans le catarrhe simple, fait défaut, le minuscule végétal développé sur la muqueuse.

C'est à l'irritation spéciale, occasionnée par la présence de ce microscopique champignon, que sont dus les phénomènes spéciaux de la coqueluche; la toux quinteuse d'abord, produite par une convulsion rapide et saccadée des muscles de l'expiration animés par le nerf récurent, puis, le spasme de la glotte, déterminent l'inspiration sifflante dont est coupée la toux dans le cours de l'accès. Le parasite de la coqueluche explique parfaitement aussi la contagion de la maladie et les épidémies fort étendues qu'elle peut occasionner, en même temps parfois que le ferment de la rougeole.

Effets et symptômes. Il n'est pas toujours facile, au début, de distinguer la coqueluche de la bronchite, les deux maladies offrant absolument la même allure pendant quelques jours; mais bientôt une toux convulsive, quinteuse, saccadée, plus ou moins comparable au chant du coq, vient caractériser la première de ces affections, et l'absence de fièvre, le bien-être relatif de l'enfant dans l'intervalle des crises, ne permettent plus de la confondre avec le simple catarrhe des bronches.

Le nombre et l'intensité des accès varient considérablement, suivant la constitution des enfants et la malignité de l'épidémie. Ils sont aussi plus fréquents la nuit que le jour, à cause, a-t-on dit, de l'excès d'acide carbonique accumulé après minuit, dans les chambres où l'on couche, et la parole, le rire, les pleurs, la déglutition, une émotion vive, la marche contre le vent, un changement brusque d'attitude suffisent presque toujours à provoquer la crise.

Accès. Parfois, alors, le petit malade pressent avec effroi qu'il va tousser, ou bien il est subitement pris du spasme sifflant et de la toux convulsive.

Les secousses expiratoires se succèdent brèves, rapides, à peine interrompues par de courtes reprises de l'inspiration, durant lesquelles la petite quantité d'air aspiré ne pénètre qu'avec la plus grande peine à travers la glotte rétrécie.

Au plus fort du paroxysme, la toux est si rapide qu'elle ne s'entend même plus, et le pauvre petit patient, le visage bleu, violacé, les yeux pleins de larmes, est sous le coup de l'asphyxie Vainement il cherche un appui pour soutenir sa tête. La violence des secousses amène dès évacuations, des vomissements involontaires, l'excrétion de l'urine et des matières fécales, la rupture de petites veines du nez et des oreilles; parfois même, comme on l'a vu maintes fois, elle fait jaillir des paupières de véritables pleurs de sang.

Bientôt, cependant, une inspiration sifflante et prolongée se fait entendre; un dernier effort, tenant à la fois du vomissement et de la toux, arrache de la gorge un flot de mucosités filantes : c'est la fin de l'accès.

Terminaisons, complications, suites. La durée de la coqueluche est aussi variable que celle des fatigantes quintes qui la caractérisent.

Elle ne cède guère, en moyenne, avant six semaines à deux mois, et dans les cas heureux elle finit comme elle a commencé, c'est-à-dire par la bronchite et le catarrhe.

Les accès, dont la fréquence va croissant jusqu'à ce que la maladie soit à son apogée, éclatent à ce moment aussi dans toute leur violence. Variant en nombre de dix à cent par jour, en durée de quelques secondes à un quart d'heure, ils peuvent déterminer alors des accidents terribles : une congestion, une apoplexie cérébrale, une enflure des poumons, la *mort* même par la brusque suspension des mouvements du cœur; mais, le plus souvent, ils occasionnent des hémorrhagies légères, des hernies ou la chute du rectum chez les enfants débiles; des ulcérations sous la langue, par le frottement répété de cet organe contre les dents.

La coqueluche, cependant, même parvenue à bonne fin, peut laisser après elle des suites funestes. Il n'est pas rare qu'une fluxion de poitrine, qu'une bronchite capillaire lui succède sans répit, ni que le dépérissement extrême dans lequel elle laisse bon nombre d'enfants ne soit, pour ces pauvres petits, le point de départ d'une incurable anémie[1], d'une consomption mortelle.

Traitement. Moyens hygiéniques et petits moyens. Dans un grand nombre de cas, l'hygiène seule suffit à triompher de la coqueluche ; aussi, dès que le mal se déclare est-il de toute nécessité, dans les familles où l'on élève plusieurs enfants, d'isoler aussitôt, pour éviter la contagion, celui qui présente la toux caractéristique. Résignez-vous alors, mère alarmée, à faire partir pour la campagne le petit malade bien chaudement vêtu de flanelle ; le changement d'air étant le plus sûr moyen d'enrayer ou d'abréger la maladie, et s'il ne peut quitter la ville, faites-le sortir chaque jour, conduisez-le, si c'est possible, dans une usine à gaz ou chez un tanneur pour respirer les émanations des baquets. Répandez dans sa chambre du thymol, dont le parfum constituera une atmosphère parasiticide d'une grande efficacité. A l'alimentation tonique et de facile digestion qu'il convient de donner à l'enfant, ajoutez après chaque repas une à deux cuillerées à bouche de café noir sucré. Calmez la soif avec un verre d'eau sucrée froide dans lequel vous aurez dissous un globule de vermifugo ; alternez par pettorale, et le jour que vous donnerez pettorale, faites prendre 4 ou 5 grains de vermifugo à sec sur la langue, le matin à jeun. Surveillez, dans l'intervalle des crises, l'état du petit malade qui serait pris de fièvre ou d'une forte oppression, en cas de complication grave vers la

1. **Anémie.** Privation du sang, pauvre de sang (vulg.).

poitrine; réclamez aussitôt un médecin matteopathe. Faites prendre à l'enfant quelques cuillerées par jour du vin rouge d'Italie.

J'ai vu moi-même un verre de vin de Syracuse faire cesser une coqueluche qui durait depuis cinq semaines chez un enfant de 12 ans.

Les globules de scrofoloso pourraient, au dépourvu de vermifugo, le remplacer. L'électricité rouge, en pareil cas, m'a réussi, soit à cause de la propriété vermifuge de la plante scrof., soit pour la cochenille dont elle est colorée. Dans ce cas, on verse une cuillerée à café d'électr. rouge dans un verre d'eau, puis l'on sucre passablement et on fait prendre ce verre d'eau, une cuillerée à café d'heure en heure.

Cors. Les cors sont le résultat de la mode et de la mauvaise chaussure. N'a pas de cors qui veut. Lorsque les cors sont trop gros, des compresses de canceroso les fait affaisser. S'ils résistent, on fait une cure de deux ou trois mois avec scrof., ou mieux encore scrof. 2°, qui est uni avec un peu de canceroso.

Les cors, ou *oignons*, *durillons*, *aïassins*, disparaissent tous par la cure susdite.

Coryza. Le coryza (rhume du cerveau, rhinite) est l'inflammation de la membrane pituitaire.

Description. Le coryza aigu débute en général rapidement, quelquefois tout à coup, et s'annonce par une sensation de chaleur, de sécheresse et d'embarras dans les fosses nasales; la membrane pituitaire est rouge et gonflée tantôt des deux côtés, tantôt d'un côté seulement.

La rougeur et le gonflement s'étendent aux ailes du nez et à tout l'organe, aux lèvres et aux joues. Un prurit incommode et quelquefois même douloureux détermine des éternuements fréquents suivis, après un temps en général assez court, d'un flux nasal abondant qui remplace la sécheresse de la pituitaire, sans faire cesser l'enchifrènement. La respiration nasale est bruyante, difficile, quelquefois impossible; l'odorat et le goût plus ou moins émoussés, la voix nasonnée, la tête est pesante, les yeux rouges et larmoyants; une douleur gravative fixe existe entre les deux yeux, à la racine du nez; parfois un léger mouvement fébrile marque le début du coryza, qui s'accompagne aussi d'une courbature générale, souvent considérable.

Chez les enfants à la mamelle, l'obstruction des narines et la nécessité de respirer par la bouche rendent la succion impossible, phénomène tout à fait caractéristique de la maladie.

Au bout d'un petit nombre de jours, les symptômes locaux perdent de leur acuité; le mucus, d'abord clair et filant, devient plus épais, blanchâtre, puis jaunâtre, toujours abondant; la rougeur diminue, puis disparaît; la sécrétion devient de moins en moins considérable et tout rentre dans l'espace de cinq à six jours. La durée est quelquefois moindre : le coryza ne dure que quelques heures et semble avorter; d'autres fois, au contraire, la maladie persiste un temps beaucoup plus long. Elle a surtout une grande tendance à récidiver et en même temps à s'étendre à la membrane muqueuse du larynx et de la trachée, affectant ainsi une marche extensive, de telle sorte que toute l'étendue des voies aériennes se trouve successivement atteinte par l'inflammation (gravedo des anciens).

La fin du coryza est souvent marquée par l'éruption

de vésicules d'herpès à la lèvre ou à l'orifice des narines. Le coryza aigu se montre comme symptôme ordinaire de certains exanthèmes fébriles, de la grippe, etc.

L'inflammation chronique des fosses nasales comprend deux formes distinctes : le coryza chronique proprement dit (rhinorrhée) et l'inflammation ulcéreuse (ozène). La première, ou catarrhe nasal chronique, consiste en un écoulement de mucosités d'un blanc jaunâtre, plus ou moins épaisses, d'une odeur spermatique, quelquefois fétide (punaisie), avec rougeur peu intense, formation de croûtes et excoriations au pourtour des narines, enchifrènement et quelquefois larmoiement borné le plus souvent à un seul côté. Il survient fréquemment dans le cours du coryza chronique des exacerbations qui ramènent les symptômes de la forme aiguë. La membrane muqueuse, dans le coryza chronique, est d'un rouge sombre, ou plutôt pâle et blanchâtre, légèrement épaisse et ramollie, présentant très rarement et exceptionnellement de petites ulcérations qu'il faut distinguer de celles qui appartiennent aux différentes espèces d'ozène.

Sous le nom impropre d'ozène on comprend en général toutes les affections ulcéreuses des fosses nasales. L'ozène symptomatique de la scrofule, de la syphilis ou de la morve ne doit pas nous occuper ici. Mais il est une variété d'ozène tout à fait simple, due à une inflammation ulcéreuse chronique de la pituitaire, et caractérisée par un enchifrènement habituel, avec sentiment de pesanteur à la racine du nez, un suintement purulent ou sanieux quelquefois, mais non constamment, une odeur fétide particulière, d'après laquelle on a assigné un nom à la maladie mais qui, en réalité, n'est due qu'à l'exagération d'une odeur naturelle sous l'influence de l'inflammation, par l'épuisement, le ramollissement, l'ulcération de la membrane muqueuse, la carie et la perforation de la cloison, que l'on peut constater à l'aide d'un stylet recourbé, introduit dans les fosses nasales.

Causes. Le coryza aigu reconnaît pour cause ordinaire l'action du froid, soit sur la tête découverte, soit aux pieds. Il peut être produit aussi par le contact sur la pituitaire de corps étrangers, de l'eau, de poudres ou de vapeurs irritantes.

Les personnes d'un tempérament lymphatique, les enfants surtout, sont sujets à contracter le coryza.

Dans sa forme chronique, il est souvent lié à la dentition, à une conformation particulière du nez qui rend difficile l'issue des mucosités naturelles, à une irritation chronique des voies lacrymales, de la conjonctive et du cuir chevelu, ou entretenu par le contact de substances irritantes (le tabac, etc.).

Le coryza est toujours une affection simple, facile à reconnaître et dont le pronostic ne présente de gravité que chez les enfants à la mamelle, chez lesquels la maladie peut se terminer d'une manière fâcheuse, ou lorsque l'inflammation est ulcéreuse et chronique.

Un coup porté sur le front peut aussi faire déclarer le coryza chronique, par le coup porté sur la lame criblée, de l'os ethmoïde, où passent les rameaux du nerf olfactif.

Traitement. Le coryza aigu simple se guérit, en général, spontanément, mais il est bon d'en modérer les accidents, par l'*emploi de quelques grains de scrof. en boisson et en compresses sur la racine du nez*, afin d'abréger la durée, surtout afin de prévenir l'extension de la maladie

dans la partie profonde des voies aériennes. On peut
y parvenir en soustrayant les fosses nasales aux diverses causes d'irritation, telles que l'air froid, les
corps étrangers, etc. La chaleur seule, l'application de
compresses à la racine du nez, par l'électr. rouge, l'occlusion des narines avec les mêmes substances sont préférables aux fumigations, aux injections liquides qui peuvent augmenter les accidents, à moins qu'une sécheresse
excessive de la pituitaire n'en indique formellement
l'emploi. Le décubitus sur le côté du corps opposé à la
partie malade, l'abstinence des boissons sont propres à
diminuer l'abondance de la sécrétion. Enfin les pédiluves
faits avec 10 grains de scrofoloso ou 5 cuillerées à café
d'électricité rouge, le repos, la diète, peuvent être utile-
ment opposés aux divers symptômes généraux.

Le coryza chronique, en général très rebelle, réclame
spécialement l'emploi des moyens locaux propres à modifier l'état organique de la muqueuse chroniquement
enflammée. L'inspiration de poudres de scrofoloso et
d'électr. rouge, blanche et jaune sont employées efficacement contre les différentes formes de coryza chronique
et d'ozène. Vermifugo réduit en poudre et prisé dans la
journée joue un très grand rôle dans le coryza.

Cou ou col, cervix, collum, partie du corps entre la
tête et la poitrine. Le cou est, de toutes les parties du
corps humain, celle dont la structure est la plus compliquée.

Le cou est sujet à diverses maladies (voir *gorge,
larynx*).

Couenne inflammatoire. La couenne inflammatoire est un vice du sang caractérisé par la blancheur et la dureté de la muqueuse, ressemblant à une couenne de lard. Elle appartient aux phlegmasies cutanées, se compose de moyens généraux et locaux, internes et externes, qu'il est le plus souvent essentiel d'associer. Voir médecin.

Couleurs (pâles). Voyez *chloro anémie*.

Couleur (bleuâtre de la face). Voyez *cyanose*.

Couperose. La couperose (acné rosacea) paraît dans certains cas héréditaires, elle attaque souvent les femmes surtout lorsqu'elles cessent d'être réglées ; caractérisée par de petites pustules rouges, disséminées ou réunies par plaques. Elle s'observe aussi chez les hommes dans l'âge adulte, produite par l'abus des liqueurs alcooliques ou par des travaux excessifs de l'esprit et des sens, se montrent à la face et donnent au visage une coloration irrégulière plus ou moins rosée. Elles s'élèvent et se dessèchent rapidement, mais pour reparaître avec une grande facilité. Elles sont mêlées ou alternent avec des pustules d'acné. La peau devient rugueuse et conserve une teinte violacée qui augmente sous l'influence de toute excitation vive. Les veinules cutanées se dilatent et forment des lignes bleuâtres irrégulièrement disséminées sur la peau. Traitement : la guérison spontanée de ces petites tumeurs est fréquente, elle se fait de deux manières :

1° En combattant l'inflammation des follicules.

2° Par l'atrophie de l'ulcération du pédicule, ce qui amène la chute de la tumeur elle-même.

Le traitement, eu égard à cette guérison spontanée,

doit se borner à des moyens purement locaux, comme d'exprimer au dehors la matière sébacée, par l'antiscrofoloso qui a la puissance alécitère; s'il résiste, on aura recours à canceroso 6°, pour hâter la guérison, en prenant des bains tous les deux jours. Une cure interne par l'antivenereo, scrofoloso, canceroso, angioïtico, est nécessaire.

Coup de sang. Voyez *apoplexie*.

Coup de soleil. Voyez *insolation*.

Coxalgie. Voyez *hanche*.

Crachements de sang. Voyez *hémoptysie*.

Crampes d'estomac. Douleurs analogues à celles qu'on éprouve après avoir mangé des fruits secs. Traitement : scrofoloso et canceroso sont les spécifiques choisis; on applique aussi les électricités au plexus et au sympathique.

Crêtes de coq (syphilis). Crêtes vénériennes. On appelle ainsi des excroissances aplaties, tenant à la peau par un de leur bord, qui est ordinairement assez épais, tandis que le bord libre, beaucoup plus simple et irrégulièrement découpé ou couvert de poireaux qui donnent à ces masses charnues l'aspect de crêtes de coq. Elles peuvent avoir lieu par tout le corps. J'ai vu une crête de coq qui mesurait 20 centimètres sur 24, sur le bras d'une personne âgée de 74 ans. La crête de coq est aussi héréditaire que toutes les autres maladies syphilitiques. Traitement : application de larges compresses d'électr. vénér., allongées d'eau et maintenues toute la journée. Bains de venereo tous les jours, 20 minutes par fois.

Boisson de canceroso et venereo ensemble, un grain de chaque dans un litre d'eau à prendre un verre par jour.

Crétins. Le crétinisme est une syphilis dégénérée et héréditaire. Inutile de le décrire. Traitement : venereo intus et extra, alterner avec scrofoloso et canceroso. Grands bains de canceroso 6° sont utiles.

Cris hydrencéphaliques. Les enfants font entendre ces cris particuliers fort aigus, lorsqu'ils sont dans un état habituel d'abattement et de somnolence qui alterne avec de l'agitation, des mouvements convulsifs, dans la méningite tuberculeuse. Traitement : bains tièdes de vermifugo, boisson sucrée d'ang. et scrof. Réclame le praticien.

Croissance rapide. Traitement : scrofoloso.

Croup. Mot d'origine écossaise (angine, tracheale, laryngo, trachéite diphtéritique), est l'inflammation pseudo membraneuse de la muqueuse des voies aériennes et plus spécialement du larynx. Traitement : boisson de febrifugo sucré, électricité rouge aux grands hypoglosses, alterner avec globules de pettorale et électricité blanche, quelquefois canceroso, pour emporter la membrane diphtéritique qui tapisse la cavité trachéale.

Croûtes de lait. *s. f.* crusta, se dit en pathologie d'un assemblage de petites plaques plus ou moins dures, formées par la dessication d'une humeur purulente. Croûtes varioleuses, croûtes vaccinales, croûtes dartreuses, etc. On nomme croûte de lait (crusta lactea, lactumen) l'éruption qui se manifeste particulièrement au cuir chevelu et au visage chez les enfants à la mamelle, et qui consiste en des plaques ou croûtes de la couleur du lait desséché. Traitement : donner à la nourrice scrofoloso dilution 72° à prendre un verre par jour. Si la croûte est bénigne, mieux vaut laisser faire l'évolution.

Croûtes serpigineuses. Voir *syphilis*.

Cyanose. Le nom de cyanose doit être réservé à une maladie congénitale, caractérisée uniquement par une communication anormale entre les deux systèmes circulatoires, veineux et artériel, et ordinairement par une coloration bleuâtre des téguments. On l'observe chez les hypertrophiques dans les derniers jours de leur vie et chez les poitrinaires aux ongles recourbés et livides, quatre ou cinq jours avant la mort. Traitement : le traitement de la cyanose, arrivée au dernier degré, est plutôt palliatif que curatif. On doit avant tout chercher à limiter l'activité de la circulation par l'angioïtico, le repos, les aliments végétaux, les boissons d'ang. dilut. 220° à suppléer à la fonction des poumons, en stimulant les reins et le foie par pettorale et febrifugo, par scrofoloso pour la peau, les bains tièdes afin d'empêcher toute influence existante sur le système pulmonaire.

Cysticerque. Le cysticerque est un genre de parasite imperceptible à l'œil nu, tête très petite obronde ou ovoïde, et terminée par une sorte de trompe obtuse et garnie à sa base de quatre oscules, logeant dans les kystes à parois plus ou moins épaissies, on en a trouvé dans les muscles, dans le cerveau et se développant dans tous les viscères. Traitement : son nom l'indique, vermifugo intus et extra, canceroso quelquefois, électricité jaune en compresses sur le lieu de la douleur. Alterner avec électricité verte quelquefois.

Cystiques. Sous, le mot cystique, on désigne une affection caractérisée par la formation de concrétions particulières dans la vésicule du fiel ou dans les conduits excréteurs de la bile. Traitement : scrof., febrif., dilution 36ᵉ (voir calculs).

Cystite. *s. f.* de vessie ; inflammation de la vessie. La cystite aiguë est presque toujours produite par une irritation mécanique de la vessie, comme dans l'opération de la taille, et, malgré l'emploi de tous les moyens an i-phlogistiques, elle est souvent suivie d'une mort prompte. Les causes sont : les diurétiques âcres, les affections syphilitiques, les variations de la température, le séjour trop prolongé de l'urine dans la vessie, etc. Traitement : scrofoloso intus et extra. Bains de canc. 5°. Electr. rouge et verte. Quelquefois vermif. et febrif.

D

Danse de St-Guy. Voir *chorée*.

Dartre furfuracée. C'est la lèpre vulgaire, les plaques présentent toujours une forme circulaire. Les dartres, quelles qu'en soient l'espèce, se guérissent toutes par scrofoloso, angioitico et élect. rouge. Bains d'élect. blanche.

Défaillance. On donne ce nom à l'évanouissement ou l'ipothymie qui est le premier degré de la syncope. Elle est occasionnée par des gaz venant traverser les parois du cœur et par l'arrêt de la circulation du sang.

Traitement : ang. et électr. rouge en compresses sur la région précordiale.

Délire aigu. Traitement : febrif., ang., scrof., intus. Élect. ang. aux tempes.

Delirium tremens des ivrognes. Traitement : scrof., élect. jaune en bain.

Démangeaison. Traitement : scrof. à petites doses, dilution 220ᵉ.

Démence. Cette maladie consiste dans une succession rapide ou plutôt une incohérence continuelle d'idées et d'actions isolées et d'émotions légères et désordonnées, avec oubli de tout état antérieur et absence complète de raisonnement. Traitement : scrof., canc., ang., selon le cas. *Grave.*

Démonomanie. Je suis fou. Variété de l'aliénation mentale, dans laquelle le malade est tourmenté de l'idée d'être possédé du démon, de la crainte des esprits malins, de la peine de l'enfer, etc. Traitement : scrof. canc. S'il y a rougeur à la face, alterner ang. avec vermif.

Démonopathie (possession). Maladie qui appartient à l'hystérie. Folie hystérique. Traitement : febrifugo pour calmer la fièvre de l'utérus. Canceroso.

Dermalgie. Pleurésie du derme, accompagnée de prurit et non d'éruptions papuleuses. Elle s'annonce en général à la suite d'un refroidissement, pas assez fort pour déclarer une pneumonie. On la reconnaît par des taches larges, rouges, soulevées, occasionnant une démangeaison insupportable accompagnée de fièvre. Traitement : canceroso a fait disparaître cette affection en trois jours. Selon la théorie, ce serait ang. qu'il faut employer, alterner avec scrof.

Dents (maux de). Si c'est la carie des dents, employez scrof. Si c'est le scorbut qui déchausse les dents, c'est ang. et canc. Je préfère venereo dans le scorbut. Le scorbut est d'origine syphilitique, c'est pourquoi il se trouve mieux appliqué.

Descente de matrice. Ce nom s'applique vulgairement à la chute de la matrice, occasionnée par le relâchement des cordons qui la retiennent. La cause est toujours syphilitique et réclame de l'attention. *Grave.* Traitement : canceroso 5 a réussi. Venereo intus et extra.

Déviation de l'épine dorsale. Scrof. intus et extra.

Diabète. Maladie caractérisée particulièrement par une excrétion excessivement abondante d'urine plus ou moins chargée de matière sucrée. Traitement : scrof. est le héros des maladies de l'urine et de la vessie. Toutefois canceroso 1, 2, 3 ont réussi dans bien des cas et principalement dans le catarrhe de la vessie. S'il y a hématurie, c'est ang. qu'il faut employer, mais seulement pendant l'hémorrhagie ; aussitôt qu'elle a cessé on reprend ou scrof. ou canc. Les électricités blanche, rouge et jaune ont aussi été employées avec succès, principalement dans la dysurie.

Diarrhée (dévoiement), de je coule de toutes parts, maladie qui tient à une irritation de la muqueuse intestinale et qui consiste dans des évacuations alvines abondantes, liquides, de nature muqueuse et accompagnées de coliques. Traitement : scrof. et électr. rouge; parfois, selon le cas, alterner avec febrif. Canceroso a coupé court dans bien des cas. Venereo a aussi réussi quelquefois quand la cause était due à la syphilis.

Digestion difficile. Synonyme de dyspepsie. M. B. a eu guéri une dyspepsie avec une seule application d'élect. rouge suivie de scrof.

Diathèse. Je dispose; disposition particulière de certains individus à être affectés de telle ou telle maladie. L'on dit dans ce sens : diathèse scorbutique, diathèse cancéreuse, diathèse dartreuse, diathèse hémorrhagique, diathèse herpétique, diathèse purulente, spontanée, tuberculeuse, scrofuleuse, urique. Il ne faut pas confondre la diathèse avec la cachexie. La diathèse est antérieure à la maladie, ce n'est qu'une prédisposition; la cachexie est l'altération de toute l'habitude du corps par suite de la maladie. Le mot diathèse joue un grand rôle dans la doctrine médicale d'Italie. Traitement : voir le cas et la théorie. Exemple : si la diathèse est à la peau, son spécifique est scrof.; si elle se trouve dans les muqueuses, c'est canc.; si elle atteint les vaisseaux du sang, c'est ang. Il est des cas où il faut alterner ces trois héros principaux avec les autres spécifiques. Exemple : si la cause est syphilitique il faut ajouter au traitement vener.

Dilatation. La dilatation ou l'expansion des corps est un des effets de l'action du calorique. En chirurgie et en médecine on entend par dilatation l'agrandissement accidentel ou contre nature d'un canal ou d'une ouverture, comme dans les anévrismes, les varices, etc. Ainsi l'on dira dilatation des bronches, dilatation du cœur, etc.

Traitement : pour le cœur, c'est canc. et ang., ainsi que pour les bronches ; ces dernières doivent être traitées et alternées avec pettorale, à cause des poumons.

Diphtérite. On appelle diphtérite chez l'homme ce qu'on nomme surlangue chez les animaux. Caractérisée par une inflammation particulière des membranes muqueuses qui tapissent la langue, la bouche, l'arrière-bouche, le gosier et parfois l'œsophage et la trachée-artère, même l'estomac et les poumons. Maladie *grave*. Traitement : ang. pour commencer, 3 à 4 jours, à la dose ordinaire, puis scrof. pendant 8 jours, et l'on finit par canc.

Diplopie. Voir *berlue*.

Dipsomanie (monomanie de l'ivresse). Habitude de vie, chez quelques individus, besoin de boire et de s'enivrer ; parfois cette habitude est contractée par des déceptions, des chagrins et bien souvent par l'abandon d'une personne aimée. Traitement : ramener le sujet qui en est la cause, puis faire usage de scrof. pendant quelques mois.

Dothiénenterie. C'est à Bretonneau qu'est dû ce nom de dothiénenterie pour désigner un état fiévreux dans la fièvre typhoïde. Traitement : febrifugo alterné avec vermifugo. Voir fièvre typhoïde.

Douleur. Etat de celui qui souffre. Cet état est le résultat d'une impression pénible reçue par une partie vivante et transmise au cerveau. Le mot douleur peut se dire également des sensations désagréables du corps et des peines de l'esprit et du cœur ; mais en médecine cette expression ne s'emploie guère que dans la première acception. La douleur physique prend différents noms, suivant l'espèce de sensation qu'elle fait éprouver.

1° On appelle *tensive* celle qui est accompagnée d'un sentiment de distension dans la partie souffrante ; elle a lieu dans les inflammations des membranes muqueuses, dans l'éruption de la variole, dans la formation d'un abcès, dans l'extension que l'on fait éprouver à un membre pour réduire une luxation.

2° La douleur est *gravative* lorsqu'elle cause un sentiment de pesanteur ; elle est souvent occasionnée par l'épanchement d'un liquide dans une cavité, ou par le poids d'un organe engorgé. Cette douleur accompagne le début des phlegmasies, des viscères parenchymateux, etc.

3° La douleur est *pulsative* ou *lancinante* lorsqu'elle consiste en un élancement qui correspond à la pulsation des artères. Elle a principalement lieu dans les parties où il se distribue beaucoup de nerfs ; telle est la céphalalgie que l'on éprouve dans la plupart des maladies aiguës. La douleur pulsative indique, dans les phlegmasies, le passage à la suppuration.

4° La douleur avec sentiment d'une violente chaleur est appelée *brûlante ;* elle accompagne la pustule maligne, le charbon, les bubons de la peste, etc.

5° Lorsqu'elle détermine le sentiment d'une espèce d'érosion sur la partie souffrante, elle s'appelle *prurigineuse ;* si la sensation est légère, elle se nomme *démangeaison,* telle est celle qui accompagne les taches de rougeole et les échauboulures. Si elle est plus forte, c'est une douleur âcre et mordicante, comme on la remarque dans les dartres vives.

6° La douleur s'appelle *pongitive* quand la partie semble percée par une pointe, comme dans la pleurésie.

On a aussi donné à la douleur des dénominations relatives à la partie qui en est le siége : on l'appelle odontalgie lorsqu'elle affecte les dents, otalgie lorsqu'elle a son siége dans l'oreille. La douleur de tête est appelée céphalalgie quand elle est modérée, céphalée lorsqu'elle est intense, hémicrânie quand elle n'occupe qu'un côté de la tête, clou hystérique lorsqu'elle occupe la suture sagittale, douleur susorbitaire, frontale, occipitale, suivant qu'elle occupe le dessus des orbites, le front ou l'occiput.

La douleur de tête accompagne ordinairement les embarras gastriques, le frisson fébrile, les fièvres inflammatoires et les phlegmasies.

La douleur des mamelles s'appelle *mastodynie*; celle de l'estomac cardialgie et gastrodynie; celle des intestins colique, celle de la rate splenalgie, celle des reins néphralgie. Traitement : voir les cas dans le dictionnaire.

Douleurs ostéocopes. Symptômes principaux tertiaires dont le siége est au système osseux, consistant par des douleurs marquées, surtout pendant la nuit, vagues d'abord, puis se localisant par une périostite ou une ostéite. Traitement : scrof. et canc. Electricités rouge et jaune.

Dragonneau. Genre d'animaux parasites munis d'une queue, habitant les égoûts et les latrines, se développent dans l'intérieur des viscères, le foie, les intestins, la vessie. Traitement : vermifugo intus et extra, selon le siége qu'ils occupent.

Dyscrasie est une affection presque toujours de longue durée et non essentiellement fébrile, liée à un état particulièrement originel ou héréditaire de l'organisme et caractérisée le plus ordinairement par des troubles complexes des principales fonctions de la vie organique et des lésions multiples, soit des solides, soit des liquides de l'économie. Traitement : scrofoloso et canceroso.

Dysménorrhée. Se dit de l'écoulement difficile des règles. Traitement : angioïtico. Ici est le cas de faire remarquer les actions ordinaires de l'angioïtico. Y a-t-il difficulté d'écoulement des menstrues, le spécifique les facilite. Y a-t-il écoulement excessif, il les arrête. Comment s'expliquer ces deux phénomènes contraires, produits pour le bien de qui souffre, par le même globule. Ne dirait-on pas qu'il y a dans ces globules un agent vital qui dirige les effets ? On peut appeler ces globules des spécifiques intelligents par eux-mêmes.

Dyspepsie. Manque d'appétit. Le manque d'appétit est toujours un vice de la muqueuse stomacale. Traitement : scrof. 1° et canc. 1°.

Dyssenterie. Quelle qu'elle soit, pourvu qu'elle ne soit pas sanguine, scrofoloso est souvent ici d'un effet remarquablement prompt. Si elle est sanguine, c'est ang. alterné avec scrof. Si elle est occasionnée par les vers, ce qui arrive bien souvent en temps d'épidémie, c'est vermifugo alterné avec scrofoloso. Les électricités ont aussi joué un grand rôle dans ces affections.

Dysurie. Difficulté d'uriner ; maladie dans laquelle on rend l'urine avec douleur et une sensation d'ardeur.

La dysurie se distingue de la strangurie en ce que dans celle-ci l'urine ne vient que goutte à goutte ; elle diffère aussi de l'ischurie qui est la suppression totale des urines. Traitement : scrofoloso.

Dysphagie. Consiste dans la difficulté d'avaler. Constriction spasmodique du canal pharyngo-œsophagien. Dans ce cas, électricité rouge et canceroso en sont les triomphateurs.

E

Echinocoque. L'échinocoque est un ver microscopique consistant en une simple vésicule ovoïde, séparée dans sa longueur par une légère dépression en deux portions d'inégale grandeur. La plus petite, ou extrémité céphalique, est munie de quatre oscules et terminée par un rostre dont la base est entourée d'une double rangée de crochets. La portion la plus grosse constitue la vessie caudale. Ce ver a été rencontré dans tous les viscères, sous forme de poche. Kyste vermineux. Traitement : vermifugo intus et extra.

Echimose. Se dit de certaines taches livides, jaunes, rouges, grises, bleues, qui résultent de sang extravasé dans le tissu cellulaire par l'effet d'une contusion. Traitement : angioïtico en compresses.

Eclampsie. L'éclampsie est une affection convulsive épileptiforme qui attaque particulièrement les enfants pendant la dentition, et à laquelle on a aussi donné le nom d'épilepsie des enfants. Traitement : scrofoloso et au besoin électricité jaune à l'occiput et au sympathique, alterné avec venereo.

Nota. L'électricité jaune est un vermifuge. On peut en boire, elle coupe la fièvre vermineuse, elle arrête les crampes d'estomac.

Même procédé à suivre pour le trismus et le tétanos.

Ecorchures. Se dit de la dénudation de la peau par l'enlèvement de l'épiderme. Synonyme d'excoriations. Si l'écorchure est au pénis elle se dit grave. Venereo intus et extra est son triomphateur. Mais si ce n'est qu'une simple écorchure, dans une partie quelconque du corps, produite par le frottement d'un corps dur, ce sont des compresses de scrofoloso qu'il faut employer.

Ecoulement. Action de couler. Ecoulement des règles, de l'urine, etc. On désigne aussi sous ce nom quelques maladies dont le symptôme principal est un flux contre nature. C'est ainsi que la blennorrhagie, la blennorrhée, la leucorrhée, etc., sont comprises sous le nom générique d'écoulements. Se dit aussi par transudations muqueuses des orifices. Traitement : scrofoloso et électricité rouge à l'occiput et au sympathique.

Ecrouelles. Scrofules, humeurs froides. Genre de maladie ainsi appelée parce que les truies y sont sujettes. Les écrouelles sont endémiques dans les gorges des montagnes et les lieux marécageux. La constitution du scrofuleux est lymphatique; sa face est comme bouffie et infiltrée, sa lèvre supérieure est épaisse, ses yeux sont rouges et larmoyants, parfois ses paupières tombent. La maladie se manifeste par des tumeurs irrégulières, dures,

indolentes, mobiles, qui occupent les glandes ou ganglions lymphatiques du cou, de l'aisselle, etc., sans altération de couleur à la peau. Ces tumeurs s'accroissent
peu à peu, se ramollissent et présentent de la fluctuation.
La peau qui les recouvre est luisante, d'un rouge bleuâtre
et s'ouvre dans différents points. Les plaies dégénèrent
en ulcères qui, après une durée plus ou moins longue,
se cicatrisent pour faire place à de nouvelles tumeurs
dans d'autres endroits du corps. L'affection scrofuleuse
revêt souvent la forme de tubercules dans les divers organes qu'elle attaque, et notamment dans les poumons
où elle donne lieu à la phthisie; dans les glandes mésentériques qui deviennent alors le siége du carreau. Les
scrofules sont au nombre des lésions organiques générales, et elles ont été considérées jusqu'à ce jour comme
liées à un état atonique de l'économie. Cependant on les
regarde comme une inflammation chronique déterminant
une dégénérescence tuberculeuse des ganglions et des
vaisseaux lymphatiques sous-cutanés et viscéraux, qui se
manifeste d'abord dans un seul point de l'organisme.
Les écrouelles sont une maladie *grave*, souvent héréditaire. Elles sont souvent produites par un mauvais régime
et une habitation insalubre durant les premières années
de la vie.

Anatomie. A l'ouverture cadavérique des scrofuleux,
on trouve les ganglions lymphatiques dans un état de
squirrhe, de suppuration on d'induration rouge, des
épanchements dans les cavités splanchniques, etc.

Le premier traitement consiste dans l'hygiène, ensuite
on seconde la nature de se débarrasser du principe de la
maladie par scrofoloso et par électricité rouge sur tous

les points où existent des tumeurs ou grosseurs indurées.

Ecthyma. Mot employé par Hippocrate pour désigner un exanthème pustuleux dont les caractères ne sont point assez déterminés. Pustules avec chaleur brûlante. Traitement : ang. et scrof.

Eczéma. Mot adopté pour désigner une affection cutanée, caractérisée par de petites vésicules très rapprochées les unes des autres, dont la base est à peine enflammée et dont l'éruption est annoncée par un sentiment de fourmillement et de cuisson à la peau. C'est ce qu'on observe dans la coqueluche bénigne, mais si cette éruption rentre dans le corps, la coqueluche devient grave. Traitement : scrofoloso, qui a une action excitante, qui fait pousser à la peau la diathèse eczématique. Pettor. pour la toux qui suit toujours cette éruption. Ang. pour modifier la circulation du sang et ramener la paix entre les sentiments de la lymphe et ceux du sang.

Efflorescences. Fleurir, s'épanouir. On appelle ainsi en pathologie toute espèce d'exanthème qui s'élève au-dessus du niveau de la peau. Traitement : scrofoloso intus et extra. Bains.

Eléphantiasis. Du grec éléphant. Est une maladie cutanée ainsi appelée parce qu'elle est caractérisée par des tubercules durs et proéminents, la chute des poils, la diminution de la sensibilité tactile des téguments devenus épais et rugüeux comme la peau de l'éléphant. On a distingué deux variétés de l'éléphantiasis, que quelques auteurs ont même regardé comme deux maladies particulières, sous le nom d'éléphantiasis des Grecs et d'éléphantiasis des Arabes.

La première est une affection chronique dont le siége primitif et principal est dans la peau et qui ne consiste d'abord que dans un développement de tubercules sans dérangement général des fonctions; la seconde a, au contraire, son siége primitif dans les vaisseaux et les ganglions lymphatiques et dans le tissu cellulaire sous-cutané, dont l'état inflammatoire est accompagné de phénomènes morbides généraux. Pour mon compte je regarde l'éléphantiasis comme une lèpre tuberculeuse, admettant deux variétés sous les noms de lèpre léontine et de lèpre éléphantine. La première attaque particulièrement le visage : le front couvert de rides et de tubercules, les lèvres épaisses, les narines dilatées outre mesure, les oreilles élargies, épaissies et tuberculeuses, les yeux rouges et enflammés donnent à la face quelque ressemblance avec celle du lion. La lèpre éléphantine affecte principalement les membres abdominaux et inférieurs qui acquièrent pour l'ordinaire un volume considérable. Le tissu cellulaire sous-cutané s'endurcit et se désorganise, la peau se rompt et se couvre d'ulcères fongueux.

L'éléphantiasis diffère des autres espèces de lèpres par l'existence constante de tubercules, par des ulcérations lardacées, des tumeurs noueuses et une altération particulière de la voix. C'est une affection souvent héréditaire et qui résiste aux moyens les plus efficaces de l'allopathie, mais elle cède à la matteopathie. Traitement : scrof., canc. et électr. rouge (voir la brochure Mattei).

Embarras gastrique. L'embarras gastrique est

une affection légère, caractérisée par un état saburral et un dérangement particulier des voies digestives. Traitement : scrof.; s'il résiste, prenez canc.

Embonpoint. *Bona corporis habitudo.* Nom qu'on donne à l'état de pleine santé. Mais il existe un embonpoint maladif qu'on appelle obésité, embonpoint excessif produit par une accumulation de graisse obstruant tous les passages. Traitement : scrof. et électr. rouge au sympathique et au plexus solaire. Canc. 6° est le héros infaillible. La dose est selon la réceptivité du malade.

Empoisonnements de toute nature et suite d'empoisonnements. A fortes doses 8 à 10 grains de scrofoloso à sec sur la langue, au sympathique. Alterner électricité rouge et jaune.

Encéphalite. Douleur dans la tête. Se dit de l'inflammation du cerveau. Maladie beaucoup plus rare et bien moins commune que l'inflammation des méninges. Traitement : scrof., ang., vener., électricités rouge et blanche.

Enchifrènement. Voyez *coryza.*

Enflure. Synonyme de gonflement, de tuméfaction. L'enflure prend le nom de boursouflure quand il n'existe pas de symptômes inflammatoires prononcés; d'emphysème, quand elle est produite par l'infiltration de l'air dans le tissu cellulaire; d'œdème, quand elle est due à une infiltration de sérosité dans une partie plus ou moins circonscrite; d'anasarque ou de leucophlegmatie, quand cette infiltration affecte toute l'économie. Traitement : selon le cas, employer scrof., febrif., ang., canc. *Grave.*

Engelures. Disparaissent par scrof. avec électricité rouge aux nerfs intéressés, ou bien par ang. seul.

Engorgements de tous genres (des glandes ou des tissus). Disparaissent avec canc. dilution 36°.

Engourdissement des membres. Se guérissent par canc. et scrof. 1°.

Enrouement. Se dit de l'altération particulière de la voix et de la toux qui les rend sourdes et voilées. L'enrouement est ordinairement un signe du coryza ou du catarrhe pulmonaire. Canc., à la dose ordinaire dilution 36°, a plus d'une fois été le vainqueur. Ang. a été aussi employé avec succès ; quelquefois les électricités rouge et blanche.

Entérite. L'entérite ou entero-colite, qui comprend la duodénite, l'iléite, la colite, l'iléo-colite, est l'inflammation simple de la membrane muqueuse intestinale. On en compte plusieurs espèces : l'entérite aiguë, entérite chronique, folliculeuse, mésentérique, typhoïde, phlegmasie du canal intestinal, qui est susceptible de se propager aux autres membranes.

L'entérite est une des maladies des plus *graves* et des plus fréquentes, ce qui s'explique facilement par les nombreux irritants qui se trouvent sans cesse en contact avec la vaste étendue de la membrane muqueuse intestinale.

Plusieurs de ses formes étaient peu connues avant les recherches de Broussais qui regarde cette maladie, conjointement avec la gastrite, comme la cause prochaine et immédiate de tous les phénomènes observés dans les fièvres dites essentielles.

Les causes principales de l'entérite aiguë sont l'action directe des substances vénéneuses, âcres et corrosives sur le tube intestinal, l'abus des purgatifs drastiques. Tels que Leroy et le Pagliano ou des liqueurs alcooliques. Quelquefois aussi elle est l'effet de causes sympathiques dont l'action est plus difficile à expliquer. Cette phlegmasie peut occuper toute l'étendue du canal intestinal, mais le plus souvent on l'observe grêle, et elle diffère en cela de la dyssenterie qui affecte plutôt les gros intestins. Lorsqu'elle n'est que superficielle et bornée à une irritation catarrhale, elle est peu grave, et scrofoloso administré en boisson et en lavements amènent promptement une terminaison heureuse, mais si elle envahit toutes les tuniques intestinales, si elle a pour symptômes une douleur fixe et profonde, du délire, des vomissements, tout annonce alors une lésion dangereuse et le traitement fait avec scrofoloso est insuffisant ; il faut alors administrer canceroso 2 et les électr. rouge et blanche. Ang., au début, empêcherait la membrane muqueuse d'entrer à la chronicité et à la gangrène ou à la perforation des intestins.

Entorse. Srofoloso et surtout compresses d'électr. rouge.

Entérorrhée. Le nom d'entérorrhée doit servir à désigner le flux intestinal proprement dit, ou augmentation de sécrétion des follicules intestinaux sans inflammation de la membrane muqueuse des voies digestives. Traitement : scrof., ang. et vermif.

Ephidrose. On appelle éphidrose les sueurs excessives ; genre de flux peaudique. Traitement : ang. et scrof. suffisent pour l'arrêter.

Epilepsie. L'épilepsie est une névrose convulsive, essentiellement constituée par des attaques intermittentes, avec perte subite et complète du sentiment, à marche toujours chronique, presque constamment accompagnée d'un affaiblissement, d'une perversion et quelquefois d'une abolition des facultés intellectuelles, et le plus ordinairement incurable pour la médecine ordinaire. Il faut une médecine magique pour la guérir, tels que les globules matteopathiques du comte Mattei. Traitement : scrof., vermif., canc., intus et extra.

Il importe ici de connaître ce qui n'est pas toujours facile si la cause est scrofuleuse ou sanguine, c'est-à-dire si le malade est lymphatique ou angioïtique. Le remède est toujours selon le tempérament. Pour

lympatique,   c'est canceroso,
scrofuleux,   »   scrofoloso,
sanguin,   »   angioïtico,

à petites doses, dilution 109e.

Comment expliquer ces épileptiques qui ont été guéris par la décoction d'os humains ramassés dans les cimetières? La cause d'où provenait-elle? Je puis en citer un grand nombre de ceux-ci.....

Epine dorsale. Myélite se dit de l'inflammation de la moelle épinière (chronique ou aiguë). Aiguë ou chronique, elle se guérit par scrofoloso et électricités blanche et rouge. Pommade de grains scrofolosés, 10 sur 30 grammes.

Epistaxis. *Définition.* L'épistaxis (saignement de nez, hémorrhagie nasale, rhinorrhagie) est l'hémorrhagie de la membrane pituitaire.

Description. L'épistaxis essentielle présente, en général, les caractères d'une hémorrhagie active; elle est

originairement annoncée par des phénomènes de congestion vers la tête, céphalalgie, chaleur et rougeur du
visage, tension pénible dans les sinus frontaux, enchifrènement et sensation de picottements dans les fosses nasales, et plus rarement pléthore générale, pouls dicrote.
Quelquefois, cependant, le saignement de nez prend tout
à coup, sans aucune espèce de prodome. L'écoulement
se fait goutte à goutte ou d'une manière continue et
régulière par l'ouverture antérieure des fosses nasales,
ordinairement par l'une des narines seulement. Il est
fréquent de voir une partie du sang passer par l'ouverture postérieure et tomber dans l'arrière-gorge, d'où il
est chassé par expuitition ou à la suite d'un petit effort
de toux. Chez les enfants le sang est même souvent
avalé. L'épistaxis peut durer depuis quelques minutes
jusqu'à plusieurs heures. Certaines épistaxis passives se
prolongent encore davantage. La quantité de sang écoulé
varie également et a pu atteindre un poids véritablement
énorme, mais, en général, elle n'excède pas 100 à 250
grammes. Le sang s'arrête alors de lui-même en se con-
crétant dans les narines. Mais cette suppression de l'hémorrhagie est rarement définitive; il suffit d'un éternù-
ment pour chasser les caillots et ramener l'épistaxis.
Dans ce cas, une sensation de gêne, de chaleur et de
pesanteur incommode persiste dans la narine qui a été
incomplétement dégagée. Ces retours de l'hémorrhagie
sont souvent très multiples et tout à fait irréguliers.
Cependant il n'est pas rare de voir des jeunes gens ou
des individus pléthoriques pris de saignement de nez
tous les jours pendant un temps plus ou moins long,
pendant trois mois, sans qu'il soit permis de rapporter

ces hémorrhagies intermittentes à une fièvre larvée, comme l'ont fait quelques auteurs. Des épistaxis peuvent encore se montrer périodiquement, mais à des intervalles plus éloignés, tous les mois, par exemple. Lorsque l'hémorrhagie nasale n'est pas trop abondante et qu'elle a été précédée de phénomènes fluxionnaires, elle est suivie d'un soulagement; mais si, au contraire, les épistaxis se sont répétées trop fréquemment et ont continué après la cessation des accidents congestionnels, elles peuvent être suivies d'une véritable anémie. Enfin, on a vu des saignements de nez, ordinairement symptomatiques de cachexie tuberculeuse ou cancéreuse, chez des enfants ou des vieillards, être tellement rebelles qu'ils ont épuisé les malades et amené la mort.

Causes. Les épistaxis essentielles actives se montrent très fréquentes chez les jeunes gens à l'époque de la puberté; une prédisposition naturelle organique et souvent héréditaire paraît les préparer; elles sont d'ailleurs rendues plus faciles par l'influence de la chaleur, l'animation de la course et des jeux, le trouble apporté à la circulation par une position forcée, le travail intellectuel trop soutenu et enfin, par-dessus tout, le retour de la saison hivernale. L'épistaxis est un symptôme extrêmement commun d'un grand nombre d'affections soit locales, soit générales; elle se montre particulièrement au début des fièvres, et surtout de la fièvre typhoïde, dans laquelle elle acquiert une grande importance comme signe. On la voit encore au déclin de la plupart des maladies aiguës, où elle est souvent considérée, sans trop de raison, comme critique; elle est aussi la plus commune des hémorrhagies passives, symptomatiques dans les affections constitutionnelles et dans les cachexies. Elle n'est pas rare dans la tuberculisation. Elle est un des symptômes de la leucocythémie (voyez ce mot). Des hémorrhagies liées aux altérations apportées dans la constitution du sang par les maladies du foie, l'épistaxis est la plus fréquente.

Diagnostic. La seule difficulté diagnostique que présente l'épistaxis est celle qui résulte du passage d'une certaine quantité de sang par la bouche; mais, d'une part, en examinant attentivement le pharynx, on voit, le long de ses parois, le sang s'écouler constamment de la partie postérieure des fosses nasales; de plus, en faisant pencher fortement la tête en avant pendant que le sang s'échappe des narines, on peut voir l'écoulement cesser complétement du côté de la bouche.

Pronostic. L'épistaxis active, constitutionnelle, périodique ou supplémentaire, est plutôt salutaire que nuisible à moins qu'elle ne soit excessive. Il n'en est pas de même des hémorrhagies nasales de forme passive.

Traitement. La plupart du temps l'épistaxis peut être abandonnée à elle-même, cependant si elle se propage en s'accompagnant d'une trop violente fluxion vers la pituitaire, il sera convenable d'en combattre le retour; en général, les compresses de grain ang. locales, ou des compresses électr ang. suffiront.

L'élévation du bras correspondant à la narine qui donne le sang et que l'on a soin de maintenir fermée, ne réussit que dans les cas très simples et d'une manière d'ailleurs très in dèle. Ce n'est que dans les cas plus graves et quand tous les autres moyens auront échoué, que l'on aura recours au tamponnement des fosses nasales. Dans les épistaxis qui se reproduisent depuis long-temps et sont devenues en quelque sorte constitution-nelles, il importe de modifier l'état de fluxion habituel de la pituitaire au moyen d'usage continué d'angioïtico dilution 36°, pendant un mois et plus, et l'alterner avec scrofoloso. Tamponnement avec scrofoloso aux narines.

Eruptions. Ce mot a trois significations :

1° Evacuation subite et abondante de sang, de pus, de sérosité, de vents, etc.

2° Apparition à la peau de taches, de pustules, de bou-tons ou d'autres exanthèmes.

3° Le mot éruption est souvent employé comme syno-nyme d'exanthème.

Traitement : scrof. 1°, 2°, 3°, 4°, 5°, 6°, selon le cas.

Erysipèle. Maladie ainsi appelée parce qu'elle s'é-tend quelquefois de proche en proche sur les parties voi-sines ; inflammation superficielle de la peau, avec fièvre générale, tension et tumeur de la partie, douleur et cha-leur plus ou moins âcre et rougeur tirant un peu sur le jaune, inégalement circonscrite et disparaissant sous la pression du doigt pour reparaître aussitôt après.

La partie affectée est ordinairement parsemée de peti-tes pustules qui se changent bientôt en vésicules et tombent, en se desséchant, sous forme d'écailles furfu-racées.

L'érysipèle a une marche constamment aiguë ; sa du-rée moyenne est de dix à douze jours. Quand il est am-bulant ou erratique, il se prolonge davantage, mais alors on peut considérer cette affection comme une éruption d'érysipèles successifs.

L'érysipèle cède ordinairement aux spécifiques du comte Mattei ; les applications extérieures d'électricités blanche, rouge, jaune, ang., ont coupé court dans divers cas réputés graves. Dans les cas graves, il faut recourir à scrof., surtout lorsque la maladie a son siége à la face.

(*Aph*. 43. Hippocrate dit : Si, durant la gestation, un érysipèle attaque intérieurement l'utérus, il y a danger de mort pour la femme. — *Aph*. 25. Il n'est pas bon que l'érysipèle se porte du dehors au dedans, mais c'est un avantage si la métastare se fait du dedans au dehors. — *Alph*. 20, VII. C'est un mal très grave lorsque l'érysipèle est accompagnée de putridité ou de suppuration.)

Erotomanie. Se dit de l'amour, pour une personne, poussé jusqu'à la folie. Traitement : ang. et scrof., dose ordinaire.

Erytème. L'érytème est un exanthème fébrile ou plus souvent sans fièvre, ordinairement aigu, caractérisé par de simples taches rouges, superficielles, variables en étendue et en coloration. Traitement : comme toutes les maladies de la peau, scrof., ang., électr. rouge, blanche et vasc., selon le cas.

Esquinancie. Voir angine.

Estomac. Voir cancer, crampes, gastrite, gastralgie, gastralgie venteuse, pyrosis, brûle-cou, indigestions, ulcérations et squirrhe.

Etouffements. Ce mot est synonyme de suffocation, mais en médecine on l'emploie plutôt pour désigner le danger de la suffocation, ou l'état de dyspnée et d'oppression qu'on éprouve quand il n'entre pas assez d'air pur dans les poumons, quand l'acte chimique de la respiration ne peut s'exécuter qu'incomplétement, ainsi qu'on l'observe dans les accès d'asthme. Traitement : scrof., électr. rouge et jaune sur le creux de l'estomac et compresses d'électr. sur la poitrine.

Excoriation. Ecorchure, plaie qui n'intéresse que la peau. Scrof. seul en compresses suffit.

Excroissances de chair. Condylômes, tumeurs. Voir condylômes.

Exophthalmie. Voir cachexie.

Exostose. Se dit d'une tumeur osseuse qui s'élève plus ou moins au-dessus de la surface naturelle d'un os. Elle peut dépendre d'une affection syphilitique, du scrofule, du rachitis, de la goutte, etc. Les exostoses syphilitiques et scrofuleuses cèdent ordinairement au venereo qui est le traitement général de la maladie, et à l'application des électr. rouge et verte.

On a quelquefois distingué sous le nom d'exostose vraie celle qui semble être un renflement de la substance osseuse et qui a la même dureté que cette substance même, et l'on appelait exostose fausse l'ostéo-sarcôme. On a aussi nommé exostoses des tumeurs osseuses développées dans la cavité d'un os ; mais cette acception était contraire à l'étymologie ; ces tumeurs doivent être appelées érastoses.

On classe dans ce genre de maladie : la périostite, la carie, spina ventosa, paedartrocace, le ramollissement des os et les excroissances d'os. Mattei et Bérard ont employé tour à tour le scrof., le canc., le vener., les élect. rouge et jaune, scrof. 2. Maladie *grave*, elle réclame la présence du praticien.

Extase. (Je m'arrête.) Affection nerveuse dans laquelle l'exaltation de certaines idées absorbe tellement l'attention que les sensations extérieures sont suspendues, les mouvements volontaires arrêtés et l'action vitale même souvent ralentie.

L'extase diffère de la catalepsie, avec laquelle on l'a souvent confondue, en ce que dans celle-ci il y a, au contraire, suspension complète des facultés intellectuelles.

Si l'extase est excitée par un magnétiseur, il est impossible de la guérir; mais si elle est de nature naissante, comme le noctambulisme, scrof. au début suffit pour l'arrêter. Mais ordinairement l'extase est une faculté, un don qu'on doit savoir mettre en pratique plutôt que de chercher à le guérir, n'étant pas une maladie.

F

Face. La face est la partie antérieure de la tête. Quatorze os concourent à la former, savoir : les deux maxillaires supérieurs, les deux molaires, les deux os propres du nez, les deux os unguis, le vomer, les deux cornets inférieurs, les deux os palatins et le maxillaire inférieur, sans compter la portion frontale de l'os coronal et les trente-deux dents que l'on peut considérer comme en faisant partie. Ses muscles nombreux sont la plupart destinés aux organes de la vue, de l'ouïe, du goût et de l'odorat; ses artères lui viennent de la carotide externe, ses veines aboutissent à la jugulaire et ses nerfs tirent immédiatement leur origine du cerveau. La face éprouve dans les maladies des altérations qu'il est important d'observer; elle est animée dans les phlegmasies internes, jaunâtre dans les affections bilieuses, pâle et bouffie dans les hydropisies, vultueuse dans les maladies inflammatoires aiguës.

Hippocrate a très bien décrit l'altération qu'elle présente lorsque l'homme, épuisé par une maladie longue ou par de grandes évacuations, une faim excessive, l'insomnie, etc., est menacé d'une mort prochaine, et c'est ce qu'on a appelé face hippocratique ou face cadavéreuse. Elle se distingue par les caractères suivants : peau de front tendue, sèche ou couverte d'une sueur froide; yeux enfoncés dans leurs orbites et entr'ouverts pendant le sommeil, nez effilé et allongé, tempes creuses, pommettes saillantes, oreilles froides, sèches et retirées, lèvres décolorées ou livides, pendantes.

L'anesthésie de la face la plus fréquente, sinon la seule des anesthésies essentielles, est constituée par la paralysie de cette portion de la cinquième paire des nerfs crâniens, qui est dévolue exclusivement à la sensibilité.

Toute douleur de la face se dissipe, si elle n'est qu'accidentelle, par électr. blanche ou rouge; si elle est constitutionnelle invétérée, on ajoute scrof., ou si elle est prosopalgique congestive, douleur causée par le sang à la tête, c'est ang. avec compresses d'électr. ang.

Faiblesse. *s. f.* Manque de force. Faiblesse de la vue ou amblyopie, faiblesse d'estomac ou dyspepsie (voyez ce mot), faiblesse des mains, faiblesse des bras, des genoux, faiblesse en général, viennent toutes d'un vice du sang ou de la lymphe. Les seuls triomphateurs sont, selon le siége, canc., scrof. et électr. rouge. Si le sujet est sanguin, c'est ang. qu'il faut employer et l'électr. ang. est l'adjutant de ang. globule. L'électr. rouge convient avec scrofoloso, et les blanche, verte et jaune avec canceroso.

Faim canine. *s. f. Fames,* besoin de prendre des aliments. La faim est un sentiment intérieur plus ou moins pénible que quelques auteurs ont attribué au froncement de l'estomac pendant sa vacuité, d'autres au frottement de ses rides et de ses houppes nerveuses les unes contre les autres, d'autres à la lassitude des fibres de sa tunique musculaire trop longtemps contractées, d'autres à la compression des nerfs quand l'organe est resserré sur lui-même, ou bien au tiraillement du diaphragme par le foie et la rate, dont l'estomac et les intestins ne soutiennent plus le poids. Quelques-uns ont cherché dans l'accumulation de la salive et des fluides gastriques, d'autres dans l'alcalescence de ces sucs, la cause de ce phénomène, qui paraît tenir au mode de structure et de vitalité propre de l'organe digestif. La faim excessive constitue la boulimie, que l'on a aussi désignée sous le nom de faim canine. Que la cause vienne d'un phénomène ou d'un autre, quelques cuillerées de scrof., dilution 36°, arrêtent promptement ce malaise et même il le prévient.

Femoro poplitee, névralgie, et **femoro prétibiale.** Voir sciatique.

Favus. Voyez teigne.

Feu sacré. Feu St-Antoine, est une variété d'herpès zoster zona. Voir herpès.

Fièvres. Sous le nom de fièvres on en désigne
quarante-quatre, telles sont :

Fièvre adynamique.
   » anticipante.
   » bilieuse.
   » catarrhale.
   »   » épidémique.
   » continue simple.
   » des opérés.
   » double tierce.
   » entéro-mésentérique.
   » éphémère.
   » herpétique.
   » inflammatoire.
   » intermittente pernicieuse.
   »   » régulière.
   » jaune.
   »   » nostras.
   » maligne.
   » mercurielle.
   » miliaire.
   » morbilleuse.
   » muqueuse.
   » ortiée.
   » pétéchiale.
   » puerpérale (des accouchées).
   » purulente.
   » putride.
   » pyogénique.
   » quarte.
   » quotidienne.

Fièvre rhumatismale.

> subintrante.
> syncopale.
> synoque.
> tierce.
> traumatique.
> typhoïde.
> éruptive.
> intermittente simple.
>   » anormale.
> larvée.
> remittente.
> chevaline (amoureuse).

L'antrophrodisiaque est le scrofoloso.

Dans toutes ces fièvres, sans distinction, on doit travailler le plus tôt possible à couper la fièvre en donnant de dix en dix minutes ou même, si le mal est violent, une cuillerée à café, de cinq en cinq minutes, de la dilution 109ᵉ de febrifugo, en s'aidant de compresses fréquemment renouvelées sur les flancs (aines), choisir febrifugo 2 qui est plus fort. On ajoute à cela des applications d'électr. rouge à l'occiput et au sympathique. On complète la guérison, une fois la fièvre coupée, avec scrof. S'il y a toux, on alterne febrifugo avec pettorale. Si vous doutez des tubercules aux poumons et que le malade crache épais, rond, alternez pettorale avec canceroso.

Figure. Voyez face.

Fisconie. On appelle fisconie l'induration du foie, c'est-à-dire que le foie commence à s'altérer et à devenir dur et s'atrophier. C'est ce qu'on appelle vulgairement avoir le foie blanc. Traitement : febrif., électr. rouge et jaune, febrif. nuovo 2.

Fistule. Les fistules sont des espèces de poches dans un muscle dont l'ouverture sert de cheminée et de porte de décharge au pus que produit bien souvent l'insecte ou le ver qui y loge. Les parois internes sont tapissées d'une muqueuse analogue à celle des autres cavités ; la bouche, par exemple, est plus mince pour laisser passage au sang et à la lymphe que l'animal contenu suce pour vivre.

Elle est toujours guérissable, lors même qu'elle serait chronique, mais pour cela il faut y appliquer d'abord des compresses de vermifugo et même l'employer intus et extra, puis alterner avec scrofoloso qui, lui seul, se chargera de faire croître le muscle rongé et la peau entamée. On emploie quelquefois, selon les cas, l'électricité rouge et canceroso, cela dépend de la sagacité de qui traite la maladie.

Flucurs blanches. Voyez leucorrhée.

Flux. *Définition.* Les flux constituent une classe de maladies caractérisées par l'accroissement morbide et l'écoulement immodéré des liquides produits par l'une des sécrétions naturelles, sans lésion apparente de l'organe secréteur, ni altération notable du liquide secrété. Traitement selon le genre : flux de sang, c'est ang.; flux muqueux, c'est scrof. et parfois canc.

On en distingue plusieurs :

Flux de lait.
    » de larmes.
    » de sang.

Flux de sueur (voir éphidrose).

 » intestinal.

 » salivaire (sialorrhée).

 » urinaire (anesthésie de la vessie).

 » vaginal.

Fluxion de poitrine, aux poumons, à la joue, aux dents. On appelle vulgairement fluxions des gonflements indolents du tissu cellulaire de la face, produits le plus souvent par l'impression d'un air froid ou par l'irritation que détermine l'odontalgie.

Les médecins humoristes appelaient fluxion l'abord du sang ou de tout autre humeur sur quelque organe particulier, avec plus de force ou suivant un autre ordre que dans l'état naturel. Ils nommaient fluxion catarrhale celle qui s'effectue sur les membranes muqueuses, dans les inflammations catarrhales; fluxion hémorrhoïdale, la congestion du sang dans les vaisseaux hémorrhoïdaux, sans écoulement de ce liquide au dehors. Ils établissaient ainsi une différence entre cette fluxion et le flux hémorrhoïdal, dans lequel il y a écoulement de sang.

Sous le nom de fluxion de poitrine on a désigné le catarrhe pulmonaire aigu ou la pleurésie, mais plus ordinairement la péripneumonie.

Quoi qu'il en soit, les fluxions sont toujours un refroidissement subit sur les organes affectés. C'est toujours au sang que le mal en veut. Pour couper court, y a-t-il point de côté, appliquez intus et extra angioïtico et élect. angioïtica. Ces spécifiques feront décoaguler le sang et le feront circuler. Y a-t-il de la fièvre, appliquez électr. blanche et donnez intérieurement febrifugo. Le malade tousse-t-il, alternez febrifugo avec pettorale. Crache-t-il du sang, donnez encore angioïtico et appliquez l'électr. angioïtica sur la poitrine.

Foie. Sa description et ses maladies. — Organe sécréteur de la bile. Le foie est le plus volumineux des viscères abdominaux. Il occupe l'hypocondre droit et une partie de l'épigastre ; il correspond en haut au diaphragme, en bas à l'estomac, à l'arc du colon et au rein droit ; en arrière, à la colonne vertébrale, à l'aorte, à la veine cave ; en devant, à la base de la poitrine. Il est retenu dans sa position par divers replis du péritoine, auxquels on a donné le nom de ligaments, tels sont :

1° Le ligament suspenseur du foie, ou grande faulx du péritoine, fixé par un de ses bords au diaphragme et divisant par l'autre la surface convexe du foie en deux parties.

2° La faulx de la veine ombilicale, qui n'est autre chose qu'un soulèvement du péritoine par cette veine.

3° Les deux ligaments triangulaires du foie, l'un droit, l'autre gauche.

Tous les anatomistes distinguent dans cet organe deux lobes principaux : un droit, ou grand lobe (lobe colique), et un gauche, appelé *lobe moyen*, pour le distinguer d'une éminence située à la surface inférieure du grand lobe, et désigné sous le nom de petit lobe ou lobe duodénal pancréatique.

La face inférieure du foie, considérée de gauche à droite, présente le sillon longitudinal (horizontal ou de la veine ombilicale), destiné à loger chez le fœtus la veine ombilicale et le canal veineux ; le sillon transversal, ou de la veine porte, occupé par le cinus de cette

veine, par les principales branches de l'artère hépatique
et par les vaisseaux biliaires à leur sortie du foie pour
former le canal hépatique; deux saillies appelées éminences portes, l'une antérieure, à droite du sillon de la
veine ombilicale, l'autre postérieur, qui est le lobe duodénal. Le parenchyme du foie a une consistance remarquable, une teinte fauve ou légèrement jaunâtre, un
aspect poreux dû à la section de la multitude de petits
vaisseaux qui le pénètrent. Lorsqu'on le déchire, il paraît formé de granulations dont la structure intime a
donné lieu à un grand nombre d'hypothèses et au milieu
desquelles sont disséminées les radicales des conduits
excréteurs de la bile, dont la réunion forme le conduit
hépatique.

Le foie est le seul organe qui, indépendamment du
sang rouge qui lui est apporté par l'artère hépatique,
reçoive du sang noir qui lui est transmis par le système
de la veine porte.

On croit généralement que c'est du sang de la veine
porte que sont extraits les matériaux de la bile, et que
le sang de l'artère est uniquement destiné à la nutrition
de l'organe.

Le foie reste atteint par le kyste du foie, la cirrhose,
les calculs biliaires, l'ictère et l'ictère grave. C'est du foie
que partent les fièvres; la fièvre typhoïde est le signe de
l'érysipèle du foie. Quand le foie est extrêmement érysi-
pélateux, il s'affaisse et sèche, forme le typhus, qui veut
dire grande inflammation du foie ou foie sec. L'héroïque
remède porte son nom. Febré, ou fébrifuge, foie chauffé,
dit dans le langage spirituel. Traitement : febrifugo intus
dilution 36e, si la fièvre n'est pas intense. Si elle est forte

ou maligne, donnez dilution 220°, quitte à diminuer l'eau peu à peu, à mesure que la fièvre disparaît. S'il y a douleur au côté droit, appliquez compresses d'électr. blanche.

Folie. Eh! qui n'a pas un grain de folie? La folie est une maladie ordinairement chronique, souvent héréditaire, caractérisée par un trouble partiel ou général, simple ou compliqué, des fonctions intellectuelles, affectives et sensoriales, et des actes qui en dépendent, avec ou sans lésion de l'encéphale. Traitement : scrof., électr. rouge et blanche.

Fondement. Se dit de l'anus, extrémité inférieure ou orifice du rectum. Ses maladies sont : chute de l'anus ou chute du fondement (prolapsus ani).

Hémorrhoïdes. Ulcères fistuleux et kystes vermineux. Voir les cas.

Pour chute de fondement, c'est canc. et élect. rouge.

Pour hémorrhoïdes, c'est ang. et élect. ang.

Pour ulcères fistuleux, c'est scrof. et canc.

Pour kystes vermineux, c'est vermif. et élect. jaune.

Fongus (hématode). Champignon de sang, excroissance produite par l'état maladif des vaisseaux sanguins. Traitement : intus et extra, ang. alterné avec canc. et vermif.

Foudre (effets de la). Traitement à fortes doses (8 ou 10 grains à sec) de scrof. avec électr. rouge aux deux côtés de l'atlas.

Foulures quelles qu'elles soient. Traitement : élect. rouge. S'il y a douleur, scrof. intus et extra et élect. bl. en compresses. Voir théorie pour la dose.

Fractures. Quelles qu'elles soient, scrof. intus et extra. S'il y a fièvre, ajoutez des compresses d'électr. blanche ou bleue.

Furoncles. Voyez clous, antrax.

Fureur utérine. Voir nymphomanie.

G

Galactorrhée. On donne le nom de galactorrhée à une sécrétion excessive et à une perte considérable de lait, accompagnées de dépérissement, que l'on observe chez les nourrices et chez les femmes qui ont sevré récemment. Traitement : canc. et électricité verte en compresses.

Gale. La gale (psora scabies) est une éruption vésiculeuse toujours accidentelle et contagieuse, siégeant presque exclusivement entre les doigts et au pli des articulations et caractérisée par la présence d'un insecte particulier dans les vésicules ou dans un sillon sous-épidermique qui vient y aboutir. Traitement : scrofoloso intus et extra. Bains avec grains de scrofoloso 2.

Gale rebelle ou de chat. Scrofoloso 3. Bains à l'électricité rouge.

Le contact de certaines substances forme la gale des épiciers (les sous en cuivre).

Ganglions. Voir phthisie.

Gangrène. La gangrène consiste dans l'extinction

de toute action organique d'une partie, avec réaction de la puissance vitale dans les parties contiguës : c'est une mort locale. On distingue la gangrène humide, commençante, putride (des opérés) et par excroissance. Traitement : canc., électr. rouge et verte.

Gangrène de la bouche, stomacace, cancer aqueux de Richter, stomatite gangreneuse. Traitement : canc., électr. rouge ou verte.

Gastralgie sthénique et asthénique. Sans nous arrêter au sens étroit des mots gastralgie et entéralgie, et en rappelant que nous n'avons pas compris parmi les névralgies des affections douloureuses des organes qui ne reçoivent pas de nerfs sensitifs émanés du centre nerveux cerebro-spinal, nous décrirons sous le nom de gastro-entéralgie toute névrose caractérisée essentiellement par diverses perturbations ou altérations de la sensibilité, de la contractilité et, en un mot, de toutes les fonctions propres de l'estomac et des intestins. Traitement : canc. et électr. verte.

Gastrite. La gastrite est l'inflammation de la membrane muqueuse de l'estomac. Traitement : canc., scrof., febrif. et les électricités appartenant à chaque spécifique.

Gastrorrhagie. La gastrorrhagie ou hématémèse, vomissement de sang, est l'hémorrhagie de la membrane muqueuse de l'estomac.

La gastrorrhagie essentielle est une affection rare et qui ne se montre que comme hémorrhagie accidentelle, supplémentaire ou constitutionnelle. Traitement : les deux angioïtiques, globule et électricité.

Gastrorrhée. La gastrorrhée, qui consiste dans

l'expulsion, par la bouche, avec ou sans effort de vomissement, d'un liquide provenant de l'estomac, tout à fait aqueux ou d'une consistance visqueuse, filant, transparent, semblable à du blanc d'œuf, quelquefois insipide, plus souvent acide ou salé, est une affection toujours symptomatique et liée soit à une altération organique, soit à une névrose de l'estomac, soit encore à une affection constitutionnelle, comme la goutte.

Le liquide secrété par l'estomac, ordinairement neutre, est quelquefois acide et, dans ce cas, le malade éprouve la sensation connue sous le nom de fer chaud ou pyrosis.

Le traitement consiste alors spécialement dans l'administration d'un verre d'eau par jour, dans lequel on aura dissout un globule d'antiscrofoloso.

Gastrotomie. La gastrotomie est une opération barbesque pratiquée sans succès par Bonnet, Hoffmann, Dupuy. Cette opération consiste à établir un anus artificiel au-dessus du siége de l'étranglement, c'est-à-dire sur une anse intestinale quelconque, distendue par des matières fécales et des gaz. Elle sera remplacée par scrof. et électr. rouge et blanche.

Gencives (maladies des). Fistules, tumeur, gencivite (inflammation des gencives), scorbut. Toutes ces maladies disparaissent par scrof., canc., ang. Voir les cas où il faut appliquer.

Genoux. Maladies qui peuvent arriver aux genoux. Tumeur blanche, lymphatique, rhumatisme, hydarthrose, etc.

Pour tumeur blanche, M. le comte Mattei conseille des

applications de compresses d'ang. et d'électr. rouge et jaune, canc. 1°, 2°, 3°, etc.

Scrof., si la cause est scrofuleuse.

Si la tumeur donne fièvre, des compresses d'électr. blanche ou bleue.

Pour rhumatisme aux genoux, on donne scrof. et ven. intus et électr. extra.

Pour l'hydarthrose, qui est une accumulation, ou manque de synovie des articulations, scrof., alterné avec canc., intus et extra. Grands bains de venereo.

Glandes ou ganglions, tumeurs rondes ou oblongues, dures, non douloureuses et qui ne colorent pas la peau.

Glandes scrofuleuses du cou, si elles ne sont pas parvenues à l'état de tumeur, cèdent à scrofoloso. Si elles résistent, on emploie canceroso, surtout quand il y a suppuration.

Glandes salivaires sous les oreilles, c'est canceroso.

Glandes mésentériques dans l'abdomen, c'est canc. intus et extra.

Ladrerie, soit engorgement graisseux de tout le système glandulaire et vasculaire, c'est canceroso et, comme le fait observer M. le comte Mattei, le canceroso est le spécifique contre les glandes, parce que la glande est l'indice d'une grande viciation de la lymphe. Une glande des parotides a été guérie par canc. intus et électr. bl. en gargarismes.

Glossite. *s. f.* La langue. Inflammation de la langue. Lorsqu'elle est bornée à la membrane muqueuse, elle est de peu d'importance ; mais celle qui affecte la totalité de l'organe constitue une maladie *grave* qui doit être combattue par tous les moyens. Scrofoloso intus et en gargarismes, ou bien angioïtico en gargarismes.

Goître. Le goître, bien connu des anciens et des vallées non civilisées, est un engorgement de la glande thyroïde, héréditaire et endémique dans les contrées froides et humides, dans les vallées des Alpes, le Valais, etc., et qui n'est accompagné ni d'inflammation ni de changement de couleur à la peau.

Le goître est une syphilis dégénérée, provenant de la 6ᵉ génération. Avant le goître il y avait humeurs froides.

5ᵉ génération. Avant les humeurs froides il y avait cancer.

4ᵉ génération. Avant le cancer il y avait poulain chanc.

3ᵉ génération. Avant le poulain il y avait crêtes de coq.

2ᵉ génération. Avant crêtes de coq il y avait chancre, maladie de nos premiers pères. Exemple :

En 1474, il y avait à Venise un célibataire nommé Nonas, riche propriétaire. Il était atteint d'une maladie pour lors inconnue : il avait sur la cuisse gauche un énorme chancre, ressemblant à un crapaud, ce qui a donné lieu à plusieurs conjectures ; les uns disaient que pour guérir cette maladie il fallait y placer un crapaud vivant dessus, c'est de là que le vulgaire a conservé cet adage ; d'autres disaient que Nonas était maudit par un astre-crapaud.

Cette maladie n'étant pas connue, on ne la guérissait pas et les enfants héritaient de leur père ou mère le fruit de leur débauche.

L'hygiène de la propreté n'était pas encore connue à

cette époque. Les hommes avaient commerce avec les femmes, et à quelle qu'époque que ce soit on lit des choses incroyables que je ne trouve pas propice de répéter ici. Ce n'est pas étonnant si nous en sommes atteints plus ou moins.

J'ai connu, en Valais, village de Saviège, un riche propriétaire qui, depuis sa naissance, avait un petit bouton sur le muscle biceps du bras gauche, sans souffrance et sans putréfaction, il ressemblait à une verrue et on l'a toujours pris pour une petite verrue, dite *marque de naissance.*

Cet homme, très pieux et très sobre, arrivé à l'âge de 60 ans, sentit une démangeaison à cette verrue; il se gratta avec sa chemise rèche; petit à petit, cette verrue grossit et forma un petit bouton chancreux. Mal soigné par les médecins de l'endroit qui ne voyaient là-dedans que du bleu, ce bouton grossit tellement que, 6 mois après, lorsque je le vis pour la première fois, c'était un véritable chancre frangé, crête de coq, de la grosseur de quinze centimètres de long sur douze et demi de large. Le muscle biceps avait été complétement rongé et la plaie était profonde. On aurait dit une ville en état de siége. Ce n'était donc pas lui-même qui avait ramassé cette maladie, puisque je l'ai connu sobre, mais le germe y était et il lui fallait attendre l'heure venue pour son développement.

Si j'étais gouvernement, j'obligerais, comme l'on oblige pour la vaccine, de prendre chacun venereo au moins pendant 6 mois; de cette façon, l'on extirperait le virus héréditaire chez tous les peuples, et l'humanité entière serait reconnaissante au gouvernement qui, le pre-

mier en prendrait l'initiative, ainsi qu'à **M.** le comte
Mattei pour sa découverte. Dieu veuille que mes désirs
s'accomplissent.

Goître exophthalmique. Définition. Le goître
exophthalmique (cachexie exophthalmique, exophthal-
mos, cachectique, névrose thyro-exophthalmique (Corlieu), maladie *grave*, maladie de Bassedow, est une
maladie dont le caractéristique consiste dans cette
remarquable triade symptomatique : augmentation de
volume du corps thyroïde ou goître, saillie des globes
oculaires ou exophthalmie, trouble des fonctions circulatoires. Maladie héréditaire de la 6e génération. Traitement : venereo pendant six mois, scrofoloso pendant
quatre mois, finir par canceroso pendant deux mois.

Gonorrhée. *s. f.* Semence et de je coule ; proprement dit écoulement de semence. Les anciens, regardant
le mucus des écoulements contagieux comme du sperme
altéré et vicié, avaient appelé gonorrhée l'affection connue aujourd'hui sous le nom de blennorrhagie.

Selon Bosquillon, le nom de gonorrhée devrait lui
être conservé, ce mot signifiant tout écoulement qui a
lieu par les organes de la génération.

La véritable gonorrhée, ou flux spermatique, est la
spermatorrhée des auteurs modernes. Traitement :
comme pour la chaude-pisse.

Gorge. Voyez angine.

Goût. Celui des cinq sens par lequel nous percevons
les saveurs et dont le palato lingual est l'organe principal. Le goût est la faculté que nous avons d'apprécier les
qualités sapides d'un corps ; la gustation est l'exercice de

cette faculté, et la dégustation son exercice attentif et ré-
fléchi. Pour remettre le goût perdu, scrofoloso et électr.
rouge.

Goutte. La goutte (arthritis, podagre) est une maladie diathésique, héréditaire, syphilitique, revenant par
attaques, essentiellement caractérisée par une fluxion
douloureuse sur les articulations et principalement sur
celles des pieds et des mains, et par des affections symptomatiques multipliées et très diverses, nerveuses ou
inflammatoires, notamment par la dyspepsie et la gravelle.

Il n'est pas de maladie dont l'étude soit entourée de
plus d'obscurité que la goutte, pour la hiérarchie classi-
que qui veut tout savoir. Le comte Mattei l'a mieux de-
vinée, aussi a-t-il trouvé le moyen de la guérir par
scrof., canc., vener., élect. blanche, rouge, jaune, canc.
2, 3, 4, 5, 6.

Ici je dois placer une observation : cas de guérison en
dehors de la théorie.

Un homme de 50 ans souffrait depuis quelques mois
de la goutte à un pied; il avait employé scrof., canc. et
les électr. verte, rouge, blanche, rien ne faisait. Ayant
été consulté, je lui fis prendre venereo intus et je lui fis
mettre des compresses d'antiscrofoloso sur la douleur.
Huit jours plus tard j'allai faire ma visite; je trouvai mon
client debout et fort bien portant. Venereo a été pris à
la dose archiminime, dilution 220ᵉ, un verre par jour.
J'eus plus tard un autre cas de ce genre, et il a été guéri
aussi par le même procédé.

Gravelle. *s. f.* Maladie produite par de petites concrétions semblables à du sable, à de petits graviers qui

se forment dans les reins, se disséminent dans les voies urinaires et sont expulsées avec les urines. Ces concrétions, composées ordinairement d'acide urique et d'une matière animale, se déposent au fond du vase immédiatement après l'excrétion de l'urine et diffèrent, par leur dureté et leur résistance sous le doigt, du sédiment que présente quelquefois ce liquide.

Le régime végétal, les boissons diurétiques sont particulièrement recommandés et le meilleur des prophylactiques est sans contredit le scrof., ang. et quelquefois canc. avec les électr. *secundum sui generis.*

Grippe. La grippe (fièvre catarrhale, épidémique, influenza, etc.) est une maladie épidémique caractérisée le plus ordinairement par un catarrhe bronchique ou une angine et toujours par des douleurs musculaires et un affaissement considérable des forces.

La grippe offre trop de ressemblance avec la coqueluche pour ne point être engendrée par des causes analogues (voyez coqueluche). Peut-être, à vrai dire, le ferment qui l'occasionne, au lieu d'être visible et palpable au microscope, comme le parasite de la coqueluche, est-il insaisissable et volatil comme celui de la suette ou de la malaria.

L'extrême facilité avec laquelle se généralise la maladie, primitivement limitée à l'inflammation catarrhale des voies aériennes, prouverait en faveur de cette supposition et semblerait désigner à la grippe une place parmi les maladies infectieuses générales ; mais, en somme, la laryngite et la bronchite seules constituent, dans un si grand nombre de cas, tous les phénomènes morbides, qu'il n'est pas illogique non plus de laisser la grippe à côté de la coqueluche dans le cadre des maladies locales de l'appareil respiratoire.

Il est difficile de reconnaître la grippe à des signes nettement caractéristiques. C'est toujours sous le couvert d'un coryza, d'une angine, d'une bronchite, qu'elle éclate, sauf à se trahir bientôt par le malaise tout particulier qu'elle inflige au malade et l'exagération même des symptômes ordinairement les plus bénins que présente l'inflammation légère des voies aériennes.

Ces phénomènes généraux si remarquables, ce brisement, cet anéantissement des forces caractérisant la grippe intense, seraient-ils cependant le résultat d'une infection véritable du sang et justifieraient-ils encore l'opinion des médecins qui placent l'influence au nombre des maladies infectieuses?

Il serait, je crois, plus rationnel, étant donnée leur brusque façon d'éclater et de disparaître, de les prendre pour de simples accidents nerveux déterminés, comme les phénomènes paralytiques de l'aphonie, par une fatigue, un épuisement spécial des nerfs pneumogastriques.

Quoiqu'il en soit, chez l'individu grippé, l'enchifrènement nasal est, dès le bébut, très pénible, la voix enrouée, la toux quinteuse et déchirante. Les yeux injectés sont larmoyants et gonflés, une violente pesanteur de tête coexiste avec de douloureux élancements des muscles de la nuque et des épaules; des nausées et des vomissements parfois même se déclarent.

On ne réagit pas facilement contre la grippe. Elle courbe l'homme le plus robuste, elle anéantit la femme, plus nerveuse et plus impressionnable que les hommes.

Je ne sais point de malade plus irritable qu'une femme grippée. Prise à la fois par le nez, par la gorge et par les yeux, elle n'est pas seulement affectée des douleurs qu'elle éprouve, mais surtout de se sentir disgracieuse, enlaidie, hébétée.

Souffrez-vous beaucoup, madame? demandai-je un jour à une de ces intéressantes victimes de la bronchite épidémique. — Ah! si je souffre! me répondit-elle en portant son mouchoir à ses yeux rougis, je souffre à faire peur !... dit le Dr Rengode.

Et voilà pourtant comme on risque de se trouver désarmé en médecine, la « souffrance à faire peur » n'ayant point été prévue par le codex. Traitement : la grippe, heureusement, n'est plus aujourd'hui la dangereuse maladie qui faisait encore, au siècle dernier, de si grands ravages. La grippe simple cède facilement au repos, au lit et dans une chambre chaude, une diète légère et l'usage de febrifugo, un globule dissout dans un verre d'eau et faire durer ce verre 24 heures. Lorsqu'elle devient intense, febrifugo ne suffit pas, on prend alors vermifugo à la dilution 109e, et on alterne celui-ci avec febrifugo, angioïtico et scrofoloso.

Grossesse. Accouchement arrêté, a été délivré par canc. (comte Mattei). Toutes les altérations de la matrice, les chutes de matrice, les renversements, les douleurs, les flueurs blanches, les accouchements difficiles, la coagulation du lait, tout, absolument tout ce qui dérange la femme dans sa grossesse ou en dehors, est produit par la viciation de la lymphe et se corrige parfaitement par le canc. pris extérieurement et intérieurement.

Guêpe. Piqûre de guêpe ou de vipère. Scrof., électr. rouge (comte Mattei).

H

Haleine fétide. Intus et en gargarismes scrofoloso au besoin chez les femmes, surtout canceroso.

Hallucinations. On donne le nom d'hallucinations à des sensations spontanément perçues, en l'absence de toute impression physique et de tout excitant extérieur des organes des sens.

Les hallucinations ne diffèrent donc en réalité des sensations vraies que par le défaut d'objet; mais, à part la non-existence de l'excitant, la perception est aussi réelle dans les unes que dans les autres.

Les hallucinations peuvent être sensoriales ou viscérales; ces dernières, qui reçoivent aussi le nom de fausses sensations, ont leur siége ailleurs que dans les organes des sens, soit dans les viscères, soit dans tout autre partie du corps. Quant aux illusions sensoriales, elles consistent dans l'appréciation fausse de sensations réelles.

Les hallucinations et les illusions, il faut bien insister sur ce point, ne sont pas la folie, mais seulement l'un des éléments, l'un des symptômes les plus fréquents de cette maladie; et de même qu'elles peuvent exister chez d'autres que chez des fous, de même on ne les rencontre pas toujours dans la folie. Traitement : si l'hallucination attaque l'homme, elle se combattra avec scrof.; si c'est la femme, c'est canc.

Hanche. On appelle hanche la région du tronc formée par les os ilion et ischion, recouverts de parties molles, sujettes à la coxalgie, luxation ou déboîtement accidentel ou spontané de la tête du fémur.

La guérison est certaine, pourvu que le ligament coxofémural ne soit pas rompu. Mais sans ce traitement, à supposer même que l'os soit remis dans sa capsule, il ne saurait y demeurer et on resterait boiteux pour la vie, parce que le ligament ne reprendrait jamais sa force première.

L'application de l'électr. rouge, pendant un mois environ, avec scrof. à l'intérieur, lui est nécessaire pour cela (comte Mattei). S'il y a tendance angioïtique, l'alterner avec ang. S'il y a état lymphatique grave, alterner scrof. avec canc. Application alors à la pointe du fémur d'électricité rouge, quelquefois alternée avec électricité angioïtique. Par exception, on mettra ces électricités en compresses.

Haut-mal. Voir épilepsie.

Hébètement. Par abus de quinine, vaincu par élect. seule.

Hématémèse. Vomissement de sang. L'hématémèse est annoncée par un sentiment de pression au creux de l'estomac, de pesanteur et de douleur profonde ou pongitive dans l'épigastre et les hypocondres, par des anxiétés et quelquefois par une espèce de syncope subite. On rend ensuite par le vomissement et quelquefois par les selles, un sang liquide ou grumeleux, rouge ou noir.

L'hématémèse peut être active ou passive, aiguë ou chronique. Le sang évacué provient presque toujours d'une exhalation sanguine à la surface de la membrane muqueuse gastrique.

Cette maladie est particulièrement observée chez les individus hémorrhoïdaires, chez les femmes faibles, irritables, mal réglées; elle dépend souvent d'une lésion organique de l'un des viscères abdominaux.

L'hématémèse aiguë est peu dangereuse, mais l'hématémèse chronique est une affection *grave* et souvent mortelle. Traitement : ang. intus et électr. ang. sur l'estomac en compresses, une cuillerée à café dans un verre d'eau qu'on renouvelle quatre fois par jour.

Hématurie. On doit entendre par hématurie, dans l'acceptation la plus large, toute hémorrhagie de la membrane muqueuse des voies urinaires.

L'hématurie n'est presque jamais qu'un symptôme, cependant elle peut se montrer comme maladie essentielle. Il est impossible, en pratique, d'établir, comme espèces distinctes, d'après leur siége anatomique, les hématuries qui viennent du bassinet, de l'urétère, de la vessie ou de l'urètre. Nous dirons seulement que les hématuries essentielles viennent presque exclusivement des reins.

On peut les diviser en hématurie essentielle, continue, sporadique, hématurie périodique et hématurie essentielle, endémique, des régions tropicales. Traitement : le traitement de l'hématurie est celui de l'affection qui donne lieu au pissement de sang; cependant, comme cette affection peut rester inconnue, ainsi que la source du sang, et que l'écoulement d'une grande quantité de ce liquide par les voies urinaires constitue quelquefois alors à lui seul un accident *grave*, nous devons indiquer les moyens auxquels on est obligé d'avoir recours dans les cas de ce genre.

On prescrit le repos le plus absolu et la diète la plus sévère; on donne pour boisson de l'eau froide, un verre dont on aura fait dissoudre un grain d'ang., ceci pour une journée. On fait des applications d'eau froide sur le ventre, dans laquelle on aura versé une cuillerée à café d'électr. ang. On pourrait encore, si l'hématurie est rebelle, donner des injections de grains ang., 5 grains dissous dans un demi-verre d'eau et donner deux injections par jour. Ordinairement elle est arrêtée par cette méthode à la douzième heure.

Héméralopie. Voir berlue.

Hémicranie. Voir migraine.

Hémiplégie. L'hémiplégie a pour caractère général un contraste, un défaut d'harmonie tout particulier entre les deux côtés de la face; celui qui est paralysé étant, pour ainsi dire, étalé sans un pli, sans une contraction, les traits effacés et comme entraînés du côté sain, disposition qu'exagèrent surtout les mouvements violents, comme le rire, les larmes, les grimaces ou même l'animation du discours. Traitement : scrof., ang., électr. rouge, électr. ang., canc., électr. jaune, canc. 5, en bains, en compresses et pris intérieurement. M. le comte Mattei a guéri une hémiplégie par scrof. et électr. rouge.

Hémoptysie. L'hémoptysie (crachement de sang, laryngorrhagie, trachéorrhagie, bronchorrhagie, etc.)

est l'hémorrhagie de la membrane muqueuse laryngo-
bronchique L'émoptysie, dont le nom ne peut être rayé
du langage médical, ne doit pas être confondue avec
l'expectoration sanguinolente, telle qu'on l'observe dans
la pneumonie et dans d'autres maladies comme l'ont fait
quelques auteurs (Monneret et Fleury). Elle ne comprend
que les hémorrhagies véritables des voies aériennes; ce
n'est pas à dire que l'on puisse la décomposer en hémorrhagie du larynx, de la trachée ou des bronches, distinction le plus souvent impossible et inutile. Traitement :
pettorale alterné avec ang., même des compresses d'élect.
ang., des gargarismes avec élect. ang., des compresses
d'élect. ang. allongées d'eau, derrière le dos, ont arrêté
subitement cette affection.

Hémorrhagies. Les hémorrhagies sont des maladies essentiellement caractérisées par l'écoulement du
sang hors des vaisseaux qui le contiennent.

Il y en a plusieurs, ce sont :

Hémorrhagie cérébrale. L'hémorrhagie cérébrale, désignée vulgairement sous le nom d'apoplexie,
est caractérisée par un épanchement de sang dans la
substance même du cerveau et par l'abolition subite ou
la suspension plus ou moins complète du sentiment et
du mouvement.

Hémorrhagie de la moelle. L'hémorrhagie de
la moelle épinière, affection très rare, est caractérisée
par l'existence d'un ou de plusieurs foyers sanguins siégeant, en général, au centre de la substance médullaire,
qui peut être complétement détruite, occupant quelquefois l'une des moitiés latérales de la moelle et présentant

dans toutes les phases de leur évolution une analogie complète avec les foyers hémorrhagiques du cerveau.

Hémorrhagie constitutionnelle. Voyez hémorrhaphylie.

Hémorrhagie des membranes muqueuses. Voyez épistaxis.

Hémorrhagie des membranes séreuses. Voyez hémorrhagie méningée.

Hémorrhagie intestinale. L'hémorrhagie intestinale (enterrorhagie, flux de sang) est celle qui est fournie par la surface interne des intestins. On doit en distraire l'hémorrhagie du rectum, spécialement décrite sous le nom d'hémorrhoïdes.

Hémorrhagie méningée. On donne le nom d'hémorrhagie ou apoplexie méningée à l'épanchement de sang dans la grande cavité de l'arachnoïde, dans les ventricules du cerveau ou dans le tissu cellulaire sousarachnoïdien.

Hémorrhagie utérine. Voyez métrorrhagie.

Hémorrhaphylie. L'hémorrhaphylie (du grec race, hémorrhagie de race) comprend les faits remarquables qui ont été décrits sous le nom de diathèse hémorrhagique, d'hémorrhagies constitutionnelles, et qui sont caractérisées par une disposition ordinairement héréditaire à des hémorrhagies multiples, dépendant d'un état particulier de la constitution. L'hémorrhaphylie constitue une affection toujours *grave*. Traitement : ang. est le héros de toutes les hémorrhagies, quels qu'en soient l'espèce ou le genre. Electr. ang. et grains intus et extra, selon le cas. Voir un praticien.

Hémorrhoïdes. Les hémorrhoïdes sont essentiellement constituées par une congestion ou une hémorrhagie ordinairement constitutionnelle, ayant son siége à l'extrémité inférieure du rectum, et souvent accompagnée de dilatation et de tumeurs variqueuses des veines de cette région.

Les hémorrhoïdes peuvent être accidentelles, elles sont très rarement symptomatiques, mais c'est surtout comme hémorrhagie constitutionnelle qu'elles acquièrent, en pathologie, une extrême importance, et que nous devons particulièrement les étudier. Traitement : comme toutes les hémorrhagies, ang. intus et extra, pommade angioïtique.

Hépatite. L'hépatite est l'inflammation du foie. Cette maladie, qui n'est pas de nos climats, se montre à nous avec des caractères si peu tranchés, des formes si mal définies, qu'il ne nous est pas possible d'en tracer une description bien nette.

Les lésions anatomiques elles-mêmes ne peuvent, dans l'hépatite, servir de bases suffisamment assurées, en raison probablement des modifications mal connues qu'elles éprouvent après la mort et de l'impossibilité d'établir un rapport exact entre elles et les phénomènes symptomatiques.

Nous nous bornerons donc à ébaucher le plus fidèlement possible le traitement de l'inflammation du foie qui peut se présenter dans notre pays. Le seul héros est febrifugo intus et extra, des compresses d'électr. blanche sur le côté droit des hypocondres. Régime rafraîchissant. Voir abcès du foie, anecdote.

Hernie. On appelle hernie toute tumeur formée par le déplacement d'un viscère ou d'une portion de viscère qui, échappée de sa cavité naturelle par une ouverture quelconque, vient faire sa saillie au dehors.

Les hernies ont reçu différents noms, suivant l'organe déplacé et l'ouverture par laquelle s'est effectué le déplacement.

On a appelé encéphalocèle la hernie du cerveau,

»	gastrocèle	»	de l'estomac,
»	épiplocèle	»	de l'épiploon,
»	entérocèle	»	intestinale,
»	hépatocèle	»	du foie,
»	hystérocèle	»	de la matrice,
»	cystocèle	»	de la vessie,

omphalocèle ou exemphale la hernie qui a lieu par l'ombilic, bubonocèle ou hernie inguinale celle qui se fait par l'anneau inguinal, enfin mérocèle ou hernie crurale celle qui a lieu par l'arcade crurale, etc.

Quand les hernies peuvent être repoussées dans leur cavité naturelle, à l'aide d'une pression méthodique appelée le tavis, on dit qu'elles sont réductibles; elles sont, au contraire, irréductibles quand des adhérences ou bien le volume ou l'engouement de la tumeur s'opposent à leur rentrée.

Lorsque l'ouverture qui a donné passage à la partie herniée vient à se resserrer de manière à opérer sur cette partie une constriction plus ou moins forte, on dit qu'il y a étranglement de la hernie (voyez hernie inguinale et mérocèle), et si l'on ne se hâte de débrider la tumeur, il survient une constipation opiniâtre, des hoquets, des vomissements et tous les signes d'une inflammation violente promptement suivie de gangrène, de décomposition des traits de la face, de petitesse du pouls, du froid des extrémités et de la mort. Après la réduction des hernies qui en sont susceptibles, on doit administrer scrof. à l'intérieur; s'il y a fièvre ou douleur, on applique sous le bandage des compresses d'électricité rouge ou blanche.

Herpès. L'herpès est caractérisé par l'éruption ordinairement aiguë de vésicules réunies en groupes, à base enflammée, se desséchant et se couvrant de croûtes et accompagnées d'une douleur profonde, quelquefois persistante. Traitement : ici les petites doses sont presque toujours indispensables, surtout pour le scrofoloso, qui a la propriété de pousser tellement à la peau que ceux qui négligent cette précaution ont eu le corps parfois envahi en 48 heures. L'éruption est du reste sans danger et passagère. Elle disparaît par les doses minimes.

Cette propriété du scrof. sur toutes les éruptions est d'un grand secours pour rappeler à la peau celles qu'une imprudence a fait rentrer d'une manière subite. Dans ces cas-là il sauve souvent la vie ou évite tout au moins de très graves conséquences.

Humeurs froides. Voyez scrofule.

Hydrocèle. *s. f.* Tumeur formée par une infiltration de sérosité dans le tissu cellulaire du scrotum, ou par un épanchement de sérosité dans une des enveloppes des testicules ou des cordons spermatiques. C'est particulièrement à l'hydropisie de la tunique vaginale que s'applique le mot hydrocèle. Elle est souvent produite par le froissement ou les contusions des organes glanduleux qu'enveloppe cette tunique.

La tumeur que forme le scrotum distendu est oblongue, plus grosse en bas qu'en haut, indolente, demi-transparente. Lorsqu'elle est trop volumineuse, on évacue la sérosité en pratiquant une ponction avec un trois-quarts, mais cette opération, qu'on est obligé de réitérer à des intervalles d'autant moins longs qu'on y a eu plus souvent recours, n'est que palliative. Le traitement curatif consiste à prendre ang. intus et extra.

Hydrocéphale. On doit réserver le nom d'hydrocéphale ou hydrocéphalie à l'hydropisie de l'arachnoïde pariétale ou ventriculaire, et à l'infiltration de la sérosité dans les membranes ou dans le tissu propre du cerveau.

L'hydrocéphale aiguë (apoplexie séreuse) est une affection rarement isolée; le plus souvent elle s'ajoute comme complication ultérieure à une hydropisie générale. Cependant on peut la voir survenir d'emblée chez les vieillards, sans qu'elle soit accompagnée d'aucune autre lésion. Traitement : au début, ang., mais si elle est précédée de tubercules, alors c'est canc. qu'il faut donner, dilution 109ᵉ, un verre par jour, tant l'une que l'autre boisson. Appliquez en sus des compresses d'élect. rouge, ang. et verte, sans mélange. La cure interne doit se terminer par scrof. et frictionner la plante des pieds avec 30 grammes d'huile de Palma-Christi (ricin) dans laquelle on aura dissout 10 grains de scrofoloso.

Hydropéricardite. Soit hydropisie du péricarde, membrane qui enveloppe le cœur. L'hydropéricardite

essentielle est une maladie fort rare; elle n'est le plus
ordinairement que symptomatique. Lorsqu'elle est un
peu considérable, les battements du cœur sont irréguliers, sensibles dans une grande étendue de la surface
du thorax, comme étouffés. On sent quelquefois la fluctuation du liquide comme dans l'hydropisie ascite. La
région du cœur est bombée,, percutée, elle rend un son
mat; le pouls est petit, irrégulier; la respiration difficile,
il y a insomnie ou réveils fréquents et en sursaut. La
marche de la maladie est lente et son issue funeste. Le
traitement est le même que celui des autres hydropisies.
Pour toutes les maladies organiques du cœur, l'ang. doit
être employé à doses très faibles, surtout s'il y a état
désespérant (voyez doses, dilution 220°, un verre par
jour).

Hydrophobie. Voyez rage.

Hydropisie. Les hydropisies constituent une classe
de maladies caractérisées par l'exhalation morbide et
l'accumulation d'un liquide d'apparence aqueuse, épanché dans une ou plusieurs des cavités séreuses naturelles ou infiltré dans le tissu cellulaire en l'absence de tout
travail inflammatoire. Traitement : voir les cas (comte
Mattei). En thèse générale, et à part l'hydropisie du poumon (voir poumons), l'hydropisie doit être combattue
par le spécifique spécial à l'organe dans lequel se fait
l'épanchement du liquide, et toujours par les dilutions
109° à 220°.

L'ovarite, par exemple, qui est l'hydropisie des ovaires, se traite par canceroso et scrofoloso.

L'ascite, qui est l'hydropisie de l'abdomen, se traite
par febrifugo (voyez ascite).

L'hydropéricardite par ang., etc., sauf à modifier le traitement suivant la constitution du malade ou la cause première du mal, alors que cette dernière peut être bien reconnue. C'est cette nécessité qui explique la variété de traitements indiqués dans les articles spéciaux auxquels le lecteur est renvoyé.

Hydrothorax. L'hydrothorax est l'hydropisie des plèvres La plèvre est la tunique qui enveloppe les poumons. L'hydropisie est, pour ainsi dire, toujours une affection symptomatique. L'hydropisie des plèvres n'existe ordinairement que d'un seul côté qui, si l'épanchement est considérable, est bombé et beaucoup plus volumineux que l'autre.

La dyspnée est presque l'unique symptôme de cette maladie que sa marche et les phénomènes généraux qui l'accompagnent peuvent seuls, dans certains cas, faire distinguer de la pleurésie chronique. Quelquefois, cependant, au moyen de la succion et de l'application de l'oreille, on reconnaît la fluctuation du liquide. Observée à l'aide du stéthoscope, la respiration manque en tout autre lieu qu'à la racine du poumon.

L'hydrothorax symptomatique est aussi commun que l'idiopathique est rare, et son apparition ne précède ordinairement que de quelques jours ou de quelques heures la terminaison funeste des maladies; souvent même l'épanchement ne se forme probablement qu'à l'instant de la mort. Traitement : selon le cas, en général, c'est scrofoloso. Si elle provient d'altération des vaisseaux sanguins, c'est ang ; si elle provient des bronches, c'est pettorale; si elle provient des poumons, c'est canc. Dans le doute, alterner scrof. avec ang., puis pettor. avec

canc. On applique à la nuque et au plexus solaire électr.
selon les cas (voir théorie Mattei). S'il y a fièvre, on
donne febrifugo.

Hypertrophie et dilatation du cœur. Les
signes physiques propres à l'hypertrophie du cœur avec
dilatation sont l'augmentation de l'impulsion du cœur
qui se fait sentir dans une plus grande étendue et avec
assez de force pour ébranler la poitrine ; l'accroissement
de la matité précordiale, avec résistance exagérée sous
le doigt, et battement de la pointe du cœur perçu beaucoup plus bas que de coutume, entre la 8ᵉ et la 9ᵉ côte ;
parfois voussure dans la région du cœur. Le premier
bruit est sourd, obscur, étouffé et ordinairement prolongé, rarement accompagné d'un souffle doux à l'orifice
aortique ; le second est très faible. Le pouls est, en général, régulier, égal et largement développé.

Si l'hypertrophie est accompagnée de contraction des
parois, la matité moins étendue coïncide avec des bruits
étouffés et une remarquable petitesse du pouls. Si, au
contraire, la dilatation prédomine, les bruits sont plus
forts, plus éclatants et on les entend dans une étendue
qui s'accroit progressivement suivant le degré de la dilatation, d'abord sous le sternum, sous la clavicule gauche,
puis à droite dans les mêmes points, dans la partie latérale gauche, latérale droite et enfin à la partie postérieure
gauche de la poitrine.

Le cœur dans l'hypertrophie acquiert une grosseur
prodigieuse. Traitement : ang. Quand les symptômes
sont diminués, prendre ang. et canc. en les alternant.
Le canceroso pris de cette façon a la propriété dé ramener le cœur à son volume normal. Donc nous disons

8 jours d'angioïtico, puis 3 jours de canceroso. On revient à angioïtico si l'on aperçoit encore quelques traces du premier malaise.

Symptômes qui révèlent l'existence de désordres dans la circulation du sang et, par suite, l'existence probable d'une maladie du cœur :

Vertiges, varices, hémorrhoïdes, palpitations, pulsations irrégulières du cœur, douleurs ou enflure du côté gauche, quelquefois difficulté de respirer, étant couché, enflure des extrémités inférieures, suffocations. Quant à côté des symptômes ci-dessus se manifeste l'engorgement du foie par une coloration jaunâtre de la sclérotique, de la peau, des urines épaisses, jaunes ou rougeâtres, rares, des selles grisâtres et argileuses, une douleur à l'hypocondre droit, quelquefois à gauche ou au creux de l'estomac, s'étendant jusqu'à l'épine dorsale et même jusqu'à l'épaule, au cou et au sacrum, avec pesanteur au côté droit, quelquefois avec vomissements bilieux, etc. On attaque alors les deux maladies à la fois, en alternant febrifugo avec angioïtico.

Hystérie. L'hystérie est une maladie propre au sexe féminin, caractérisée par des troubles complexes du système nerveux de la vie de relation et de la vie organique, et notamment par des spasmes divers, par la sensation d'une boule qui monte vers la gorge, par des convulsions cloniques revenant sous forme d'attaques périodiques et par une paralysie plus ou moins étendue du sentiment et du mouvement (voir la brochure publiée à ce sujet en 1877). Traitement : comme pour toutes les maladies de matrice, canceroso alterné avec scrofoloso et venereo. Exemple : on prend pendant 15 jours canceroso,

un globule dans un verre d'eau ; puis 15 jours scrofoloso,
un globule dans deux verres d'eau ; puis venereo 15 jours
un globule dans trois verres d'eau. On revient à canceroso et on le continue pendant 25 jours, ainsi de suite.

C'est ainsi que je suis parvenu à guérir une dame,
dont son affection était des plus compliquées. Il y avait
kyste des ovaires, catarrhe et chute de matrice, catarrhe
de la vessie, périodes excessives, sciatique, engorgement
des poumons, toutes ces maladies étaient réunies chez la
même malade et dans le même laps de temps. Après
douze mois de traitement, le scorbut s'est déclaré aux
gencives, la langue était épluchée ; lorsque le scorbut fut
loin, un bouton vint à la joue droite et c'était tout bon-
nement un cancer épithélial qui venait se montrer. Enfin, grâce à canceroso 5, à l'électricité rouge en compresses et à canceroso en compresses, tout a disparu. Il
a fallu lutter quatorze mois, mais nous avons quand
même été vainqueur.

Hypocondrie. L'hypocondrie est caractérisée au
moral par une propension habituelle à la tristesse, un
goût prononcé pour la solitude, une préoccupation continuelle sur l'existence imaginaire de maladies. Décrite
par Tardieu, l'hypocondrie est une cachexie essentielle,
plus fréquente chez l'homme que chez la femme, caractérisée par des troubles divers des fonctions digestives
et circulatoires, notamment par une dyspepsie flatulente,
des palpitations et de l'essoufflement, et par une tendance
à la mélancolie qui porte les malades à exagérer leurs
souffrances. Traitement : elle a été guérie par scrofoloso
et électricité rouge, par canceroso et électricité rouge.
Je l'ai guérie chez un peintre âgé de 47 ans par febrifugo
et venereo. C'est à qui traite que la sagacité appartient.

I

Ichthyose. L'ichthyose est ordinairement congénitale et souvent héréditaire; elle peut toutefois se développer accidentellement. La peau, dans cette affection,
est sèche, rugueuse, sans perméabilité et couverte, dans
une grande étendue, quelquefois seulement sur les membres, d'écailles grisâtres, rudes, épaisses, adhérentes, qui
lui donnent l'apparence de la peau des poissons. Cet
état, essentiellement chronique, résiste aux moyens les
plus énergiques et les émollients paraissent devoir leur
être préférés. C'est, en effet, par les bains de scrofoloso
prolongés que l'on obtient encore les meilleurs résultats.
Donnez scrofoloso intus et extra, finissez le traitement
par venereo.

Ictère. L'ictère est une maladie caractérisée par la
couleur jaune de la peau et des yeux, la blancheur des
matières fécales, l'urine d'un rouge obscur et teignant
en jaune les substances qu'on y plonge; une douleur
sourde à la région du foie et un gonflement plus ou
moins sensible de tout l'abdomen.

L'ictère est dû à toute espèce d'obstacle qui empêche
l'excrétion de la bile ou son libre écoulement dans le
duodénum; tels sont le spasme des canaux excréteurs de
la bile par une affection vive de l'âme, leur obstruction
par des calculs biliaires ou par une lésion organique,
leur compression par quelque engorgement voisin, etc.
C'est le passage de la bile, ou au moins de quelques-uns

de ses principes, dans le système sanguin, qui produit la teinte jaune. Traitement : les différentes médications proposées pour combattre l'ictère sont plutôt dirigées contre les causes qui le produisent que contre ce phénomène en lui-même. C'est ainsi qu'on a conseillé trente-six remèdes pour ne rien avancer.

Lorsque la langue est couverte d'un enduit épais, jaunâtre et limoneux, qu'il y a nausées et constipation, on a recours, selon notre méthode, à febrifugo, puisque c'est une affection du foie. Les bains de febrifugo, l'électricité blanche en compresses sur la région douloureuse, febrifugo 1 et 2 ont toujours eu de bons résultats. Même procédé à suivre pour l'ictère grave, l'ictère hémorrhagique, l'ictère malin, l'ictère spasmodique et l'ictère typhoïde.

Idiotisme. On désigne sous les noms d'idiotie et d'imbécillité les deux degrés d'un vice original et congénital, qui consiste dans l'absence complète ou dans l'arrêt de développement des facultés intellectuelles et affectives.

Il est inutile de faire remarquer combien ces deux états sont radicalement distincts de la démence et de la folie, et combien il est juste de dire qu'ils ne constituent pas une maladie mais plutôt une infirmité. Traitement : scrofoloso et électricité rouge. L'imbécillité a été guérie par canceroso et électricité rouge à doses minimes.

Ileus (miserere). Sous le nom d'étranglement interne (ileus, volvulus, passion iliaque, colique de miserere) on désigne une affection caractérisée par une disposition organique ou matérielle quelconque, ayant pour effet de déterminer l'occlusion plus ou moins complète du canal intestinal et de suspendre ou d'interrompre le cours des matières qui doivent le traverser. (Passion iliaque) maladie ainsi nommée parce qu'elle paraît avoir son siége dans l'intestin *iléon*, ou bien parce que, dans cette affection, les intestins sont souvent roulés et comme entortillés, ce qui la fait nommer *volvulus*. Elle est caractérisée par des douleurs extrêmement vives dans l'abdomen, accompagnées de vomissements et d'une constipation opiniâtre. Rien de plus vague et de plus incertain que les maladies décrites sous les noms de ileus, volvulus, etc., affections diverses dont la nature n'est le plus ordinairement reconnue qu'à la mort.

Selon l'auteur du dictionnaire matteopathique, qui en a guéri plusieurs, même ayant complication herniaire, ces maladies ne sont dues qu'à la présence des vers dans l'intestin iléon. Donnez vermifugo au malade et vous verrez la maladie tourner du bon côté, après que le malade aura expulsé les lombrics de longueur démesurée ; deux cas de ce genre ont expulsé des lombrics de 40 centimètres de longueur, dont l'un était encore entortillé. Un autre a expulsé une pelotte d'ascarides et le lendemain le malade était en parfaite santé. Traitement : vermif. intus et extra, électr. jaune ou grains de vermifugo, 10 pour un verre d'eau (en compr. sur le nombril).

Impétigo. L'impétigo est une affection très commune, très rapprochée de l'eczéma, et qui se développe le plus souvent sous l'influence des causes communes à toutes les phlegmasies cutanées. Des taches rouges, de forme régulière, arrondies, larges ou irrégulièrement disséminées, paraissent sur une région circonscrite, qui

est quelquefois très enflammée et légèrement tuméfiée.
Ces plaques sont rugueuses, constituées par de petites
pustules jaunâtres, entourées d'une auréole érythéma-
teuse et agglomérées en groupes qui atteignent à peine
le volume d'un grain de millet et se remplissent d'une
humeur visqueuse dont la dessication rapide donne lieu
à la formation de croûtes humides, jaunes et verdâtres.
Traitement : dans l'impétigo à marche aiguë, scrof.
est le moyen à employer. Si l'impétigo est rebelle
on emploie venereo et grands bains de grains de
scrofoloso.

Impuissance. Impossibilité d'exercer l'acte vénérien. Synonyme d'anaphrodisie, stérilité ou agénésie.
Traitement : scrof. intus, électricité rouge au sacrum.

Inappétence. Manque d'appétit. Traitement : scrof.,
électricité rouge.

Incontinence d'urine. Excrétion involontaire de
ce liquide. Ce défaut est dû à l'inertie du canal de l'urètre. Traitement : scrof., canc., scrof. 2, électr. rouge et
verte. Chez les enfants l'incontinence nocturne peut provenir de la présence des vers intestinaux; donnez alors
vermifugo, selon l'âge; voyez doses.

Indigestion. Des cas d'indigestion commençante
ont été résolus immédiatement en prenant pendant ou
après le repas deux à quatre grains secs de scrofoloso.

Inertie. On appelle inertie toute impossibilité de
mouvoir un membre ou d'accomplir un acte. L'inertie
vient quelquefois tout à coup; d'autres fois elle est la
suite de l'anesthésie; toujours, quand cela se répète, c'est

l'avant-courrier de la paralysie. Traitement : scrofoloso, électricité rouge, canceroso 5 et angioïtico.

Inflammation. Tout ce qui est enflammé est fiévreux (voyez fièvre). Febrifugo.

Insuffisance aortique. L'insuffisance des valvules sigmoïdes de l'aorte est caractérisée par un battement très visible dans les carotides et généralement dans toutes les artères superficielles ; par un bruit de souffle au second temps, ayant son maximum un peu au-dessus de la base du cœur et se prolongeant à une assez grande hauteur sur le trajet de l'aorte, et même un bruit de crochet sous le sein gauche, accompagné parfois de tiraillements en bas et comme une barre partant du ventre et allant au sein. Le pouls radial est large, vibrant, bondissant ; ce signe est un des plus caractéristiques. On remarque aussi un intervalle très notable entre le battement cardiaque et le battement artériel. Traitement : comme toutes les maladies du sang et du cœur, ang.

Insolation. Coup de soleil. Insolation avec mal de tête insupportable, délivrance immédiate par élect. seule. Un autre par des compresses d'élect. blanche aux susorbitaux. Globules d'angioïtico pris intus ont aussi réussi.

Insomnie. Privation du sommeil. La cause de l'insomnie ne se trouve décrite en aucune part. J'essayerai moi-même d'en donner quelques aperçus de mon chef.

Si une personne ne dort pas, de trois choses l'une...... Chez les enfants, ce sont les vers qui en sont la cause principale ou bien ils souffrent de quelque malaise.

Chez l'adulte, il y a deux causes : la maladie et les soucis. La maladie vient du sang appauvri et alors les nerfs, ne trouvant pas les éléments nécessaires à leur nourriture, s'irritent, s'enragent, ils ont faim, et de là on dit que la personne est nerveuse, irritée.

En corrigeant le sang de ses vices par angioïtico, les nerfs se modifient et le sommeil revient. Hippocrate nous a donné une jolie leçon à ce sujet ; il a dit : « *Sanguis moderatorum nervis.* Le sang est le modérateur des nerfs. » Qu'avons-nous donc besoin de répéter cet axiome.

Elle est très nerveuse, les nerfs sont malades. A qui la faute ? si ce n'est à la personne qui soigne. D'autres fois, l'insomnie atteint les personnes scrofuleuses, et alors scrofoloso est le remède qui doit être appliqué. Mais si l'individu est scrofuleux, la cause première ne vient-elle pas du sang ? Alternez donc angioïtico avec scrofoloso, soit par compresses au sympathique ou à l'occiput ; si elles ne suffisent pas, appliquez angioïtico et électricité rouge.

Intermittence. Intervalle qui a lieu entre deux accès d'une fièvre ou d'une autre maladie, pendant lequel le malade est presque dans un état naturel. L'intermittence d'un accès de fièvre à l'autre s'appelle aussi apyrexie.

On dit qu'il y a intermittence dans le pouls quand, sur un nombre donné de pulsations, il en manque une ou deux ; febrifugo est le trait d'union des intermittences.

Intertrigo. Inflammation érysipélateuse causée par le frottement de deux parties l'une contre l'autre ; excoriation de la peau par l'âcreté de la sueur ou de l'urine. — Traitement : scrofoloso, canceroso, venereo, selon le cas.

Intestins (Maladie des). Voyez entérite, iléus, vers, phthisie intestinale, lienterie, colique.

Ischurie. Impossibilité d'uriner. On a appelé ischurie vraie celle dans laquelle l'urine étant accumulée dans la vessie, le malade ne peut la rendre, malgré les envies d'uriner qu'il éprouve continuellement, — et ischurie fausse celle dans laquelle il existe une lésion particulière des reins ou des urétères, qui empêche l'urine d'arriver à la vessie.

On a aussi donné à l'ischurie divers autres noms, suivant le siége et l'espèce d'obstacle qui s'opposent à la sortie de l'urine ; de là les expressions ischurie rénale, urétérique, vésicale, urétrale, calculeuse, etc.

L'ischurie vésicale, vulgairement nommée rétention d'urine, peut aussi dépendre de l'inflammation ou dë la paralysie de la vessie ; elle détermine d'abord une pesanteur douloureuse dans la région vésicale, puis une fièvre plus ou moins vive, pendant laquelle les malades exhalent une odeur ammoniacale et urineuse; enfin la gangrène, des abcès ou des fistules urinaires, etc., si l'on n'évacue promptement le liquide accumulé dans la vessie. Le traitement de l'ischurie varie nécessairement autant que les causes qui peuvent la déterminer. Toutefois ang., scrof., canc. et les électr. blanche et rouge ont été mis en pratique avec succès par le comte Mattei.

Ischias. Voyez sciatique.

Ivresse. L'ivresse est plutôt un vice, une habitude, un accident plutôt qu'une maladie; aussi elle m'exempte de la décrire. Cependant, comme elle peut arriver par accident, il faut être Bacchus, dans ce cas, scrof. 10 à 12 grains sur la langue fait revenir de l'ivresse. On peut aussi appliquer les électricités à la nuque. Electricité rouge[1].

Ivrognerie. Penchant à l'ivrognerie. L'ivrogne est un prodigue des liqueurs et vins blancs; il s'enivre plutôt par stupidité que par le besoin. C'est un penchant à la boisson, tant plus forte, tant mieux, mais il ne fait qu'obéir à sa nature. C'est en quelque sorte une maladie apportée en naissant. Traitement : angioïtico paraît être le seul remède.

J

Jambes. Maladies des jambes. Tumeur ou œdème mou, non douloureux, cédant à la pression du doigt, provenant de gêne dans la fonction du cœur, guéri par ang. Ulcères variqueux, pris d'un érysipèle flegmoneux qui envahit tout le membre supérieur droit, guéris par ang. Un autre ulcère, avec scorbut, guéri par ang. Douleur et enflure des jambes, il faut tenter angioïtico et scrofoloso, ajouter électricité rouge ou électricité angioïtique, suivant le cas.

Jaunisse. Voyez ictère.

K

Kyste. Vessie, poche. On donne le nom de kyste à

---

1. Si quis ebrius ex improviso mutus fiat, a convulsus moritur, nisi febris corripuerit, aut ubi ad horum, qua crapulæ solvuntur, pervenit locutus fuerit. (Hippocrate, 5, 5.)

des espèces de poches ou de sacs, dits sacs de saint An-
toine. On en distingue plusieurs sortes. Nommons les
plus communs : kyste risiforme, qui vient à la poignée
des mains ; kyste séreux, qui naît sur les parties molles ;
kystes gélatineux, qui se forment à l'intérieur du corps,
à l'estomac très souvent.

Les kystes de l'intérieur finissent toujours par se
transformer en squirrhe ou en cancer ; ceux de l'extérieur peuvent être ouverts pour donner issue à la matière qu'ils contiennent. Toutefois, c'est toujours l'avant-
courrier d'une mauvaise tumeur, d'un cancer ou autre.
Au début scrofoloso les arrête, plus tard il faut canceroso
et canceroso 5, 6.

L

Lait. Sa composition et ses maladies. Le lait est composé de beurre, de caséum, d'eau et d'une matière sucrée ; il contient aussi un peu d'acide acétique et quelques sels. Les divers aliments et l'état moral influent
d'ailleurs sensiblement sur ses principes constituants et
sur ses propriétés.

On sait que les plantes aliacées, les poireaux, les
oignons et les crucifères, particulièrement le chou, le
navet, lui communiquent leur odeur et leur saveur, que
les émotions vives de l'âme suppriment sa sécrétion ou
l'altèrent sensiblement

Abandonné à lui-même il se sépare peu à peu en trois
parties : l'une supérieure, blanche, opaque, molle, onc-

tueuse, d'une saveur agréable (*secundum sui generis*), formée de beaucoup de matière butyreuse, d'une certaine quantité de caséum et de sérum, est la crème; la seconde, plus blanche que la première, opaque comme elle, insipide, sans viscosité, est le caséum; la troisième, tout à fait liquide. jaune, verdâtre, transparente, d'une saveur douce, rougissant légèrement la teinture de tournesol, est le sérum ou petit-lait, qui est composé d'eau, d'acide, d'une petite quantité de matière caséeuse dissoute à la faveur de l'acide, de sucre, de lait et de tous les sels du lait (iode).

Le sucre de lait qu'on emploie dans les pharmacies pour faire les globules homœopathiques, est tiré, comme vous voyez, du petit-lait qu'on fait évaporer jusqu'à siccité.

Lait de beurre. Résidu de la préparation du beurre, liquide blanc qui n'est que du petit-lait tenant en suspension du beurre et de la matière caséeuse.

Lait bleu. Altération du lait dont la cause est encore inconnue et qui consiste dans la coloration de ce liquide par une matière bleuâtre qui n'adhère point au beurre et qui paraît particulièrement inhérente au petit-lait.

Fièvre de lait. La fièvre de lait a lieu quelques heures après l'accouchement ou le lendemain. C'est la transformation chimique du sang en lait par les glandes mammifères; il y a alors perturbation dans le laboratoire chimique, tout sens dessus dessous, et c'est ce qu'on appelle fièvre de lait, ne pouvant l'appeler autrement.

Lait répandu. Le vulgaire désigne sous ce nom une prétendue aberration ou une déviation du lait à laquelle il attribue la plupart des maladies qui surviennent après les couches.

On a aussi appelé suppression de lait quand chez la nourrice le lait cesse d'être secrété par les glandes mammifères. Les causes de cette cessation sont la colère, le chagrin, la peur, la joie trop vive, le froid aux pieds et une mauvaise nourriture.

Le lait peut aussi être secrété hors du temps de l'allaitement. Il y a plusieurs précautions à prendre pour faire une bonne nourrice : bonne nourriture, pas de chagrins, promenades à volonté, long repos et propreté. La femme mère doit faire attention aux aphorismes d'Hippocrate ci-joints :

Si les mamelles s'affaissent subitement dans une femme enceinte, elle fait une fausse couche. (Aphor. 37, § V.)

Dans la femme dont la grossesse est de deux enfants, si l'une des mamelles s'affaisse, la fausse couche atteint l'un ou l'autre des jumeaux : celui du sexe masculin si c'est la droite, et celui du sexe féminin si c'est la gauche. (Aphor. 38, § V.)

Si la femme qui n'est ni enceinte, ni nouvellement accouchée, a du lait dans les mamelles, ses menstrues sont supprimées.

Canceroso est le bienvenu dans toutes ces affections : s'il y a suppression subite, électr. rouge ou verte en compresses sur les seins.

Nota. Ne donnez jamais du lait étranger aux enfants si vous ne le sucrez pas. Le sucre est un excellent vermifuge avec le lait, mais il est nuisible avec de la pâte. Supprimez les gâteaux avec les fruits, vrai arsenal des carreaux et des vers.

Langue. Voyez glossite.

Ladrerie. Voyez glande.

Larynx. Voyez angine.

Lèpre. Voyez éléphantiasis.

Leucocythémie. La leucocythémie ou leucémie vient d'Angleterre; elle se compose de cellule et de sang. La leucocythémie est une maladie essentiellement caractérisée par l'augmentation morbide de la proportion normale des globules blancs du sang. Traitement : scrof. et ang.

Leuchorrée ou **leucorrée.** Le nom de leuchorrée (flueurs blanches) doit être réservé à un flux séro-muqueux abondant des organes génitaux de la femme, souvent constitutionnel et indépendant de toute lésion inflammatoire ou organique, à l'exclusion des écoulements symptomatiques très divers dont ces parties sont le siége. Elle consiste en un écoulement muqueux d'un blanc jaune ou verdâtre, en général peu épais, quelquefois tout à fait aqueux, d'une odeur fade, presque caractéristique. Elle occasionne du prurit à la vulve, des petits boutons blancs ne tardent pas à se montrer autour des grandes lèvres; en un mot, c'est la matrice qui est malade; elle se trouve relâchée, blanche et distendue. Catarrhe de matrice, œufs pourris (ovarite). Traitement : quels qu'en soient la cause ou le diagnostic, il faut que la femme se hâte de prendre canceroso, canc. intus en boisson, canc. en injections, 10 grains dans un verre; canc. en compresses, électr. verte au nombril.

Lichen. Le lichen est caractérisé par une éruption ordinairement chronique de papules rougeâtres ou de la

couleur de la peau, prurigineuses, le plus souvent disposées en groupes, se terminant ordinairement par une
desquamation furfuracée (vulgaire). C'est une dartre qui
ressemble au lichen ou mousse que l'on trouve sur les
pierres graniteuses ou serpentines; elle vient aux mains,
aux genoux, à la tête, et parfois elle prend une couleur
bleue, analogue au lichen des vieux arbres. Traitement :
comme toutes les maladies de la peau, scrof. intus et
extra et en bains.

Lombric. Famille des ascarides. L'ascaride lombricoïde (lombric) a un corps cylindrique d'un rose plus ou
moins foncé, aminci à ses deux extrémités, mais plus du
côté de la tête qui présente une dépression circulaire
surmontée de trois valvules. Le mâle se distingue de la
femelle par une extrémité caudale recourbée, dans la
courbure de laquelle existent deux petits pénis quelquefois saillants. Sur la femelle, dont l'extrémité caudale est
droite, on voit deux oviductes blancs qui tranchent par
leur couleur à travers les parois du corps avec la couleur
brune de l'intestin.

Les lombrics sont ovipares. Leur longueur varie de
8 à 40 centimètres; leur diamètre est de 3 à 6 millimètres. Traitement : vermifugo, bains de vermifugo ou
d'électr. jaune.

Lumbago. Rhumatisme des reins. Le lumbago
peut se déclarer sous l'influence de trois causes :

1° Par un refroidissement; dans ce cas le traitement
serait scrofoloso avec électricité rouge sur la région douloureuse.

2° Lumbago vermineux, les vers viennent se placer

derrière les rognons, derrière le pancréas et peuvent longer le long du grand sympathique et parfois dans le rectum. Le traitement, dans ce cas, serait vermifugo intus et extra, bains, électr. jaune.

3° Le lumbago est parfois héréditaire ou natif; dans ce cas il vient de la syphilis dégénérée probablement de 9° ou 10° génération. Le traitement, pour lors, c'est venereo intus et extra.

Lupus. Le lupus est une inflammation cutanée, chronique, caractérisée par des tubercules plus ou moins volumineux, solitaires ou réunis en groupes et affectant deux formes très distinctes, laissant dans l'une (L. excedens) des ulcères rougeâtres et croûteux; dans l'autre (L. non excedens) une altération profonde de la peau sans ulcération (Rayer).

Cette affection est souvent liée à la scrofule, mais elle se montre aussi indépendante et idiopathique, attaquant de préférence la jeunesse et le sexe féminin, et se développant sous l'influence des plus mauvaises conditions hygiéniques. Traitement : scrofoloso intus et extra, alterner souvent avec canceroso et venereo; compresses d'électricité rouge sur la plaie, alterner avec canceroso 5.

Lypémanie. Synonyme de tristesse, mélancolie hypocondriaque. Traitement : scrof., ang.

Luxation. Déboîtement d'une articulation. Scrof. en compresses, électr. rouge.

M

Mâchoire (déboîtement de la). Scrof., élect. rouge. S'il y a trismus ou resserrement tétanique, scrof. avec élect. rouge et jaune. Voir le cas.

Mal de la rosa. Appartient à la pellagre. Voir pellagre.

Mal de la teste. Voir pellagre.

Mal de tête. Voir la cause, voir migraine. Si la cause est grave, voir praticien.

Mal épileptique. Voir épilepsie.

Mal caduc. Voir épilepsie.

Malacie. Presque toujours à la boulimie se joint une perversion du goût qui porte les malades à se nourrir exclusivement d'aliments inusités : sel, poivre, cornichons, vinaigre, etc. C'est ce qu'on appelle malacie, dérangement de la muqueuse stomacale qui peut se dissiper en 48 heures par canceroso dilution 109ᵉ. (Voir boulimie.)

Maladies accidentelles. Sous le titre de maladies accidentelles nous rangeons une classe d'affections qui sont accidentellement produites par l'influence directe de certains agents extérieurs dont le mode d'action invariable est, sauf quelques exceptions, complétement indépendant de l'état de l'organisme.

Maladie plaquée d'Addison. Cette maladie,

que j'appelle plaquée, est une nouvelle maladie étudiée et mise en connaissance par le rédacteur du dictionnaire. C'est une maladie très commune dans les vallées et on la rencontre aussi dans les grandes villes, principalement en Angleterre, en Italie et en Belgique, très peu en France, quelque peu en Suisse, en Valais surtout.

Cette maladie existe là où il y a encore ce restant d'aristocratie qui fait travailler les ouvriers et ne les paye que très peu, en un mot, on la voit se déclarer chez les personnes travailleuses et très peu nourries, et on pourrait appeler cette maladie *maladie de misère*, au lieu de la ranger parmi les cachexies ou dans les anémies.

Cette maladie est caractérisée par une forme particulière d'un état de langueur générale, de débilité, d'un remarquable affaiblissement de l'action du cœur. Estomac irrité et très souvent une douleur à la région lombaire, aux flancs. D'autres fois elle vient au creux de l'estomac, puis elle change de place, et là où elle existe la peau est basanée, plus basanée encore que dans la cachexie.

Les malades atteints de cette maladie croient avoir une maladie de cœur; d'autres fois, lorsque la douleur et la coloration de la peau se trouvent du côté gauche sur les flancs, ils croient avoir une maladie à la rate. Si elle se fait sentir à droite, ils vous assurent qu'ils ont une maladie au foie. Essayons de la décrire, elle est très intéressante.

Les commencements de la maladie passent inaperçus; le malade a peine à préciser la date de son apparition. Cependant sa santé s'affaiblit lentement; le malade, de bien portant qu'il était, devient languissant, faible, plus de force physique et morale; il a perdu l'appétit, le blanc de l'œil est bleu; le pouls, faible, est petit ou très large, mol et dépressible.

Le malade dépérit sans avoir la peau sèche et ridée, et sans avoir cette flasquicité qui, d'ordinaire, succède aux affections de nature maligne longtemps prolongées : il se plaint de malaise au creux de l'estomac, parfois il a des vomissements d'une persistance désolante, comme souvent il constate lni-même des signes de troubles dans la circulation cérébrale.

Cette maladie peut exister depuis quinze mois, trois, quatre et huit ans, parfois même depuis la naissance. Enfin elle donne un nombre considérable de symptômes, les uns sont, les autres ne sont pas.

Quand cette maladie attaque la femme, et c'est le plus souvent, les règles coulent avec moins d'abondance ou bien elles apparaissent d'une manière très irrégulière et peuvent même manquer. D'autres fois elles ne cessent pas d'être régulières.

On rencontre de ces malades à tout âge. La commune de Nus, dans la vallée d'Aoste, en est remplie, probablement à cause de la nourriture, car dans ces communes ils ne vivent que de châtaignes, de pommes de terre et de lait. Si l'on descend du côté de St-Vincent, Bard, Verrès, Carême, ils ne sont pas en foule mais ils vous arrêtent sur votre passage.

Cette affection paraît avoir son siége sur le trajet du grand sympathique et est avant-courrier du cancer de matrice, car ces malades sont froids en amour, ce qui signifie que les prostates sont ou atrophiées ou neutres.

Celle maladie se joint avec le goître et le crétinisme. Traitement : scrofoloso me paraît être le premier spécifique à employer, puis électricité rouge sur le grand sympathique. Si cela ne fait pas, on essaye canceroso 1 d'abord, puis l'on peut essayer canceroso 2, 3, 4, 5, 6. Mais si elle résiste, je crois que c'est venereo qu'il faudra appliquer. Car, comme je l'ai dit dans l'article goître, non-seulement cette maladie se déclare par la misère, mais aussi par la malpropreté et l'hygiène mal dirigée, conséquences respectables de la syphilis.

Il faut ranger la maladie plaquée ou maladie d'Addison, masque de la face, à la maladie cachexie cancéreuse, qui est l'avant-courrier du cancer de matrice, débutant par une douleur au côté droit ou gauche, due à l'engorgement des ovaires.

Maladie de Bright ou néphrite albumineuse. La néphrite albumineuse (dégénérescence granuleuse des reins, hydropisie rénale, albuminurie) est une maladie organique, caractérisée anatomiquement par une lésion particulière des reins, à laquelle se rattachent la présence de l'albumine dans l'urine et le développement d'une hydropisie symptomatique. Traitement : angioïtico, pour commencer, pendant cinq jours ; puis scrofoloso ; ensuite, s'il y a douleur, électricité rouge au sacrum, alterner quelquefois avec febrifugo.

Maladie de Duchenne. Voyez ataxie.

Maladies graves et de Basedow. Voyez goître exophthalmique.

Mal de Siam. (Fièvre jaune.) La fièvre jaune (mal de Siam, typhus amaril, typhus icterodes, vomissement noir) est une maladie pestilentielle endémique et épidermique, s'observant principalement dans les îles et sur les côtes de l'Amérique centrale, et caractérisée par des vomissements de matières noires, des hémorrhagies et une coloration jaune plus ou moins constante de la peau. L'invasion de la fièvre est brusque, céphalalgie, agitation, malaise, oppression, toux sèche, un petit sentiment de froid au creux de l'estomac. Elle emporte les malades du 7º au 9º jour. Traitement : febrifugo dilution 109º. Si le malade est beaucoup altéré, on prend une cuillerée de la dilution 109º qu'on verse dans un verre d'eau, et il peut boire tout le verre d'un seul coup ; cela fait qu'il ne boira jamais que la dose voulue et ordonnée par la théorie.

Maladies organiques. On réserve le nom de maladies organiques à des affections de siége et de nature très diverse, qui sont essentiellement constituées par une lésion dans la forme, le volume, les dimensions ou la consistance d'un organe isolé, et dont les caractères symptomatiques sont subordonnés aux effets locaux de la lésion organique particulière et au trouble des fonctions de la partie lésée. Les termes mêmes de cette définition montrent que la classe de maladie qui nous occupe est composée d'éléments complexes.

Maladies organiques du cœur. À quelque degré de perfectionnement que soit parvenu dans ces derniers temps le diagnostic anatomique des maladies organiques du cœur, il s'en faut de beaucoup que la science soit aussi avancée dans la connaissance véritablement médicale de ces maladies, c'est-à-dire dans celle de leur marche, de leurs rapports pathogéniques et de leur traitement.

C'est en raison de cette obscurité que l'on est réduit à étudier les affections du cœur au point de vue exclusivement chimique, et abstraction faite de toute considération nosologique. En effet, quoique le plus souvent on puisse rattacher les lésions organiques du cœur à l'endocardite chronique, il n'est pas possible de suivre d'une manière précise et de prévoir la marche et l'enchaînement des résultats divers du travail inflammatoire ou des altérations secondaires qui en dérivent.

Cette notion, qui serait si utile au point de vue non-seulement scientifique mais pratique, est subordonnée presque complètement à la notion plus étroite de la lésion locale des différentes parties de l'organe central de la circulation et des effets mécaniques que ces lésions déterminent. C'est là ce qui légitime le rang que nous assignons aux affections du cœur dans la classe des maladies organiques.

Maladie pédiculaire. Maladie toute spéciale, rapide, pour la fécondité des poux. Traitement : bains de scrofoloso.

Maladies pestilentielles. Les maladies pestilentielles sont des maladies en général propres à certains climats, le plus souvent épidémiques, caractérisées par un ensemble de symptômes généraux très graves, sans lésions anatomiques constantes et qui, par leur terminaison funeste, sont les fléaux des populations. On peut s'en préserver en prenant tous les jours 5 à 10 grains scrofolosés sur la langue.

Maladie pourprée. Voir purpura.

Manie aiguë. Voir folie.

Mélancolie. Voir lypémanie.

Mélanique (cancer). Voir cancer.

Méningite. La méningite (fièvre cérébrale, arachnitis, etc.) est l'inflammation des membranes séreuses
et celluloso-vasculaires qui enveloppent les centres nerveux.

Elle se divise donc naturellement en *méningite cérébrale* et *méningite rachidienne* ; ces deux espèces se
trouvent réunies dans la forme épidémique récemment
décrite sous le nom de *méningite cerebro-spinale.* Quant
à l'inflammation tuberculeuse des membranes du cerveau
(méningite granuleuse, tuberculeuse, hydrocéphale, aiguë)
elle doit être rangée au nombre des affections symptomatiques de la diathèse tuberculeuse.

Enfin la méningite se montre simple ou compliquée,
comme une des lésions complexes qui sont propres aux
différentes formes de la folie ; c'est dans ce cas seulement
qu'elle affecte une marche véritablement chronique.

Méningite cérébrale. Elle s'annonce, en général, brusquement et avec violence, quelquefois cependant
elle est précédée de malaise, d'étourdissement, d'une
agitation et d'un sentiment d'hébétude particulier. Une
violente céphalalgie annonce l'invasion de la maladie.

Méningite rachidienne. La méningite rachidienne ou spinale, qui se montre très rarement seule et
est presque toujours unie à une méningite cérébrale, se
manifeste par les symptômes suivants : une douleur sur
le trajet du rachis, se propageant dans le dos et dans les

membranes sous forme d'élancements et s'exaspérant au moindre mouvement; une raideur violente et très pénible des muscles postérieurs du tronc, avec renversement des yeux et de la tête en arrière et quelquefois véritable opisthotonos, et enfin des convulsions partielles et passagères. Les mouvements et la sensibilité sont conservés s'il n'y a pas de complications; celle-ci est quelquefois seulement exagérée. L'intelligence est intacte; les autres symptômes, moins caractéristiques, sont ceux de la méningite cérébrale.

Le progrès des accidents, le trouble de la respiration amènent presque constamment une terminaison funeste du cinquième au quinzième jour, rarement plus tôt, quelquefois plus tard.

Les altérations anatomiques sont identiquement les mêmes que dans la méningite cérébrale. L'inflammation des méninges rachidiennes est le plus souvent consécutive à une lésion des vertèbres ou à une affection vermineuse primitive des enveloppes du cerveau; elle complique fréquemment aussi les maladies de la moelle, dont il est toujours difficile de la distinguer nettement. Ce n'est que dans des cas rares qu'elle paraît se développer sous l'influence des causes qui produisent les affections rhumatismales.

Les indications à remplir sont aussi pressantes que dans la méningite cérébrale; le traitement sera donc dirigé dans le même sens.

Méningite épidémique. Sous le nom de méningite épidémique on a décrit récemment une inflammation affectant à la fois les enveloppes de la moelle et du cerveau (méningite cerebro-spinale). Traitement : scrof., canc. et vermif.

Métrorrhagie. On donne le nom de métrorrhagie (hémorrhagie utérienne, perte) à tout écoulement de sang anormal venant de la matrice. Traitement : des compresses de globules d'ang. sur l'artère aortique qui se trouve au nombril. Boisson de scrof. ou d'ang. dilution 36°.

C'est ici qu'il faut apprécier les doubles effets des globules antiangioïtiques : ils arrêtent les hémorrhagies, ils les excitent quand il n'y en a pas.

Ménorrhagie. De temps en temps, les malades rendent, sans en avoir conscience, des caillots plus ou moins volumineux formés dans le vagin; ces caillots sont tantôt récents, noirs, homogènes, tantôt plus anciens, constitués par des couches superposées et souvent enveloppées par une sorte de pellicule pseudo-membraneuse qui flotte sous l'eau lorsqu'on l'examine. Traitement : angioïtico pour arrêter l'hémorrhagie, ensuite canceroso pour guérir la matrice.

Mentagre (Sycosis). Affection très anciennement connue (Pline), consiste en une éruption successive de petites pustules acuminées sur la lèvre supérieure, le menton et généralement sur les points où existe la barbe.

On doit admettre un sycosis de cause interne, lié à la syphilis, à la scrofule ou à l'arthritis, et un sycosis de cause externe, développé sous l'influence de causes d'irritations vulgaires, de certaines substances déposées à la surface du corps, ou bien produites par la présence d'un

parasite végétal (sycosis parasitaire). Traitement : scrofoloso si la cause est dans la scrofule, venereo si la cause
est syphilitique, vermifugo si elle appartient aux parasites.

Métrite. Inflammation de la matrice à la suite de
l'accouchement. Scrofoloso intus et injections ou bien
canceroso intus et en injections.

Métrite pseudo-membraneuse. Voir ménorrhagie.

Migraine. La migraine (hémicranie) est une affection presque toujours constitutionnelle, essentiellement
caractérisée par une douleur fixée à la région frontale,
d'un seul côté du crâne, et par différents troubles nerveux des sens et des fonctions digestives, et se manifestant par des attaques passagères, quelquefois périodiques.

La migraine diffère des névralgies proprement dites
en ce qu'elle ne peut être localisée exactement sur le
trajet d'une branche nerveuse. Elle marque en quelque
sorte une transition entre ces affections locales des nerfs
et certaines névroses des fonctions organiques; car,
d'une part, elle est caractérisée par des troubles gastriques, et de l'autre par une douleur qui a souvent son
point de départ dans les nerfs ciliaires (iralgie). C'est à
ce titre qu'elle peut être rangée parmi ces névralgies
dites ascendantes qui, des nerfs périphériques, peuvent
remonter jusqu'aux centres nerveux eux-mêmes.

La migraine est quelquefois annoncée à l'avance par
un malaise, un engourdissement particulier, une lourdeur
de tête, qui se font sentir au réveil et qui sont les indices

certains d'une migraine imminente. La migraine accidentelle est une affection légère, toujours spontanément
curable et sans aucune gravité. Quant à celle que nous
avons appelée constitutionnelle, elle peut être considérée
comme une habitude morbide extrêmement pénible et
toujours sérieuse en raison de ses retours fréquents et
du trouble qu'elle apporte dans les conditions mêmes de
la vie. Sa terminaison, il est vrai, n'est jamais funeste,
mais on doit regarder la maladie comme d'autant plus
fâcheuse que ses attaques sont plus rapprochées, plus intenses et plus longues. Le traitement de la migraine
peut être abortif, préventif et curatif par les spécifiques
seuls du comte Mattei. Voir praticien pour appliquer,
selon le cas, scrof., febrif., électr. rouge, jaune, blanche
et canc.

Miliaire. Voir suette miliaire.

Monomanie. Quelle qu'en soit la sorte, la monomanie dérive du penchant qu'on apporte en naissant.
Ainsi on en distingue de plusieurs sortes : en folie ma-
niaque, délire partiel, manie aiguë, monomanie mélan-
colique, monomanie religieuse (démonomanie), monomanie homicide, monomanie incendiaire (pyromanie),
monomanie du vol (kleptomanie), monomanie d'ivresse
(dipsomanie) et phylomanie (besoin d'aimer) *expression
de l'auteur.*

Je crois qu'il est superflu de vouloir guérir ou de
défendre ces penchants; tout ce que l'on peut faire c'est
d'éloigner la personne ou l'objet qui en est atteint et qui
fait les charmes. Mais qu'arrivera-t-il? Si la personne est
atteinte de monomanie religieuse, quel mal y a-t-il de la
voir toujours prier? Si elle est atteinte de monomanie

homicide, enfermez-la seule, ainsi que celle atteinte de monomanie incendiaire ; si elle est kleptomane, enfermez-la dans un endroit où il n'y ait rien à voler. La dipsomanie se guérit par scrofoloso ainsi que la phylomanie ou besoin d'aimer. Il faudrait pour cette infirmité renfermer le globe entier dans une prison, car nous avons tous le besoin d'aimer et c'est là la doctrine du Christ : Aimez-vous les uns les autres.

Laissez suivre les penchants, mais supprimez les abus.

Morbus maculosus. Voir purpura.

Morpion. Poux de santé. Scrofoloso, seul en bains, fait disparaître ce genre de poux.

Morve aiguë. La morve aiguë est caractérisée d'une manière spéciale par la présence d'ulcérations dans les fosses nasales, jointe à l'éruption et aux symptômes généraux du farcin aigu.

La morve aiguë, qui est fréquemment la terminaison de la morve chronique ou du farcin, se présente souvent aussi d'emblée et comme résultat direct de l'inoculation ou de l'infection morveuse. Elle peut, comme le farcin aigu, offrir au début les symptômes locaux de l'angioleucite. Traitement : scrofoloso, febrifugo. Voir médecin. *Grave.*

Muguet. On donne le nom de muguet (stomatite crémeuse, stomatite pultacée, millet, etc.) à une production parasite analogue aux mycodermes du favus et de la nature des cryptogames (sporochyum Gruby ; oïdium albicans), qui se développe principalement sur la muqueuse buccale ou gastro-intestinale enflammée, sous forme de petites masses blanches disséminées ou réunies par plaques et ressemblant à des grumeaux de lait caillé.

Le muguet attaque les enfants, l'adulte et le vieillard, plus rarement ces deux derniers.

Les causes, sous l'influence desquelles se développe cette production qui donne un caractère tout à fait spécial à une forme de phlegmasie muqueuse, ne sont pas toujours appréciables et identiques. Il n'en est pas de plus active que la mauvaise alimentation. Traitement : je l'ai guéri par scrofoloso seul chez une dame de 52 ans. Dose : un globule dans un litre d'eau.

Myélite. On comprend, sous le nom de myélite, l'inflammation du cordon rachidien depuis la bulbe jusqu'à sa terminaison.

L'inflammation de la moelle peut être aiguë ou chronique, simple ou compliquée, primitive ou consécutive. Il convient de distinguer de la phlegmasie rachidienne l'affection décrite par les Anglais sous le nom d'irritation spinale; affection mal caractérisée et qui paraît n'être qu'un phémomène accessoire que l'on observe dans quelques névroses.

L'inflammation revêt, dans le tissu de la moelle, à peu près les mêmes formes que dans la substance du cerveau et reproduit les mêmes altérations de consistance et de coloration.

Les symptômes de la myélite sont en rapport nécessaire avec les fonctions des parties malades et, par suite, avec le siége des lésions. Cependant l'inflammation peut marcher sourdement et les tissus être déjà profondément altérés avant qu'aucun trouble fonctionnel ait révélé l'existence de la maladie. D'un autre côté, la myélite

peut débuter par une attaque foudroyante, abolissant
d'un seul coup le mouvement et le sentiment, quelquefois la vie.

La forme aiguë de la myélite réclame le traitement le
plus énergique : bains généraux avec 100 grains de
scrofoloso; scrofoloso intus, alterner par des compresses
d'électricité rouge le long du rachis. Suivre un régime
antiphlogistique.

N

Néphrite. La néphrite est l'inflammation des reins.
La structure de l'organe secréteur de l'urine et le siège
anatomique différant de celui qu'occupe la phlegmasie,
rendent nécessaire la division des inflammations rénales
en néphrite, inflammation des substances corticales ou
tubuleuses des reins, et pyélite ou pyélo-néphrite, inflammation du bassinet et des calices.

Il importe encore de diviser la néphrite en idiopathique et en symptomatique, celle-ci étant liée comme
affection secondaire à la goutte, à la gravelle, à la diathèse purulente, aux fièvres graves, aux rhumatismes
(néphrite arthritique, calculeuse, par poisons morbides,
rhumatismale, etc.).

Enfin on doit considérer comme une espèce morbide
tout à fait distincte la néphrite albumineuse qui, bien que
caractérisée anatomiquement par des lésions inflammatoires, n'en doit pas moins, par la marche, les symptô-

mies, les terminaisons, en un mot, par tout l'ensemble des signes nosographiques, être séparée des inflammations franches et rangée dans une autre classe. Nous ne nous occuperons en ce moment que des inflammations essentielles ou idiopathiques des reins.

La *néphrite aiguë* s'annonce d'une manière à peu près constante par un frisson plus ou moins violent, plus ou moins prolongé, suivi de chaleur, de soif, d'agitation. Une douleur se fait sentir dans la région lombaire, d'un seul côté ou des deux côtés à la fois, suivant qu'un des reins ou tous les deux sont atteints. Cette douleur est quelquefois très vive et presque superficielle, plus souvent sourde, profonde, s'exaspérant en général par une forte pression ou par les mouvements du tronc, et offrant par moments de véritables exacerbations. Elle s'étend fréquemment dans la direction de l'urétère et jusqu'à la vessie, à l'aine, aux ligaments ronds ou aux testicules qui, du côté affecté, se rétractent vers l'anneau inguinal. La vessie peut être le siége de la douleur la plus vive surtout au moment de l'excrétion de l'urine. Celle-ci dès le début, est rare et pénible.

La *pyélite aiguë*, caractérisée au début par les mêmes phénomènes que la néphrite simple, s'accompagne de l'émission d'une urine chargée de sang ou de mucus, et plus tard, au moment où des frissons erratiques se montrent, les malades éprouvent dans les reins un sentiment de pulsation, d'engourdissement et de tension particulière, et, en même temps, l'urine laisse déposer un sédiment formé de pus et de sels phosphatiques.

La néphrite chronique, qui peut rester complétement latente, a pour caractères essentiels une douleur habi-

tuelle dans une des régions rénales ou dans toutes les
deux à la fois, coïncidant avec une diminution de l'aci-
dité avec l'état neutre et surtout avec l'alcalinité de
l'urine et un sentiment de faiblesse très marqué dans les
membres inférieurs. L'urine, dont l'altération est presque pathognomonique, est trouble et laisse déposer un
sédiment abondant, composé soit de phosphate de chaux,
soit de phosphate ammoniaco-magnésien.

Causes. Les causes les plus ordinaires des néphrites
sont les contusions et les plaies, la rétention de l'urine
dans ses canaux excréteurs pour quelque cause que ce
soit, et notamment par suite de paraplégie; l'abus des
diurétiques, les alcools et les excitants spécifiques tels
que les cantharides, la propagation au rein par la muqueuse de la vessie et des urétères, d'une inflammation
blennorrhagique de l'urètre; enfin, plus rarement, l'impression du froid humide.

La néphrite est très rare dans l'enfance. Le pronostic
est variable suivant la cause. Traitement : au début, ang.,
puis électr. rouge sur la région, ensuite scrof.

Névralgies. *Définition.* On donne le nom de névralgie à une affection douloureuse siégeant dans un ou
plusieurs rameaux nerveux sensitifs, sans inflammation
ni lésion de structure des nerfs.

Considérations. Le caractère essentiel, le signe presque
exclusif des névralgies est la douleur. Mais si, dans le
plus grand nombre des cas, ce phénomène se montre
dès le début et annonce l'invasion de la maladie, il n'est
pas rare de voir survenir d'abord, dans le point qui doit
être le siège de la névralgie, une sensation de froid ou,

au contraire, de cuisson et de brûlure, accompagnée de picotements et de fourmillements très incommodes.

Diagnostic. Le siége, la nature et la forme de la douleur laissent, en général, peu d'obscurité dans le diagnostic des névralgies, et les malades eux-mêmes indiquent quelquefois, avec une précision rigoureuse, le trajet du nerf affecté et le caractère des sensations qu'ils éprouvent.

Pronostic. On a vu ce qu'il fallait penser de la terminaison des névralgies. Elle est rarement funeste, mais il n'en est pas moins vrai que ces maladies, comme toutes les affections douloureuses, sont extrêmement cruelles, et d'autant plus qu'elles résistent en général fort longtemps. Traitement : le traitement des névralgies, pour être efficace, doit surtout être dirigé sur le point douloureux lui-même par les électr. rouge, blanche et jaune, selon le cas, scrof. et ang. à l'intérieur, mais il vaut mieux se laisser guider par un praticien que de s'appliquer soi-même les médicaments, vu les erreurs commises à cet égard, que les malades ont gravement occasionnées dans la direction de la cure.

Névralgies diverses. Nous avons décrit avec détail les névralgies les plus importantes par leur gravité ou par leur fréquence, mais on comprend que presque tous les nerfs peuvent être atteints de douleurs analogues à celles qui constituent ce genre d'affections et que, dans ce cas, la nature et les caractères généraux de la maladie ne varient pas, le siége seul est différent.

Il nous reste donc à donner, à titre de curiosité, les différents noms qui ont été donnés et les organes qu'elles affectent.

Névralgie cervico brachiale.
     »   id.   occipitale.
     »   crurale.
     »   cutanée.
     »   de la face.
     »   du testicule.
     »   femoro-poplitée.
     »   iléo-scrotale.
     »   intercostale.
     »   lombo-abdominale.
     »   rhumatismale.
     »   sciatique.
     »   ascendante.
     »   propre simple.

Névrome. L'affection désignée sous le nom de névrome consiste en une petite tumeur située sur le trajet
d'un nerf. Traitement : électr. rouge suffit pour la faire
disparaître, étant aidée à l'intérieur par scrofoloso ou
canceroso.

Névroses convulsives. Les névroses convulsives présentent toutes, comme élément essentiel, des
contractions violentes, involontaires et désordonnées des
muscles de la vie de relation, existant avec ou sans alternative de relâchement et persistant pendant un temps
plus ou moins long.

Outre ces désordres particuliers qui constituent les
convulsions proprement dites, les névroses du mouvement présentent encore certains phénomènes de même
nature, souvent combinés avec les premiers dont ils ne
doivent être distingués qu'au point de vue de la sémio-

tique. Tels sont, par exemple, le tremblement, secousse rapide, en général faible et n'abolissant pas les mouvements volontaires ; la crampe, rigidité douloureuse, subite et passagère, et la contracture, qui consiste en une rigidité permanente, survenant insensiblement et déterminant un raccourcissement habituel et continu des muscles fléchisseurs.

Nous ne devons pas mentionner ici les spasmes dont le nom, autrefois appliqué à l'exagération douloureuse de la tonicité musculaire, semble devoir être réservé aux contractions des muscles de la vie organique et se rattachant à un autre ordre de névroses.

Il est bien entendu, en effet, que le titre de névroses du mouvement ne s'applique qu'à celles qui affectent les mouvements de la vie de relation. Du reste, ces différents phénomènes musculaires n'appartiennent pas exclusivement aux névroses du mouvement et se montrent dans un grand nombre de maladies très diverses, comme symptôme ou comme complication, et il n'est pas inutile de rappeler que nous ne devons pas en faire ici l'objet d'études sémiotiques. Traitement : voir névralgies.

Névroses des fonctions de reproduction. Les névroses des fonctions de reproduction sont, comme toutes les maladies de la même classe, caractérisées par l'exaltation, l'abolition ou la perversion de l'action nerveuse qui préside à l'exercice des fonctions génératrices. Le rôle tout spécial et le jeu, en quelque sorte indépendant des organes de la génération, semblerait, jusqu'à un certain point, devoir isoler leurs maladies. Et cependant les sympathies nombreuses qu'éveille leur action, le retentissement profond que produit au sein de l'organisme leur sensibilité exaltée, expliquent comment il est rare que les troubles dont ils sont affectés soient simples et bornés au dérangement d'une seule action. Ce n'est pas, du reste, que l'on observe du côté des organes génitaux des phénomènes nerveux symptomatiques aussi variés que ceux que nous avons indiqués pour les fonctions digestive, respiratoire et circulatoire. Mais, par une loi naturelle, par un effet nécessaire de cette union intime qui rattache si souvent l'une à l'autre l'action de l'encéphale et celle des organes de reproduction, il existe entre elles une sorte de synergie morbide et, par suite, une évidente réaction des névroses des fonctions génitales sur l'intelligence et les affections morales. Aussi ce groupe de maladies constitue-t-il, à quelques égards, comme une transition entre les névroses des fonctions intellectuelles et celles des autres fonctions.

Sont décrits, à titre de névroses des fonctions de reproduction : le satyriasis, la nymphomanie, l'anaphrodisie et l'hystérie (voyez ces mots).

Névroses des fonctions de nutrition. Les névroses de nutrition et de reproduction comprennent toutes les maladies caractérisées essentiellement par le trouble, la perversion, l'exaltation ou l'abolition des fonctions de la vie organique qui s'exercent dans les appareils digestif, respiratoire, circulatoire ou génital, sans lésion de ces appareils eux-mêmes.

Névroses des fonctions intellectuelles. Comme toutes les autres fonctions, celles de l'entendement peuvent être diversement troublées, et, de même que c'est à une portion de système nerveux central qu'est dévolu l'exercice régulier de l'intelligence, de même c'est parmi des maladies du système nerveux, parmi les névroses que l'on doit ranger les troubles des fonctions intellectuelles ou vésanies.

Nymphomanie. La nymphomanie (fureur utérine, utéromanie, etc.) est une névrose exclusivement propre au sexe féminin, caractérisée par une excitation morbide des organes génitaux et un penchant insolite à l'amour physique souvent porté jusqu'au délire.

Quand, chez la femme, le tronc se meut inconsciemment, c'est signe qu'elle est nymphomane. Traitement : canceroso intus et extra en bains, alterner avec febrifugo, quelquefois par scrofoloso et électricité rouge à faibles doses, dilution 109°, à prendre un verre par jour ; la dilution fait 3 jours.

O

Obésité. Gras, embonpoint excessif occasionné par de la graisse accumulée dans le tissu cellulaire. C'est une espèce du genre polysarcie des sauvages. Traitement : guérisons nombreuses par scrof. et par canc.

Odeur de la bouche. Traitement : scrof., ang. et électr. rouge.

Odontalgie. Douleur des dents, douleur aiguë, violente, lancinante, souvent accompagnée de rougeur au visage, de tension, d'enflure et quelquefois d'un mouvement fébrile. C'est un symptôme des diverses affections

dentaires et particulièrement de la carie. Traitement :
scrof., ang., alterner les deux.

Odorat (perte de l'). Rendu aussitôt par scrofoloso
à l'intérieur et électricité rouge à la racine du nez et à
l'occiput.

Œdème. On donne le nom d'œdème à une infiltration séreuse du tissu cellulaire sous-cutané, et plus rarement du parenchyme des organes.

L'œdème peut être partiel ou général ; dans ce dernier
cas, il prend le nom d'anasarque (hydropisie dans les
chairs) ; lorsqu'il est partiel, il prend le nom de la partie
à laquelle il est borné (œdème des paupières, des membres, du scrotum, du cerveau, des poumons, etc.).

L'œdème, quoique presque toujours symptomatique,
peut se montrer cependant comme affection essentielle.

Œdème anasarque. Voyez anasarque.

Œdème algide des nouveaux-nés. On voit
assez fréquemment, dans les hospices d'enfants nouveaux-
nés, survenir du premier au huitième jour après la naissance, sous l'influence du froid, un œdème essentiel
auquel l'âge des malades paraît imprimer quelques caractères spéciaux.

Confondue par quelques auteurs avec l'induration du
tissu adipeux qui survient chez les nouveaux-nés pendant l'agonie ou après la mort, à la fin de maladies diverses, cette affection a été séparée des hydropisies et rangée à part, sans aucune raison précise, sous le nom de
sclérème, endurcissement du tissu cellulaire, etc. On ne
peut cependant méconnaître, après les travaux des meilleurs observateurs, les rapports qui existent entre cette

maladie du premier âge et l'œdème essentiel. Il est bien entendu, d'ailleurs, que les nouveaux-nés sont exposés aux différentes espèces d'œdèmes symptomatiques que nous avons indiqués.

Œdème du poumon. L'œdème du poumon ne constitue, le plus souvent, qu'une affection symptomatique coïncidant avec une hydropisie générale. Il paraîtrait cependant que l'on a observé des cas d'œdème pulmonaire essentiel où l'infiltration, survenant tout d'un coup et avec une grande intensité, pouvait amener la mort presque subitement.

Œsophage. Voyez angine.

Onanisme. Comme si l'on disait vice d'Onam (Genèse, XXXVIII, V. 9), synonyme de masturbation. Masturbation involontaire nocturne, guérie par scrofoloso et électricité rouge au sympatique, à l'occiput et au sacrum.

Ophthalmie scrofuleuse. Voyez goitre exophthalmique.

Orchite syphilitique. Voyez syphilis.

Ortiée. Fièvre. Voir urticaire.

Otalgie. Douleurs d'oreilles. Scrofoloso et électricité derrière l'oreille.

Otite. Inflammation de l'oreille. Scrof. ou ang.

Otorrhée. Ecoulement par les oreilles. Scrof., ang. ou scrof. nuovo.

Ovaires (kystes des). Sous la dénomination de kyste de l'ovaire, on désigne des affections organiques de différente nature qui ont pour caractère commun la formation de tumeurs et de cavités anormales au sein du tissu propre de l'ovaire. Les kystes de l'ovaire peuvent être divisés en deux genres principaux :

1° Kystes fœtaux, qui contiennent un produit de conception, soit un fœtus entier, soit quelques-unes de ses parties seulement.

2° Kystes séro-fibreux ou simples, qui ne renferment que la sérosité.

Comme cette maladie est très commune, je la décrirai en entier.

A. *Kystes fœtaux.* Les kystes fœtaux résultent d'une grossesse ovarique ; ils se présentent sous deux formes : dans l'une (kystes fœtaux proprement dits), les parois, formées de couches superposées (amnios, chorion et péritoine), ne commencent à s'hypertrophier qu'après que le fœtus a cessé de se développer ; elles éprouvent ainsi, avec le temps, différentes modifications. Ainsi, ou bien elles subissent la transformation crétacée, osseuse ou cartilagineuse, ou bien elles deviennent le siège d'un travail inflammatoire qui peut se terminer par ulcération et établir une libre communication entre le kyste et l'un des organes voisins : vagin, vessie, tube intestinal ; l'ulcération envahit même parfois l'enveloppe cutanée et détermine ainsi le rejet au dehors d'une partie ou de la totalité du fœtus. Le développement considérable du kyste et la compression qu'il exerce autour de lui font ordinairement disparaître les autres vésicules de Graaf. On cite cependant des cas où il existait encore des vésicules dans l'ovaire malade. Quant au produit de la conception, renfermé dans le kyste, tantôt il se conserve intact pendant plusieurs années, tantôt il éprouve plus ou moins des altérations diverses, dont la plus commune est la fonte putrilagineuse. Dans ce cas, au milieu d'une masse demi-liquide, nagent en quelque sorte des débris de tout genre, des dents, des cheveux, des os, etc.; le fœtus peut aussi éprouver une espèce de momification. Enfin, les transformations osseuses, crétacées ou en gras de cadavre s'observent dans toutes les grossesses indistinctement ou seulement dans les grossesses abdominales.

Il n'est pas difficile d'arriver, pendant la vie, à un diagnostic positif. Il n'est pas juste de dire, comme certains auteurs, que l'autopsie est seule capable de transformer en certitude les soupçons qu'on a pu avoir avant la mort.

Le signe réel de l'existence du kyste de l'ovaire est une grosseur d'un côté du ventre, à gauche ou à droite, plus souvent à gauche; une douleur lente, sourde, faisant poids, comme tirant en bas le cœur, et une douleur pongitive sous le sein gauche, le bout du sein pâle, flasque plus que l'opposé; une douleur ou espèce d'enflure sous la cheville du pied du même côté, faisant croire à une sciatique, douleur longeant la cuisse et se faisant sentir aux aines et jusqu'au cœur; les sclérotiques bleus, très souvent des douleurs de dents du même côté où existe le kyste; les reins sont douloureux, le teint un peu basané, des écoulements jaunes, verts, gris, puants et occasionnant un pruris autour de la vulve; manque d'appétit; enfin tous les symptômes de la leucorrhée rebelle.

La seconde forme des kystes fœtaux a été désignée sous le nom de kystes pileux, parce qu'ils renferment des cheveux plus souvent et en plus grande quantité que toute autre partie du fœtus; pourtant on y rencontre aussi différents autres organes soit intacts, soit plus ou moins altérés, quelquefois constituant une sorte de détritus, dont il est même difficile, dans certains cas, de reconnaître la véritable nature. On trouve surtout des dents, des portions d'os et des lambeaux de peau.

Quoiqu'on ait observé ces kystes dans toutes les parties de la cavité abdominale, ils occupent presque exclusivement la surface ou l'intérieur des ovaires. Leur volume, égal dans quelques cas à celui d'une tête d'adulte, laisse aussi parfois à l'ovaire sa forme et son volume ordinaires. Ils sont toujours uniques ou multiples; on a constaté leur existence à tous les âges de la vie, depuis la première enfance jusqu'à la plus extrême vieillesse. Les produits qu'ils renferment sont nombreux ; au premier rang se trouvent les cheveux ; ils présentent une racine ou en sont dépourvus; les uns sont complétement libres au milieu du kyste, les autres sont adhérents aux parois de la poche, soit à l'aide d'un simple anneau fibreux dans lequel ils peuvent glisser, soit par le moyen d'une couche celluleuse très mince et transparente passant au-devant du poil. La longueur et la couleur des poils varient beaucoup; il en est qui ressemblent à des cheveux proprement dits, d'autres à des poils. On a cité des cas où ils avaient la plus complète analogie avec ceux qui couvrent le pubis. La présence des dents, organes qu'on trouve le plus souvent après les poils, coïncide toujours avec l'existence de ces derniers.

L'évolution dentaire dans les kystes se fait d'après les mêmes lois et de la même manière que dans l'organisme vivant : ainsi apparition de la couronne, puis de la racine dans les alvéoles osseuses; développement des incisives, des canines, des molaires; première dentition et enfin seconde; telle est l'évolution dont on observe les traces par l'examen des pièces osseuses contenues dans le kyste. Le nombre des dents varie de deux à trois cents. Outre les organes que nous venons d'indiquer et auxquels il faut ajouter des morceaux d'ongles, des brides fibreuses, des lambeaux de tissu organique qu'il est facile de rapporter au tissu cutané ou à la muqueuse intestinale.

Le kyste est ordinairement rempli d'une substance stéatomateuse ou graisseuse, fluide ou à demi-solide, incolore ou brunâtre; on peut encore y trouver une sorte de gelée, de la sérosité, de la matière tuberculeuse et même des concrétions pierreuses.

B. *Kystes séreux* ou *sero-fibreux*. Les kystes séreux ou sero-fibreux (hydropisie enkystée de l'ovaire) s'observent rarement dans les deux ovaires à la fois; mais souvent l'ovaire exempt de kyste est atteint d'une dégénérescence cancéreuse ou de tout autre désordre.

J'emprunte à **M.** Cruvelhier l'*anatomie pathologique* du kyste de l'ovaire.

Le volume et la disposition des kystes de l'ovaire sont très variables. Les kystes peu volumineux sont extra-ovariens, développés à la surface de l'ovaire, ou intra-ovariens, situés au-dessous de la capsule fibreuse; ce sont les vésicules de Graaf.

On appelle vésicule de Graaf le germe ovarique de l'espèce humaine, fourni par la femme au moment du coït satisfait. Ces vésicules ne sont pas plus grosses que les œufs du plus petit poisson. Au moment de la conception, l'animalcule appelé spermatozoïde, fourni par l'homme, perce la vésicule de Graaf et se loge dedans; le surplus du sperme de l'homme et de la femme forme aussitôt après un couvercle qui met à l'abri le germe et s'accole instantanément aux parois de la matrice et de là il reçoit la vie par la formation des organes que le Créateur dirige ensuite à l'insu des hommes.

Anormalement développés, les kystes volumineux sont tantôt uniloculaires, c'est-à-dire formés d'une seule loge, ou multiloculaires. Les cloisons de séparation des loges sont complètes ou incomplètes; les loges contiennent la même substance ou des matières différentes. Les tumeurs peuvent être formées par la réunion de plusieurs kystes distincts (kystes multiples). Dans d'autres cas, la tumeur est constituée par l'agglomération d'un grand nombre de kystes de grandeur variable, formant des bosselures et contenant une matière gélatineuse, demi-transparente, diversement colorée, blanchâtre dans quelques-uns des kystes, jaunâtre ou brunâtre dans les autres (kystes aréolaires).

Le kyste peut occuper la cavité abdominale tout entière; il a la forme d'un ovoïde, sa couleur est d'un blanc terne ou brunâtre. La tumeur est libre ou unie par des adhérences aux parties voisines. Les parois, dont l'épaisseur varie de quelques millimètres à quelques centimètres, se composent des couches suivantes en allant de la surface extérieure vers la surface interne : une membrane séreuse, brunâtre et augmentée d'épaisseur; une tunique fibreuse, ardoisée et hypertrophiée; une tunique musculaire à fibres perpendiculaires, et enfin une membrane interne ou adventive, ayant de l'analogie avec la caduque. Les parois contiennent encore des vaisseaux artériels et veineux très développés; les veines forment deux plans, l'un superficiel et l'autre profond.

Il existe moins de vaisseaux là où les parois sont moins épaisses.

Quant aux matières que renferment ces kystes, leur poids varie de quelques grammes à 50 ou 60 litres; c'est une sérosité pure, citrine ou brunâtre, prenant la couleur marc de café par la présence d'une certaine quantité de sang; d'autres fois c'est un liquide glutineux, pultacé, filant comme de l'albumine et dont la consistance rend l'évacuation difficile. La sérosité peut être aussi purulente; on y a même rencontré des calculs.

L'utérus est souvent déplacé par le développement du kyste ovarique et entraîné en haut, soit à droite, soit à gauche.

Description. Le premier signe qui attire l'attention est une douleur sourde, permanente, dans une des fosses iliaques et accompagnée de gêne et de pesanteur dans la hanche et la cuisse du côté affecté. Plus tard, une tumeur se fait sentir, d'abord petite, puis distincte et mobile, dans laquelle la fluctuation, souvent impossible à reconnaître, se perçoit en pratiquant le toucher vaginal pendant que la main est appliquée sur les parois de l'abdomen.

Lorsque la tumeur occupe encore le petit bassin, la compression gêne ou empêche même l'excrétion volontaire des urines. Enfin, quand la tumeur a envahi tout le ventre, on perçoit une fluctuation qui est d'autant plus manifeste que le kyste est uniloculaire, que ses parois

ont moins d'épaisseur et que la distension est considérable sans être extrême. Il est de ces tumeurs qui acquièrent des dimensions prodigieuses : le développement en
est très lent, presque indolent ou bien accompagné d'accidents légers, assez analogues à ceux qui marquent le
début d'une grossesse : aussi voit-on parfois les femmes
et les médecins commettre cette erreur. Les différentes
fonctions restent ordinairement intactes jusqu'au moment
où la tumeur a acquis un développement considérable;
on a observé la diminution des urines, un certain état
d'épaississement et d'induration de la peau, surtout à la
région hypogastrique. Quant à l'œdème des membres
inférieurs, il ne survient qu'à une époque avancée;
quelquefois il se montre assez promptement dans le
membre correspondant au côté où siége la tumeur, ce
qui produit ce gonflement par une compression toute
mécanique. La coloration lie de vin des parois du vagin,
déjà notée dans la grossesse, a été également mentionnée
dans cette maladie (Moreau).

Si un kyste de l'ovaire peut coïncider pendant dix,
quinze et vingt ans avec une bonne santé, plus souvent
aussi, après un temps variable mais peu considérable, il
se déclare des accidents nombreux qui dépendent du
dérangement dû en grande partie à la compression
exercée par le kyste sur les organes voisins.

La marche de ces kystes est ordinairement fort lente
et essentiellement chronique; parfois pourtant elle se
montre relativement rapide, surtout vers l'âge de vingt
ou trente ans. L'inflammation s'empare quelquefois des
parois du kyste à la suite de froissements ou de contusions du ventre, ou bien encore de ponctions réitérées,
et hâte la marche de la maladie.

Quand la mort ne vient pas mettre un terme au développement de la tumeur, cette dernière finit par se rom-
pre et une communication s'établit entre elle et l'extérieur ou avec un des organes voisins. C'est ainsi qu'on
a vu des kystes de l'ovaire se vider dans le cœcum, dans
deux parties à la fois, par les vomissements et les selles,
dans la vessie, dans le vagin, dans le péritoine, etc.
Enfin, dans quelques cas rares, la tumeur ovarienne,
adhérente au mésentère par une bride fibreuse très
épaisse, devient la cause d'un étranglement interne qui
détermine la mort.

Causes. Les causes prédisposantes et occasionnelles
des kystes séro-fibreux de l'ovaire agissent toutes en
produisant un trouble dans le travail mensuel dont les
ovaires sont le siége, et l'on peut dire que le plus souvent le kyste résulte du développement anormal d'une
vésicule de Graaf.

Les violences de tout genre, exercées principalement
sur le ventre pendant la vacuité de l'utérus, au moment
des règles ou dans l'intervalle d'une époque à une autre,
pendant l'état de grossesse ou immédiatement après
l'accouchement, les chutes, les coups, les pressions violentes, la constriction habituelle du corset, l'avortement,
les inflammations péritonéales, l'impression du froid durant l'époque menstruelle, toutes les conditions morbides
enfin qui s'opposent à l'accomplissement régulier de la
menstruation, ont une influence facile à comprendre sur
la production des kystes de l'ovaire. *Il faut y joindre les
circonstances capables d'exciter* plus ou moins vivement
les organes génitaux, causes qui donnent à l'écoulement
sanguin une grande activité, par exemple *les désirs véné-*

riens non satisfaits (Copland), l'abus du coït ou de la masturbation. Il est incontestable qu'un grand nombre de kystes de l'ovaire reconnaissent une origine inflammatoire. L'hérédité et les modifications organiques qu'entraîne l'âge critique ne paraissent pas non plus étrangères au développement de certains kystes ovariques de nature syphilitique; on en rencontre dans les premières années de la vie et même au moment de la naissance.

Diagnostic. La maladie avec laquelle on peut le plus aisément confondre les kystes de l'ovaire est l'ascite; aussi est-ce sur le diagnostic différentiel de ces deux affections qu'on doit le plus insister.

Il est un symptôme d'une valeur très grande, mais cependant considéré à tort comme constant et pathognomonique : c'est la différence du siége du son tympanique obtenu à l'aide de la percussion. Dans l'ascite, le son clair se perçoit à la partie supérieure de l'abdomen; en effet, la masse intestinale, libre au sein du liquide, gagne naturellement la partie la plus élevée et se porte au-dessus de l'ombilic. Par suite de la disposition anatomique, le même phénomène ne peut avoir lieu quand un kyste de l'ovaire a déjà acquis un développement considérable; alors la plus grande partie des intestins est refoulée sur les côtés de la tumeur et au-dessous d'elle, tantôt dans une direction, tantôt dans l'autre, selon la manière dont s'est opéré le développement de la tumeur. A la vérité, d'autres signes viennent éclaircir la question. La forme du ventre, dans les différentes positions, n'est pas la même pour les deux affections; généralement la forme de la tumeur ne change pas dans le cas de kyste ovarique; dans l'ascite, au contraire, le liquide, se déplaçant avec facilité, se porte dans toutes les directions; aussi observe-t-on une dépression sur le milieu du ventre pendant le décubitus dorsal. Des symptômes généraux graves et très marqués se déclarent ordinairement plus vite dans l'ascite que dans les kystes ovariques. Il est des cas où ces deux maladies se rencontrent à la fois chez le même individu. On peut soupçonner cette complication quand la main, appliquée sur le ventre, perçoit la sensation d'un flot interposé entre les parois abdominales et la surface du kyste qui est lisse et résistante. Le toucher vaginal ou rectal est d'une grande utilité pour le diagnostic. L'utérus, entraîné par la tumeur que forme l'ovaire enkysté, sort parfois du petit bassin et ne peut plus être atteint par le doigt. Rien de semblable ne s'observe dans l'ascite. On devra encore, avant de se prononcer, tenir le plus grand compte de tous les éléments de diagnostic déjà indiqués, mais surtout du mode de développement.

Dans l'ascite, la tumeur paraît sur la ligne médiane, d'abord derrière, puis au-dessus du pubis; les kystes de l'ovaire se montrent d'abord dans l'une des fosses iliaques, mais il est rare qu'on puisse avoir des renseignements précis à cet égard. C'est pourquoi il nécessite l'examen d'un praticien éclairé.

D'autres maladies ont été confondues avec l'affection qui nous occupe; ainsi l'hydrométrie ou hydropisie de la matrice, affection rare, qui se distingue facilement, il est vrai, par une tumeur occupant la ligne médiane, par la suppression constante des règles et par la position et le développement de l'utérus, appréciables au toucher. Les différentes tumeurs enkystées des parois du ventre et des organes contenus dans la cavité abdominale ont certains symptômes propres, pourtant le diagnostic est parfois très difficile à poser.

Le développement de l'utérus par le produit de la conception laisse quelquefois des doutes sur la véritable nature de la tumeur. Il faut bien se garder, en pareil cas, d'avoir recours à la ponction, soit comme moyen de diagnostic, soit comme moyen de traitement. Quant à la tympanite et à la distension extrême de la vessie, l'erreur serait inexcusable; la percussion et le cathétérisme feraient justice d'une semblable confusion.

Après avoir reconnu l'existence d'un kyste ovarique, on devra chercher à distinguer à quelle variété il appartient. S'il est uniloculaire, la forme sera généralement plus régulière, les parois plus minces, la fluctuation plus manifeste; s'il est multiloculaire, si surtout les loges contiennent des produits différents, la tumeur sera dure, inégale, bosselée; il pourra y avoir absence partielle ou totale de la fluctuation. Il est, du reste, toujours difficile, dans les cas un peu compliqués, d'arriver à un diagnostic précis.

Pronostic. Le pronostic est toujours grave, car la maladie résiste généralement aux différents modes de traitement employés jusqu'à présent contre elle par l'allopathie. C'est encore ici qu'il faut rendre justice aux spécifiques Mattei. Il est d'autant plus fâcheux que la malade est jeune, qu'elle exerce un métier fatigant et qui l'expose à une rupture du kyste; la grossesse est une complication également redoutable.

En égard aux indications thérapeutiques, le kyste

uniloculaire simple est beaucoup moins grave que les kystes multiloculaires. Les dégénérescences des parois du kyste, l'altération profonde d'un des organes voisins, les adhérences plus ou moins intimes sont autant de circonstances fâcheuses.

La rupture du kyste peut être avantageuse lorsqu'elle est suivie de l'évacuation du liquide par une des voies naturelles; elle est mortelle lorsqu'elle a lieu dans le péritoine. L'inflammation du kyste est presque toujours funeste.

Traitement. Le traitement consiste presque exclusivement dans l'hygiène; éviter d'abord toutes passions vénériennes, les déceptions, les soucis et les mauvais traitements; une nourriture antiphlogistique et grasse, point d'acide, vinaigre, citron, verjus, prunes, pommes, groseilles, ensuite on commence par canceroso dilution 220e, un verre par jour, le litre fait 6 jours; continuer jusqu'à ce que l'on aperçoive une amélioration notable, diminuer l'eau ensuite, venir à la dilution 184e, ainsi de suite. Si, au bout d'un certain laps de temps, canc. 1 ne fait pas, on essaye 2, puis 3, 4, 5 ou 6, ainsi de suite. Quelquefois alterner avec scrof., vener. et ang.

Oxyure. Ascaride vermiculaire blanc, cylindrique, de la longueur de 5, 8 ou 10 millimètres, corps filiforme, tête obtuse, vésiculeuse et traversée par un tube droit, qui n'est autre que l'œsophage. Le mâle est moitié plus petit que la femelle, il a l'extrémité caudale droite presque imperceptible. L'oviducte, chez la femelle, entoure de toutes parts l'intestin et se loge partout. Traitement : bains de vermif. et le même intus, dilution 36e dans du lait.

Ozène. On appelle ozène l'inflammation ulcéreuse des fosses nasales, odeur fétide provenant d'ulcères internes. Le comte Mattei donne intus scrof. et à l'occiput, sympathique et racine du nez électricité rouge. S'il y a suppuration, on fait aspirer 3 à 4 fois par jour scrofoloso dilution 36°. S'il y a inflammation, même traitement que ci-dessus. S'il y a champignon cancéreux à la racine du nez, il a été vaincu par canceroso nuovo dit 2.

Ozène scrofuleux. Même traitement.

P

Pâles couleurs. Voyez chlorose.

Palpitations. Voyez hypocondrie.

Papules. Les papules forment un ordre de phlegmasies cutanées, caractérisé par des élevures sèches, compactes et non transparentes, se terminant par résolution ou par desquamation furfuracée. Cet ordre comprend le prurigo et le lichen. Traitement : scrof. intus et extra, dilution 36°.

Panaris. Les panaris se guérissent très promptement par angioïtico intus et extra, puis par des compresses ou bains prolongés d'électricité blanche ou jaune. On a fait avorter des panaris en 24 heures en tenant le doigt plongé pendant la nuit dans un liquide électrique (élect. jaune). Si le panaris est phlegmoneux, on fait prendre scrofoloso à l'intérieur et l'on continue quand même le bain électrique.

Paralysie agitante. Malgré la dénomination qui lui a été imposée, la maladie que nous allons décrire nous semble devoir trouver ici, sa place, par suite des rapports symptomatiques et physiologico-pathologiques qui la rapprochent de la chorée, ainsi que les autres tremblements.

La paralysie, ainsi qu'on le verra, n'est ici qu'un élément secondaire.

Synonymie. Paralysis agitans, paralysie tremblante, shaking palsy, synclonus balismus, Schüttllähmung.

Définition. Le premier, en 1817, Parkinson, décrivit sous le nom de *shaking palsy* une maladie singulière, essentiellement caractérisée par un tremblement rythmique, continu, à marche progressive, accompagné tôt ou tard de faiblesse musculaire et auquel vient fréquemment s'adjoindre une tendance plus ou moins marquée à la propulsion.

Symptômes. Le tremblement constitue le symptôme fondamental de la paralysie agitante, il en marque les premiers et les derniers stades, débutant le plus ordinairement par les parties supérieures du corps, par la tête, plus souvent par les membres supérieurs. Tantôt il les atteint tous les deux à la fois, plus ordinairement il commence par un seul côté, puis, dans sa marche progressive, il se généralise, frappant successivement la tête, les membres inférieurs, le tronc.

Le tremblement, d'ordinaire assez intense, consiste en oscillations régulières et pour ainsi dire rythmiques, soit de dehors en dedans, soit de dedans en dehors, de bas en haut, de haut en bas, ou dans une direction oblique. Il augmente ou diminue sous certaines influences. La crainte et les émotions l'aggravent en général. Son intensité peut devenir moindre par l'aide d'un point d'appui fourni aux parties qui en sont le siége ou par un effort de la volonté du malade qui finit par devenir impuissant à le maîtriser.

Si d'abord le sommeil fait disparaître les oscillations des muscles, il arrive une période de la maladie où il ne calme plus leur agitation. Souvent les oscillations vibratoires sont plus marquées dans la station verticale que dans l'attitude assise. Il y a cependant des exceptions à cette règle.

Enfin on a vu des maladies intercurrentes, une hémiplégie, des accès éclamptiques diminuer, suspendre pour un certain temps le tremblement ou même le faire disparaître tout à fait.

Les oscillations de la tête, qui restent le plus communément limitées aux muscles du cou, peuvent, par exception, envahir ceux des mâchoires, de la face, de la langue, des lèvres, des yeux. Il paraît constant qu'une faiblesse générale, plus ou moins prononcée, vient tôt ou tard se surajouter au tremblement et rendre la situation plus pénible encore. A ce propos, il ne faut pas oublier que cet affaiblissement musculaire, qui n'appartient qu'aux dernières périodes, peut n'être qu'apparent, et que la maladresse, l'incertitude des mouvements, simulent parfois à s'y méprendre la véritable débilité. Mais il est des cas où la faiblesse est tellement prononcée que les malades deviennent incapables de quitter leur lit.

Par suite du tremblement et de la faiblesse, les fonctions de préhension et de locomotion subissent de graves altérations. De plus en plus inhabiles à se servir eux-mêmes, les malades sont tôt ou tard forcés de réclamer le secours de personnes étrangères pour tous les actes de la vie. Leur marche devient chancelante, incertaine. Toujours menacés d'une chute, ils ne peuvent marcher lentement; ils sont obligés de prendre une allure rapide et, une fois lancés, ce n'est qu'à grande peine qu'ils peuvent s'arrêter. Ils ont le corps penché en avant, sur la pointe des pieds, obligés pour ainsi dire de courir après leur centre de gravité. Malgré la fréquence de cette tendance à la propulsion, on a eu tort de vouloir en faire un signe caractéristique de la maladie. On a cité dans quelques cas une tendance au *recul*. Si le malade de M. Graves était arrêté dans sa marche par un obstacle ou une inégalité de terrain, il était entraîné à courir en arrière, en ligne droite, jusqu'à ce qu'il pût être arrêté soit par quelqu'un, soit par un soutien quelconque, et il courait ainsi, si irrésistiblement, qu'il n'aurait certainement pas pu éviter de tomber dans un précipice s'il s'en fut trouvé un derrière lui.

Notons parmi les symptômes accessoires des douleurs non-seulement dans les parties atteintes du tremblement, mais encore dans les parties restées indemnes; une diminution prononcée de la sensibilité à la douleur et au froid dans la moitié du corps affectée de tremblement. Sur la fin de la vie il peut y avoir incontinence d'urine et de matières fécales. Les facultés génératrices s'éteignent prématurément. L'intelligence reste intacte.

Marche, durée, terminaison. Si maintenant il est utile de grouper les divers symptômes que nous venons d'analyser, pour montrer leur enchaînement réciproque, esquisser à grands traits la physionomie de la paralysie agitante, nous ne pouvons mieux faire que de reproduire le tableau tracé de main de maître par Parkinson.

Le début de l'affection, dit-il, s'opère d'une manière insidieuse; rarement le malade peut en indiquer l'époque précise; les premiers symptômes observés sont un léger sentiment de faiblesse et une tendance à trembler qui ont lieu tantôt dans la tête, tantôt et plus communément dans les mains et les bras, les symptômes s'accroissent progressivement et, un an environ à partir de l'époque où ils ont été remarqués pour la première fois, le malade, surtout pendant la marche, tient son corps plus ou moins incliné en avant. Peu à peu les membres inférieurs deviennent à leur tour le siége de tremblements, et, à mesure que la maladie progresse, on les trouve de moins en moins capables d'exécuter les ordres de la volonté; alors l'agitation des parties affectées est tellement persistante que le malheureux malade trouve à peine quelques minutes de repos. La marche qui, jusque-là, lui avait procuré un soulagement temporaire en le soustrayant à ses tristes réflexions, devient bientôt impraticable. S'il veut avancer, en effet, par une action indépendante de la volonté, il se porte sur la partie antérieure des pieds et sur les orteils et, en danger de tomber sur la face, il se voit contraint d'adopter le pas de course.

A l'époque plus avancée de la maladie, le tremblement des membres a lieu même pendant le sommeil, qu'il interrompt fréquemment; le malade devient incapable de porter ses aliments à sa bouche.

Il y a une constipation opiniâtre et il faut user souvent des purgatifs, quelquefois même l'emploi des moyens mécaniques devient nécessaire pour extraire du rectum les matières fécales.

Le tronc est d'une manière permanente courbé en avant et le menton appliqué sur le sternum; les forces musculaires ont partout diminué, la mastication, la déglutition même sont difficiles; constamment la salive s'écoule de la bouche. L'agitation devient plus violente et plus constante encore; l'articulation des mots est devenue impossible; les urines, comme les matières fécales, sont rendues involontairement; le subdélirium et le coma terminent la scène.

Diagnostic. La paralysie agitante doit être distinguée de la chorée, au même titre que les autres tremblements, puis des autres états morbides dont le tremblement constitue un symptôme. On remarquera, sur le premier point, que chez l'individu qui tremble les contractions sont rapides, courtes, involontaires et uniformes, bien différentes des contorsions bizarres et gesticulatoires de la chorée; s'il veut saisir un objet, porter un verre à sa bouche, il y arrive directement, par une série d'oscillations, sans dépasser sensiblement le but qu'il veut atteindre, comme cela a lieu dans la chorée; s'il veut marcher, il y parvient sans jeter ni traîner ses jambes, et sa marche ne présente rien de sautillant, de dansant, de bizarre et de ridicule comme chez les choréiques.

Le tremblement de la paralysie agitante se différenciera de celui que produit le mercure par la connaissance des antécédents du malade, de son métier, par l'état des gencives. Les circonstances étiologiques auront la même importance dans le diagnostic du tremblement produit par l'opium, l'alcool, le café. Ajoutons qu'en élevant ra-

pidement les doses de ces boissons, on fait cesser pour
un moment le tremblement qu'elles ont produit. C'est le
contraire qu'on observe dans la paralysie agitante. Quant
au tremblement sénile, l'hésitation sera fort légitime
tant que la marche progressive des accidents n'aura pu
être reconnue.

Pour le diagnostic du tremblement hystérique et de
celui de folie paralytique, voyez hystérie et folie paralytique.

Pronostic. Après ce que nous venons de dire, il est
presque inutile d'ajouter que le pronostic offre la plus
haute gravité. Si l'on observe dans la marche de l'affection des temps d'arrêt plus ou moins longs, elle se termine presque toujours d'une manière fatale.

Étiologie. Deux ordres de causes paraissent avoir une
influence marquée sur le développement de la maladie.
Ce sont les émotions morales et particulièrement la terreur et l'onanisme. Quelques auteurs ont ajouté le froid
humide.

Anatomie pathologique. Notons d'abord que, dans quelques autopsies, on n'a rencontré aucune lésion. Celles-ci,
lorsqu'on les a trouvées, ont consisté en des hypérémies,
en une induration de la partie supérieure de la moelle,
du bulbe rachidien et du pont de varole, induration due
à une sclérose de ces organes. Le ramollissement, la dégénérescence graisseuse de ces parties, constatés dans
quelques cas, ne représentent vraisemblablement que
des phases progressives de la sclérose (Pour la description
histologique de la sclérose du système nerveux et sur
les interprétations auxquelles son existence peut donner
lieu, voyez tétanos.)

Anatomie physiologique et pathologique. L'anatomie pathologique, d'accord avec les vivisections, nous montre d'abord que c'est dans une modification morbide du bulbe, de la protubérance et peut-être de la partie supérieure de la moelle, qu'il faut chercher le point de départ des accidents de la paralysie agitante, classée par les uns parmi les convulsions, par les autres dans les paralysies, et qui, selon l'expression de Romberg, forme le pont qui relie les spasmes aux affections paralytiques. Cette modification morbide est probablement au début purement dynamique, comme tendent à le prouver les nécropsies avec absence complète de lésions, et n'engendre que plus tard les altérations anatomiques indiquées plus haut.

En quoi consiste ce trouble fonctionnel ? Est-ce une perturbation de cette force d'innervation de stabilité chargée, selon Blasius, d'entretenir la tonicité musculaire qui, d'après cet auteur, déterminerait la situation fixe des parties ? La paralysie agitante serait alors classée dans les névroses de stabilité à côté de la chorée.

Pour admettre la validité de l'hypothèse de Blasius, il audrait que l'existence de la tonicité musculaire fut démontrée. Elle est contestée, non sans apparence de raison, par E. Weber, Ludwig, Anerbach et Heidenbain.

Traitement. Malheureusement la thérapeutique est trop souvent désarmée vis-à-vis de cette terrible maladie, dit Tardieu. Cependant on a obtenu des guérisons, des améliorations, des rémissions par l'usage des globules matteopatiques; probablement M. Tardieu aura voulu parler de l'allopathie.

Dans le traitement de la paralysie agitante, il faut étu-

dier la cause. Est-elle vénérienne ? il faut la traiter par
venereo. Vient-elle du sang ? c'est angioïtico. La cause
est-elle scrofuleuse, c'est scrofoloso qu'il faut employer.
Si c'est un vice de la lymphe, de la moelle épinière,
c'est canceroso, puis, selon la cause qui réclame tel spécifique, tel globule, elle réclame aussi telle électricité en
rapport avec les globules. Il est inutile d'ajouter qu'il ne
faut pas se traiter sans examen du praticien : je dis praticien de l'école matteopathique.

Paralysie ascendante. Voyez ataxie locomotrice.

Paralysie de la face. (Bell.) *Définition.* Sous le
nom de paralysie de la face, ou paralysie de Bell, nous
avons à décrire la plus fréquente de toutes les paralysies
locales idiopathiques, affection caractérisée par l'abolition
du mouvement dans les muscles qu'anime la portion
dure du nerf de la septième paire.

Description. La paralysie de la face est idiopathique ou
symptomatique, simple ou compliquée, soit d'anesthésie
faciale, soit de paralysie des membres, complète ou incomplète. Dans tous les cas et indépendamment des divisions que nous venons d'indiquer, on peut dire que toujours, ou presque toujours, la maladie n'occupe qu'un
des côtés de la face et constitue une véritable hémiplégie.

Causes. Nous avons peu de chose à dire des causes de
la paralysie de la face ; nous renvoyons nos lecteurs à
celles de la paralysie agitante.

Diagnostic. La seule difficulté que puisse offrir le diagnostic de la paralysie de la face est de discerner si elle

est idiopathique ou symptomatique. Les causes directes, l'invasion brusque, la marche rapide et dégagée de toute complication, la terminaison toujours, ou presque toujours favorable, indiquent une hémiplégie idiopathique. Au contraire, une invasion lentement progressive, la coïncidence d'une paralysie de tout un côté du corps, correspondant à celui où les muscles de la face sont affectés de céphalalgie opiniâtre ou de troubles des sens, un écoulement par l'oreille, l'immobilité presque absolue, sont des signes à peu près certains d'une paralysie symptomatique de la face.

Pronostic. Le pronostic de cette maladie n'offre pas une grande gravité, mais elle se montre quelquefois assez longtemps rebelle. Plus la cause aura agi passagèrement, plus le traitement aura été commencé de bonne heure, plus la guérison sera rapide; c'est ce qui rend si légère l'hémiplégie faciale des nouveaux-nés. Lorsqu'elle est symptomatique, la paralysie de la face a une valeur pronostique très sérieuse et d'autant plus fâcheuse qu'elle est plus complète et accompagnée de complications plus nombreuses.

Traitement. La contusion, la compression ou la section du nerf facial ne réclament d'autre traitement que le repos et scrofoloso intus, dilution 36ª, pris en un verre par jour. Mais lorsque la paralysie reconnaît une cause rhumatismale, l'application répétée des électricités sur la région parotidienne est de nécessité. L'absorption de 10 grains de scrofoloso dans un quart de verre d'eau, par la méthode endermique, a plus d'une fois coupé court à ces douleurs insupportables. Les électricités, principalement la rouge et l'angioïtique, ont eu plusieurs succès.

Paralysie de la sixième paire. La paralysie du nerf oculo-moteur externe (sixième paire) est infiniment plus rare que celle de la troisième paire, dont l'histoire peut d'ailleurs faire pressentir quels seront les signes particuliers de cette nouvelle affection. Si l'on se rappelle, en effet, que la sixième paire des nerfs crâniens se distribue exclusivement au muscle droit externe, on comprendra que la paralysie de ce nerf doit être essentiellement caractérisée par la déviation du globe de l'œil, en dedans, vers le nez. Il se joint souvent au strabisme de la diplopie. Du reste, comme cette paralysie de la sixième paire est à peu près constamment symptomatique, elle s'accompagne de tous les troubles nerveux, de toutes les complications que peut entraîner une lésion du cerveau, et que nous avons indiqués en parlant de la paralysie du nerf auto-moteur. Traitement : cette maladie a été vaincue par scrofoloso intus et électricité rouge extra.

Paralysie des muscles de l'œil. Parmi les muscles destinés à mouvoir le globe oculaire, les uns reçoivent le mouvement des nerfs de la troisième paire (oculo-moteur commun), les autres celui du nerf de la sixième paire (oculo-moteur externe) ; l'autre, le grand oblique, se meut sous l'action des nerfs de la quatrième paire (pathétique). La paralysie peut atteindre isolément l'un ou l'autre de ces rameaux nerveux, ou même une de leurs divisions. Nous nous attacherons plus spécialement à l'étude de la paralysie de la troisième paire qui, en raison de sa fréquence et des signes singuliers auxquels elle donne lieu, offre un intérêt tout particulier.

Paralysie de la troisième paire. Il est impossible d'aborder l'histoire de la paralysie de la troisième paire sans avoir exactement précisé la distribution du nerf oculo-moteur commun, car l'analyse des symptômes qui la caractérisent repose tout entière sur les connaissances anatomo-physiologiques.

Rappelons-donc que la troisième paire des nerfs crâniens donne le mouvement au muscle releveur de la paupière supérieure, aux muscles droit supérieur, droit interne et droit inférieur du globe de l'œil, ainsi qu'au petit oblique, et qu'il anime ainsi tous les muscles de l'œil, moins le droit externe et le grand oblique. Il n'a même, sauf quelques exceptions, aucune communication avec les nerfs propres de ces deux derniers muscles. Mais, outre les rameaux qu'il fournit aux muscles de l'œil, le nerf de la troisième paire contribue avec la cinquième et, par un filet spécial, à former le ganglion ophthalmique, et l'on admet généralement que le nerf oculo-moteur commun donne le mouvement à l'iris par l'intermédiaire de ce rameau qui jouerait, par rapport au ganglion ophthalmique, le rôle d'une racine motrice.

La paralysie de la troisième paire est souvent une affection symptomatique d'une lésion organique soit du cerveau, soit du nerf lui-même, à son origine ou sur un point de son trajet; cependant elle peut, quoique dans des cas plus rares, exister à l'état de maladie essentielle.

La paralysie idiopathique de la troisième paire est quelquefois produite par une contusion violente, une plaie de la région frontale ou orbitaire, ou une chute sur la tête. Elle peut marquer la première période de l'ataxie locomotrice. Plus souvent elle résulte de l'action soit instantanée, soit lente et prolongée, d'un courant d'air froid ou de l'exposition à l'humidité, etc.

La réunion des signes que nous avons indiqués et qui sont incontestablement très tranchés, rend en général le diagnostic de la paralysie de la troisième paire très facile. Nous n'avons pas à nous occuper du pronostic de la paralysie dont on comprend aisément la gravité.

Traitement. Lorsque la maladie est récente, on l'a vue céder quelquefois assez facilement avec l'application de l'électricité angioïtique. Plus tard, le meilleur mode de traitement consiste dans l'application répétée de scrof., 10 à 15 grains dans un verre d'eau, que l'on tient humecté quatre fois par jour. Des injections hypodermiques d'électr. rouge, blanche, jaune et angioïtique ont été essayées avec fruit.

Dernièrement, un jeune homme me fut amené en consultation; ses yeux étaient effarés et tremblants, suite du strabisme dont il était atteint depuis plusieurs années. Une petite injection d'électricité rouge, à la tempe gauche, fit cesser au moins pendant trois quarts d'heure le strabisme.

Paralysie du muscle grand dentelé. Le muscle grand dentelé, l'un de ceux qui contribuent le plus puissamment au mouvement de l'épaule, et qui s'étend comme une sangle musculaire des dix premières côtes au bord spinal de l'omoplate, est animé par l'une des branches collatérales du plexus brachial, dite thoracique postérieure, qui lui est exclusivement destiné. Aussi, comme tous les muscles qui reçoivent le mouvement d'un ou plusieurs nerfs spéciaux, le grand dentelé peut être isolément frappé de paralysie; cette affection n'est pas même très rare et se présente avec des caractères symptomatiques assez peu connus et assez particuliers pour que nous croyons utile d'en donner une brève description.

Produite, ainsi que la plupart des paralysies locales idiopathiques, soit par une violente contusion de la partie postérieure de l'épaule, une chute sur le creux de l'aisselle, soit par l'influence du froid humide, la paralysie du muscle grand dentelé débute tantôt subitement, tantôt progressivement par quelques douleurs qui s'étendent sur le trajet du nerf thoracique postérieur, depuis le creux de l'aisselle jusque sur les côtés de la poitrine, ou d'un affaiblissement graduel et d'une sensation de lourdeur dans l'épaule.

Le diagnostic de la paralysie du muscle grand dentelé n'est pas toujours facile, bien que les caractères de la maladie soient assez tranchés. Il importe d'éliminer d'abord les lésions traumatiques qui peuvent déterminer une déformation de l'épaule et gêner ses mouvements. Quant aux deux signes principaux de la paralysie, l'abaissement du moignon peut être dû à plusieurs causes, à une paralysie du trapèze, à une contracture de l'angulaire et du rhomboïde.

Le pronostic de la paralysie du muscle grand dentelé n'est fâcheux qu'en raison de l'incurabilité fréquente de la maladie et de la gêne qu'elle apporte à l'usage du membre correspondant. Lorsqu'elle est incomplète, la paralysie ne constitue guère qu'une difformité pénible, mais lorsqu'elle est parvenue à son plus haut degré, elle peut priver le malade de l'exercice d'une profession manuelle. Si elle est récente et surtout si elle est survenue brusquement, sous l'influence d'une lésion traumatique, on est fondé à espérer la guérison. Il n'en est pas de même lorsqu'elle est déjà ancienne ou qu'elle tient à une cause rhumatismale. Dans aucun cas elle ne peut avoir de conséquence funeste.

Traitement. A la suite de contusions ou de blessures et dans le cas de paralysie récente, angioïtico en globules et électricité angioïtique hâteront certainement la guérison. Rien n'empêche d'alterner scrofoloso à l'intérieur. Consulter un praticien matteopathe est de rigueur.

Paralysie en général. Menace de paralysie, 8 ou 10 grains de scrofoloso à sec sur la langue relèvent le malade presque immédiatement. D'où suit que toutes les paralysies, complètes ou partielles, à moins qu'elles ne soient congestives, ont pour remède constant scrof., et si elles le sont c'est angioïtico.

Des menaces de paralysie, même générale, ayant d'autre part été dissipées par les seules électricités, il s'ensuit qu'à scrofoloso (ou à angioïtico, en cas de congestion) on peut ajouter avec fruit soit électr. rouge, soit, suivant le cas, électr. ang.

Dans le doute sur la cause, on peut alterner les deux remèdes internes et n'user que de l'électricité blanche ou angioïtique, ou n'employer la rouge qu'avec circonspection.

En cas d'erreur, et si la rouge a dérangé le malade, quelques grains de scrofoloso sur la langue annulent l'effet fâcheux.

En cas de résistance on peut employer aussi canc.

Passion iliaque. Voyez iléus miserere.

Peau (maladies de la). Une classification spéciale est adoptée pour les maladies de la peau et elle est basée tout entière sur les formes anatomiques élémentaires des différentes lésions. De là une division naturelle des phlegmasies cutanées en sept ordres : les *exanthèmes*, les *vésicules*, les *bulles*, les *pustules*, les *papules*, les *squames* et les *tubercules*. Ces ordres peuvent être primitivement groupés d'après leur spécificité et leur marche, soit aiguë, soit chronique.

Le spécifique de la peau est scrof. et électr. rouge, quelquefois canc. et électr. verte.

Pediculi capitis. Poux de la tête.

Pediculi corporis. Poux du corps.

Pediculi pubis. Poux du pubis (morpion).

Trois sortes de poux nous occupent, mais tous les trois restent combattus par scrofoloso intus et extra.

Pellagre. La pellagre est une maladie cachectique, le plus ordinairement endémique, attribuée à l'usage exclusif du maïs altéré et caractérisée par un érythème particulier, un dérangement des fonctions digestives, un trouble profond du système nerveux et notamment des facultés intellectuelles, et une altération de toutes les forces de l'économie.

La pellagre doit être rapprochée des maladies dites céréales, dont nous venons de parler. Enveloppée d'une grande obscurité et presque ignorée dans notre pays jusqu'à ces derniers temps, malgré les beaux travaux des médecins espagnols et italiens, elle doit être étudiée plus complétement et d'une manière plus distincte. (Royer, Brière de Boismont.) Toutefois scrof., febrif. et canc. sont toujours les spécifiques.

Pemphigus. Se dit d'une phlegmasie cutanée qui commence par un prurit promptement suivi de plaques rouges sur lesquelles se forment des vésicules séreuses, transparentes, qui se terminent, après quelques jours de durée, par l'effusion du liquide qu'elles contiennent et par la dessication de leurs bases dénudées.

Ces vésicules, qui constituent le caractère de cet exanthème, lui ont fait donner par quelques auteurs le nom de fièvre ou maladie vésiculaire, de fièvre vésicatoire, de fièvre bulbeuse, etc. Cependant l'invasion du pemphigus n'est pas toujours accompagnée de fièvre. Gilibert le divise en trois variétés : le pemphigus aigu simultané, le successif et le chronique. Traitement : scrofoloso et febrifugo.

Péricardite. La péricardite est l'inflammation de la membrane séreuse qui enveloppe le cœur. Traitement : ang. et febrif. intus et extra.

Périostose. De « autour d'un os, » engorgement et tuméfaction du périoste, membrane séreuse qui enveloppe les os. Caractérisé par une dureté considérable mais moindre que celle de l'exostose, et par un développement plus rapide, c'est un symptôme de la syphilis constitutionnelle. Traitement : venereo intus et extra, canceroso.

Péripneumonie. Autour du poumon. On désigne communément sous ce nom l'inflammation du tissu pulmonaire ; mais, d'après l'étymologie, il est évident qu'on devrait appeler péripneumonie l'inflammation de l'enveloppe du poumon, de la plèvre pulmonaire, inflammation nommée pleurésie. On doit donc substituer à ce mot

celui de pneumonie. Traitement : pour combattre l'inflammation, administrez aussitôt angioïtico dilution 109°,
si c'est pour un adulte. Si c'est un enfant, dilution 220° ;
alternez avec febrifugo, à la même dose, pendant cinq
jours ; finissez le traitement par scrofoloso. Appliquez,
s'il y a des points de côté, électricité rouge ou électricité
angioïtique. Changez sur la fin par électricité jaune.

Perte de sang par le rectum. Traitement : ang.
ou scrof.

Perte du sang par le vagin. Traitement : ang.
intus et extra, compresses d'ang., soit globules, soit
électr. ang. sur le nombril.

Péritoine (hydropisie du). Voyez ascite.

Péritonite aiguë. Cette maladie est très fréquente
chez les nouvelles accouchées. La cause est un coup de
froid passé à travers les draps du lit, ou bien en allant
sur les latrines si l'accouchée est levée. Elle est annoncée par un frisson violent et prolongé qu'accompagne ou
suit une douleur très vive, occupant l'un des points de
l'abdomen et s'étendant avec une grande rapidité. Dès le
début surviennent des hoquets, des envies de vomir,
puis des vomissements répétés que ramène l'ingestion
des boissons et qui fatiguent horriblement les malades.
Le pouls est fort et fréquent ; la physionomie exprime la
souffrance. En effet, la douleur va toujours en augmentant ; la moindre pression, le contact même est intoléra-
ble ; le ventre est, en général, tuméfié, tendu, ballonné,
donnant à la percussion une résonnance hydraérique ou
quelquefois même presque tympanique, d'abord dans
tout l'abdomen, et plus tard à la région ombilicale, tan-

dis que le plessimètre constate un son humoral dans les
flancs et dans les parties où s'est collecté le liquide ou
les gaz épanchés. Quelquefois l'oreille perçoit, dès le début, un bruit de frottement analogue au frottement pleural. Traitement : dès le début angioïtico, alternez avec
canceroso 1. Si celui-ci ne fait pas le troisième jour,
donnez canceroso 2 ou 3, 4, 5 ou 6, appliquez électricité
verte sur le nombril, en compresses, mais il faut se hâter
parce que cette maladie peut emporter la malade au
septième jour. *Grave.*

La péritonite aiguë peut n'envahir qu'une partie du
péritoine et rester limitée au voisinage d'un organe primitivement enflammé et alors on la désigne par péritonite partielle.

Péritonite par étranglement. Elle se développe plus lentement et reste plus longtemps bornée à
l'organe ou à la portion d'organe étranglé. Les symptômes particuliers sont, du reste, déterminés par la nature
et les fonctions des viscères compris dans l'étranglement.
On comprend que la gravité de la maladie est en rapport
avec la persistance de la condition mécanique qui lui a
donné naissance. Ainsi, lorsqu'il n'est pas possible de la
faire disparaître, on voit l'inflammation s'étendre, la
gangrène s'emparer de la portion de péritoine étranglée
et la maladie peut se terminer par la mort.

Péritonite chronique. Celle-ci est presque toujours liée à la diathèse tuberculeuse et est rarement consécutive à la péritonite aiguë. Une douleur sourde, profonde, présentant des exacerbations momentanées, surtout pendant le travail de la digestion, de la constipation
et de la diarrhée, quelquefois des alternatives de l'une

et de l'autre; des vomissements persistants de matières verdâtres et porracées; rarement de la fièvre mais de la sécheresse et une teinte terreuse de la peau; enfin un amaigrissement croissant, tels sont les phénomènes principaux qui caractérisent la péritonite chronique. La mort peut être précédée de la perforation de l'intestin, sans que des symptômes très aigus indiquent cette complication qui hâte ordinairement la terminaison. Traitement : le même que pour la péritonite aiguë.

Pérityphlite. Voir typhlite.

Pertes. Voyez métrorrhagie.

Peste. La peste est une maladie originaire du Levant, le plus souvent épidémique, caractérisée principalement à l'extérieur par le développement de bubons, de tumeurs charbonneuses et de pétéchies. Traitement : scrof, voir le cas.

Peste anglaise. Voir suette miliaire.

Petite vérole. Voyez variole.

Peyer (plaques de). Groupe folliculeux que l'on observe dans la fièvre typhoïde. Voir fièvres.

Pharyngite. Voir angine.

Phimosis. Impossibilité de découvrir le gland. Voir chancre.

Phlébite. La phlébite est l'inflammation des veines, et plus spécialement de leur membrane interne. Cette affection, qui joue un si grand rôle dans la pathologie chirurgicale et dans la doctrine matteopathique, est loin d'avoir la même importance, si on la considère comme simple phlegmasie primitive en dehors de toute lésion traumatique. Nous l'étudierons sommairement dans ses principaux caractères.

La membrane interne de la veine enflammée est ordinairement épaissie, rugueuse, ramollie. Elle est quelquefois le siége d'une exsudation pseudo-membraneuse, qui peut s'organiser et réunir les parois du vaisseau.

Un phénomène constant est la coagulation du sang dans la partie du vaisseau enflammé, et le caillot peut subir différentes transformations, tantôt se ramollissant au centre, où l'on trouve du sang altéré ou du pus. Enfin, le pus peut être secrété par la séreuse intravasculaire; dans ce cas, à part de très rares exceptions, il est toujours circonscrit, en haut et en bas, par un caillot plus ou moins adhérent. La suppuration peut être suivie de la perforation des parois veineuses.

On trouve souvent chez les individus qui ont succombé à la phlébite, les lésions caractéristiques de la diathèse purulente (abcès multiples, etc.).

La phlébite adhésive est presque la seule que l'on observe en dehors de l'état puerpéral ou en l'absence des lésions traumatiques; ces deux conditions donnent lieu le plus ordinairement à la phlébite purulente. Aussi est-ce principalement au fait de l'oblitération veineuse qu'il faut s'attacher dans l'étude de la phlébite dite de cause interne ou spontanée.

Les signes qui feront reconnaître l'inflammation avec imperméabilité de la veine sont : la douleur avec tension et rougeur légère sur le trajet du vaisseau, la formation d'un cordon dur et noueux, et par-dessus tout l'œdème quelquefois douloureux et accompagné de cyanose du membre auquel se distribue la veine malade, ou l'épanchement de sérosité dans les cavités thoraciques et abdominales s'il s'agit des veines cave ou porte, arachnoïdienne si les sinus veineux de la dure-mère sont le siége de la phlegmasie ; à part ce dernier cas, on voit en général l'oblitération d'une veine profonde déterminer la dilatation des veines superficielles, qui permet ainsi une circulation collatérale.

Cette phlébite adhésive, qui peut être la suite de la piqûre ou de la contusion de la veine, s'observe le plus souvent comme complication dans les cachexies tuberculeuse et cancéreuse, dans la convalescence de la fièvre typhoïde, dans le cours d'un rhumatisme aigu, à la suite des couches (phlegmatia alba dolens).

Traitement. Il est très difficile par l'allopathie et l'homœopathie d'Hahnemann de résoudre la phlébite. Par contre, la matteopathie fait d'elle un spécifique incroyable par son congénère qui est l'angioïtico en grains et l'électricité angioïtique. Si la cause est cancéreuse, on alterne avec canceroso et électricité verte.

Phlegmasies. *Définition.* Les phlegmasies ou inflammations sont des maladies ordinairement fébriles, aiguës ou chroniques, que caractérise comme lésion l'inflammation d'un organe ou d'un tissu et dans lesquelles les symptômes dominants ont pour siége l'organe ou le tissu lésés.

L'inflammation n'est pas une maladie, mais seulement un état anatomique particulier, caractérisé par une série de phénomènes dont les différents tissus peuvent être le siége, tels que la stase du sang, la rougeur, la tuméfaction, diverses sécrétions morbides, la suppuration, la gangrène, etc. Il y a donc une distinction essentielle à maintenir entre l'inflammation et les phlegmasies, maladies dans lesquelles l'inflammation n'est qu'un élément.

Caractères généraux. Les phlegmasies, considérées
comme classe nosographique, offrent un certain nombre
de caractères généraux sur lesquels nous n'insistons que
que pour différencier les phlegmasies des fièvres.

1° Pour les causes : la prédisposition n'est pas dominante, et la part des causes occasionnelles, quoique souvent indéterminées, est néanmoins très large.

2° Les symptômes : le mouvement fébride n'est pas
essentiel et le plus souvent paraît subordonné à la nature, à l'étendue ou à l'intensité et à la durée de la lésion, au-delà de laquelle il ne se prolonge pas. Les symptômes généraux sont le plus souvent dominés par les
symptômes locaux, dont le siége est dans l'organe lésé.

3° Pour les altérations : on peut dire en général que
la lésion est une caractéristique et détermine par son
siége, par sa marche et à elle seule, l'espèce morbide.
Ses éléments, quels que soient l'organe et le tissu qu'elle
attaque, sont toujours ceux de l'inflammation qui se
présente sous l'une ou l'autre de ses formes.

Le sang, dans les phlegmasies à l'état aigu, présente
comme altération constante une augmentation dans la
proportion de fibrine qui s'élève toujours au-dessus de
trois et jusqu'à dix millièmes. Tiré de la veine pendant
la vie, il se couvre en se coagulant d'une couche blanchâtre, dite couenne inflammatoire, couenne parfaite
dont l'existence n'est ni constante ni toujours caractéristique.

4° Pour la marche : elle n'offre ni période, ni types
réguliers ; elle est aiguë ou chronique ; la seconde de
ces formes succède souvent à la première.

5° Quant aux terminaisons, le mode est, en général, déterminé par les modifications que subit la lésion locale et qui sont : la suppuration, la gangrène, l'ulcération, l'induration, l'adhérence, la métastase, la délitescense, la résolution.

6° Enfin, la thérapeutique des phlegmasies admet comme méthode générale, au moins à l'état aigu, la médication antiangioïtique, c'est-à-dire les globules antiangioïtico et l'électricité antiangioïtica sur les places où siégent les douleurs.

En résumé, on voit par combien de caractères essentiels les phlegmasies se distinguent des fièvres et se constituent en une classe aussi naturelle qu'importante.

Division. Les phlegmasies se divisent, d'après la nature du tissu qu'elles occupent, en phlegmasies du tégument externe ou cutanées, des membranes muqueuses, des membranes séreuses, des glandes et des viscères.

Phlegmasies cutanées. Les maladies dont le tégument externe est le siége anatomique sont, par leur nombre, par leur nature et surtout par la variété de leurs formes spéciales, tellement distinctes entre toutes les autres, qu'elles constituent à elles seules une branche importante de la médecine, étudiée sous le nom de dermatologie. Mais quelque avantage que puisse offrir ce point de vue spécial, il ne saurait être le nôtre et nous devons subordonner la description des différentes affections cutanées à la classification nosologique générale. Nous ne nous occuperons donc pas ici des lésions de la peau qui sont purement symptomatiques et parmi lesquelles plusieurs ont déjà trouvé place dans l'étude des fièvres et des maladies pestilentielles, non plus que celles qui, par leur nature, appartiennent à une autre classe de maladies déterminées, telles que les hémorrhagies, les maladies spécifiques, etc.

Considérations générales. Définition. Les phlegmasies cutanées (dartres, teignes, éruptions, etc.), qui forment la plus grande partie et la plus importante des maladies de la peau, sont caractérisées extérieurement par l'accumulation du sang dans un point, dans une région ou sur toute la surface du tégument externe, accompagnées de sensation morbide et suivie, soit de résolution, soit de desquamation, de sécrétion accidentelle ou d'ulcération des parties affectées.

Marche. Les phlegmasies cutanées ne sont pas toujours fébriles : elles ont une grande tendance à devenir chroniques, et la plupart ont une marche lente dès le principe. Le plus souvent compatibles avec l'exercice régulier des principales fonctions, elles paraissent quelquefois liées à la conservation de la santé. Leur terminaison brusque peut être suivie de métastase (voyez ce mot dans abcès métastatiques). Elles se reproduisent, du reste, avec facilité, et résistent, en général, longtemps aux moyens thérapeutiques ordinaires. Mais leur gravité, au point de vue du pronostic général, est le plus ordinairement mesurée par leurs complications.

Des maladies, de diverses natures, survenant incidemment dans le cours d'une phlegmasie cutanée, peuvent en modifier profondément la marche ; comme aussi les maladies de la peau ont par elles-mêmes une influence marquée sur certaines affections.

Causes. Les causes des phlegmasies cutanées sont locales ou générales. Les premières consistent dans l'application, à la surface de la peau, de substances qui, soit par leur vertu spécifique, soit par leurs propriétés physiques, sont de nature à produire une irritation plus ou moins profonde.

Parmi les causes générales, les unes sont extérieures et comprennent des influences très variées, une température élevée, l'habitation des pays chauds, les saisons du printemps et de l'automne, certaines professions, un régime alimentaire mal choisi, des excès de divers genres ou, au contraire, une continence trop absolue, des émotions morales vives ; les autres sont constitutionnelles et méritent, par leur importance, la plus sérieuse attention ; on doit surtout insister principalement sur certaines conformations de la peau, propres aux femmes et aux individus d'un tempérament lymphatique ou bilieux, sur les époques difficiles de la vie, la dentition, la puberté, l'âge critique, la vieillesse, sur la suppression du flux physiologique, enfin sur l'hérédité, la contagion, et par-dessus tout une disposition particulière de la constitution assez marquée pour constituer ce que l'on a appelé le vice dartreux ou l'herpétisme.

Traitement. Diverses substances ont été prônées pour la guérison des phlegmasies, les 95 °/₀ ont échoué. Descendu comme la manne du ciel, M. Mattei nous offre, par sa sublime doctrine, contre les maladies de peau, le héros scrofoloso intus et extra ; on lui associe souvent en alternant, ang., febrif., canc., vermif. et vener., selon le cas. Maladies *graves.*

Phlegmasies. (Division.) Voir peau.

Phlegmasies des intestins. Les différentes parties du tube digestif sont le siége d'inflammations fréquentes et de nombreuses divisions ont été établies dans leur étude, soit d'après le siége, la nature ou les éléments des lésions intestinales, soit d'après le caractère étiologique et symptomatique de la maladie. Nous conserverons seulement celles qui sont fondées sur des différences nosologiques réelles, c'est-à-dire sur des variétés de marche et de nature bien déterminées. Nous avons déjà décrit l'entero-colite ou entérite chez l'adulte et chez l'enfant ; l'inflammation du cœcum et de ses annexes (typhlite, pérityphlite et la dyssenterie). Voir ces mots.

Phlegmasies des membranes muqueuses. Les membranes muqueuses, par leur structure, leur étendue, leur contact plus ou moins direct avec des excitants venus du dehors, leurs fonctions et leurs rapports multipliés, offrent une prise aux maladies et en particulier à l'inflammation. Celle-ci, en raison des dernières circonstances que nous venons d'énumérer, ressort de certains caractères particuliers qu'il convient de signaler succinctement.

Les causes, d'ailleurs très diverses, des phlegmasies des membranes muqueuses sont liées surtout à l'action des excitants spéciaux avec lesquels elles sont en rapport ; à certaines conditions fonctionnelles relatives à la respiration, par exemple, ou à la digestion, et enfin à certaines relations synergiques, comme celles qui unissent la membrane muqueuse à la peau.

L'inflammation, dans les membranes muqueuses, détermine, outre les phénomènes communs qui appartiennent à toute inflammation, des modifications dans les actes sécrétoires dont les membranes muqueuses sont le siége.

Ainsi, il y a d'abord suspension plus ou moins complète, puis augmentation de la sécrétion. Le mucus d'abord tenu incolore, s'épaissit peu à peu jusqu'à une consistance puriforme. Ces phénomènes caractéristiques ne s'observent d'une manière constante que dans la partie de la membrane muqueuse la plus voisine des orifices et constituent, à proprement parler, la phlegmasie désignée sous le nom de catarrhe ; dénomination qui ne peut pas être appliquée sans confusion à toutes les phlegmasies des membranes muqueuses. Le véritable catarrhe, en effet, occupant, soit les parties supérieures des voies aériennes, soit la membrane muqueuse génito-urinaire, offre dans ses causes, dans sa marche, dans ses terminaisons, des caractères propres à le distinguer, au moins par certains points, des autres phlegmasies des membranes muqueuses dans lesquelles des éruptions diverses (énanthème des Allemands), des ulcérations, le ramollissement, des produits de sécrétion spéciaux plus ou moins plastiques et concrétés en fausses membranes (dyphthérite), donnent une forme particulière à l'inflammation.

Les phlegmasies des membranes muqueuses sont aiguës ou chroniques. Nous donnons comme genres les phlegmasies des membranes muqueuses dans la partie supérieure des voies digestives et respiratoires. La stomatite, les angines gutturale et tonsillaire, le coryza, dans les voies aériennes ; la laryngite, la bronchite, la coqueluche, le croup, dans les voies digestives. L'embarras gastrique, la gastrite, l'entéro-colite, la typhlite et la dyssenterie.

Phlegmasies des membranes séreuses.

Les caractères généraux des phlegmasies dont les tissus séreux et sero-fibreux sont le siége, ont trait surtout à la marche de la maladie et ceux produits du travail inflammatoire.

Il est difficile de trouver un ordre de causes communes aux phlegmasies des diverses membranes séreuses ; les unes, malgré leur disposition anatomique qui semble les mettre à l'abri des influences extérieures, ressentent cependant avec une grande facilité l'impression des changements de température et sont, sous ce rapport, dans un état d'antagonisme réel avec les enveloppes cutanée et muqueuse : tels sont la plèvre, le péricarde, les synoviales articulaires qui s'enflamment primitivement avec une grande facilité ; les autres, au contraire, ne se prennent en général que secondairement et dans des conditions pathologiques définies comme le péritoine, ou en dehors de causes déterminantes bien appréciables, comme les méninges dont, au reste, l'inflammation primitive est rare. Les phénomènes anatomiques de l'inflammation dans les tissus séreux, sont tout à fait caractéristiques et se présentent ordinairement dans l'ordre suivant : injection vive du réseau vasculaire sous-séreux, sécheresse du feuillet séreux, dont la surface perd son aspect poli. Après ces premiers effets du travail phlegmasique, quelquefois même dès son début, l'exhalaison séreuse est augmentée et la cavité membraneuse devient le siége d'un épanchement dont la nature est tantôt analogue à la sérosité normale, tantôt profondément modifiée par l'inflammation ; le liquide est alors épais, blanchâtre, floconneux, formé d'albumine et de fibrine coagulable ou même de véritable pus. En même temps et en vertu d'une plasticité plus grande de la sécrétion morbide, une matière fibrineuse concrète se dépose sur la surface séreuse et s'étend en fausse membrane de plus en plus adhérente et susceptible d'organisation.

En un mot, le premier et le principal phénomène de l'inflammation des séreuses est l'exsudation d'une sérosité plus ou moins chargée de granulations fibrineuses dont les unes en se réunissant en fibrilles, constituent les flocons albumineux et les fausses membranes, tandis que les autres conservent l'état granuleux. Ces produits de l'inflammation subissent à leur tour différentes modifications qui peuvent être regardées comme un travail de réparation, mais qui ne sont pas constantes. Le liquide épanché se résorbe tantôt complètement, tantôt en laissant une couche pseudo-membraneuse plus ou moins épaisse. Les fausses membranes peuvent disparaître par le même mécanisme de résorption; mais dans d'autres cas et lorsque la marche de la phlegmasie est lente, elles peuvent s'accroître par la juxtaposition de nouveaux feuillets; elles s'organisent, deviennent vasculaires et se confondent avec la couche séreuse normale; enfin, elles peuvent subir une transformation celluleuse et former des brides qui établissent des adhérences plus ou moins étendues entre les feuillets des membranes séreuses; telles sont les lésions ordinaires qui accompagnent l'inflammation des tissus séreux, plus rarement ils sont le siége de gangrène et d'ulcérations.

Lorsque l'inflammation s'étend aux tissus fibreux sous-séreux, on voit survenir des épaississements, des indurations, des ossifications; les produits morbides s'organisent en végétations plus ou moins saillantes;

enfin, dans certains cas exceptionnels, les membranes séreuses, chroniquement enflammées, peuvent servir de supports à des moisissures, végétaux parasites analogues au muguet de la muqueuse digestive. Il est important de noter aussi, comme forme spéciale d'inflammation des séreuses, celle qui accompagne la production de tubercules si fréquente dans ces tissus ; quant aux exhalations sanguines qui ont servi à caractériser une forme de phlegmasie des séreuses, dite hémorrhagique, elles ne paraissent pas compatibles avec l'inflammation simple et appartiennent à peu près exclusivement aux phlegmasies tuberculeuses.

Les symptômes des phlegmasies des membranes séreuses sont principalement déterminés par les différentes phases du travail pathologique dont elles sont le siége ; ces signes, tels que le frottement qu'occasionne la sécheresse des membranes, les phénomènes physiques et les troubles fonctionnels qu'entraîne la formation d'un épanchement ou de productions anormales au sein d'une cavité, ces signes et d'autres encore varient suivant la conformation anatomique et les usages des différentes parties. Mais il en est un qui paraît plus général : C'est une douleur pongitive ordinairement aiguë qui ne manque guère que dans les formes chroniques, et qui est attribuée à l'extension de l'inflammation aux nerfs sous-jacents. Quant à la marche qu'affecte ce genre de phlegmasies, elle est tantôt aiguë, tantôt primitivement chronique ; enfin, il n'est pas rare qu'elle reste tout à fait latente.

Genres. La méningite, la pleurésie, la péritonite, la péricardite, l'endocardite et le rhumatisme.

Phlegmasies viscérales. Les phlegmasies viscérales comprennent l'inflammation des centres nerveux, des poumons, du cœur, du foie, des reins, etc.

On comprend par cette seule énumération qu'il est impossible d'assigner des caractères généraux à ce genre trop mal défini de la classe des phlegmasies. Nous devons nous borner à ce que nous avons déjà dit pour cette classe tout entière, relativement aux causes et aux autres caractères communs. La seule chose qu'il importe d'ajouter, c'est que les lésions anatomiques et les symptômes varieront selon la structure particulière et d'après les fonctions des différents organes qui seront le siége de l'inflammation.

Genres. Nous décrirons l'encéphalite, la myélite, la pneumonie, la cardite, l'hépathite, la néphrite, et enfin, comme se rapprochant des phlegmasies viscérales, le phlegmon iliaque (Voyez abcès de la fosse iliaque).

Phlegmon iliaque. *Définition.* On donne le nom de phlegmon iliaque à l'inflammation du tissu cellulaire extra péritonéal qui tapisse la fosse iliaque interne.

Description. Précédée quelquefois par une constipation opiniâtre, de l'inappétence et plus rarement des nausées et des vomissements, la maladie débute en général brusquement par une douleur très vive qui se fait sentir dans un des flancs, plus souvent à droite qu'à gauche, et s'étend aux parties voisines, notamment aux parties génitales et à la cuisse, avec engourdissement du membre, dont les mouvements sont très pénibles. On sent bientôt dans la fosse iliaque un engorgement profond qui ne tarde pas à se circonscrire, et forme une tumeur renitente, non mobile, d'un volume variable et faisant rarement saillie à l'extérieur.

La percussion permet de la limiter exactement en donnant une matité complète. La compression exercée par cette tumeur détermine de l'engourdissement, quelquefois une infiltration séreuse du membre correspondant et des douleurs souvent très vives, suivant le trajet des nerfs qui forment le plexus iliaque. La persistance de la constipation amène un météorisme assez considérable.

La fièvre qui n'existe pas toujours dès le début, paraît à peu près constamment à cette période ; la cuisse est fléchie et ne peut être ramenée dans l'extension. Si le traitement n'est pas trop tardif, la résolution de l'engorgement peut être obtenue. Mais le plus ordinairement une douleur profonde, des élancements se font sentir dans la tumeur, des frissons passagers surviennent, le phlegmon suppure et l'on peut percevoir dans la tumeur une fluctuation plus ou moins superficielle.

Lorsque le pus est formé, il tend à se frayer une voie à l'extérieur, tantôt à travers la paroi abdominale antérieure, tantôt dans l'intestin ou dans le vagin. On a vu même un abcès iliaque s'ouvrir dans la veine cave ou dans la cavité cotyloïde d'où il avait chassé la tête du fémur.

Dans tous ces cas, il peut se faire que l'évacuation du foyer soit suivie de la guérison, bien que celle-ci se fasse longtemps attendre. Mais l'abondance de la suppuration et l'étendue des désordres organiques peuvent aussi entraîner la mort. Cette funeste terminaison ne peut être évitée lorsque le pus s'épanche dans le péritoine.

Anatomie pathologique. Les organes compris dans les foyers purulents sont, en général, profondément altérés.

Le muscle carré des lombes et le psoas iliaque sont ramollis, infiltrés de pus, noirâtres, les aponévroses détruites. Les nerfs, complètement dénudés, traversent le foyer quelquefois sans être lésés. On peut trouver le sang coagulé dans les troncs veineux. Enfin, le point où s'ouvre l'abcès est marqué par une perforation à bords irréguliers, grisâtres, entourés d'adhérences avec les organes voisins.

Causes. Le phlegmon iliaque s'observe chez l'homme et chez la femme. Pour celle-ci l'état puerpéral est une des causes les plus fréquentes. Hors ce cas, l'excès de fatigue, l'action de frotter, la constipation prolongée, paraissent agir puissamment dans la production de cette maladie.

Diagnostic. L'hypertrophie du foie, le déplacement ou l'augmentation de volume des reins, ont donné lieu à des erreurs de diagnostic que l'on évitera toujours en tenant compte de la marche de la maladie. D'ailleurs, les affections du foie et du rein sont toujours accompagnées de troubles fonctionnels que l'on n'observe pas chez les sujets affectés d'un phlegmon iliaque.

La tumeur formée par l'hydropisie enkystée de l'ovaire est globuleuse, bosselée, mobile, plus éloignée de la fosse iliaque. Les tumeurs stercorales ont souvent été prises pour cette maladie : 10 grains de scrof. pris à sec sur la langue dans le cas de doute, peuvent juger la question.

Les abcès par congestion peuvent également embarrasser, mais ils ne sont pas précédés d'un engorgement inflammatoire, ils se forment très lentement sans douleur ; ils sont accompagnés de symptômes caractéristiques appartenant aux affections osseuses ou viscérales dont ils sont l'expression.

Traitement. Le même que pour abcès de la fosse iliaque.

Phthisie bronchique ganglionnaire. La dénomination impropre de phthisie bronchique a été appliquée à la tuberculisation des ganglions bronchiques lorsque celle-ci constitue la forme prédominante de la diathèse tuberculeuse. Entendue ainsi, la phthisie ne doit pas être admise dans tous les cas où des tubercules existent dans les ganglions bronchiques, ce qui se voit chez un grand nombre de malades atteints de phthisie pulmonaire ; mais elle peut être considérée comme une affection tuberculeuse distincte qui appartient spécialement à l'enfance, bien qu'elle puisse aussi se rencontrer dans un âge plus avancé.

Les ganglions bronchiques tuberculeux, ordinairement placés à l'extérieur du poumon, autour des bronches et principalement à leur origine, augmentent de volume et acquièrent les dimensions d'une noisette, d'un marron, parfois d'un œuf de poule et même d'une grosse pomme. Ils sont tantôt en très petit nombre, tantôt ils se multiplient et se prolongent dans l'épaisseur du poumon, accompagnant les vaisseaux aériens jusqu'à leur troisième ou quatrième division. La matière tuberculeuse est ordinairement infiltrée dans le tissu même du ganglion et se développe du centre à la circonférence de telle manière que, après un certain temps, le ganglion est transformé en entier. Il peut se faire que plusieurs ganglions ainsi dégénérés se réunissent et forment une masse d'un volume considérable, confondue sous une enveloppe membraneuse commune qui adhère à la matière tuberculeuse. Ces tumeurs exercent sur les parties voisines, notamment sur la trachée, les grosses bronches, les nerfs pneumogastriques, l'œsophage, l'aorte, l'artère et les veines pulmonaires, les veines cave supérieure et azygos, une compression très forte qui est la source des principaux symptômes que nous aurons à décrire; quelquefois elles contractent avec ces différents organes des adhérences étroites. Aussi, lorsque la matière tuberculeuse se ramollit, le foyer qui se forme au centre de la tumeur ganglionnaire et qui l'envahit dans toute son étendue, finit par s'ouvrir, soit dans la bronche, soit dans le poumon lui-même, où il détermine une excavation que l'on pourrait prendre pour une véritable caverne pulmonaire si le siége, à la racine du poumon, l'intérieur de la cavité lisse et tapissée par une fausse membrane rougeâtre, ses moindres dimensions, ne distinguaient le plus souvent les cavernes ganglionnaires. Le kyste tuberculeux communique encore, dans quelques cas plus rares, avec l'artère pulmonaire et avec l'œsophage. On trouve parfois des tubercules, des ganglions bronchiques qui ont subi, en partie, la transformation crétacée.

Les symptômes que l'observation permet de rattacher à la présence des tubercules dans les ganglions bronchiques dépendent tous de la compression des organes que nous avons énumérés. La respiration sifflante, s'entendant souvent à distance, la diminution du murmure vésiculaire borné à la partie des poumons où se distribue la bronche comprimée, une toux parfois convulsive, une aphonie plus ou moins complète, la déglutition difficile et dans le cas où la circulation est gênée par la compression des vaisseaux, l'œdème et la coloration violacée de la face, la dilatation des veines du col, la congestion du cerveau et même l'épanchement du sang dans la cavité de l'arachnoïde ; enfin, une hémoptysie foudroyante lorsqu'il s'opère une perforation des poumons et un accès de suffocation chaque fois que le malade avale les liquides, dans les cas de communication du foyer avec l'œsophage. Tels sont les symptômes saillants de la tuberculisation des ganglions bronchiques, soit chez l'enfant, soit chez l'adulte.

Mais il faut reconnaître que ces signes qui indiquent si manifestement la présence d'une tumeur dans la poitrine, aux environs des bronches, ne peuvent acquérir toute leur valeur et caractériser la phthisie bronchique que lorsqu'ils sont réunis à d'autres phénomènes généraux dont l'ensemble constitue l'une des formes de la diathèse tuberculeuse.

En effet, les symptômes locaux précédemment énumérés se rencontrent, soit chez de jeunes enfants nés de parents tuberculeux ou présentant des signes de scrofules, soit chez des adultes également scrofuleux et déjà atteints de tubercules pulmonaires. Les petits malades sont amaigris, ils ont fréquemment la diarrhée, la fièvre ; des sueurs abondantes, l'état cachectique accompagnent ou précèdent les accidents produits par les tumeurs ganglionnaires.

La marche de la phthisie bronchique est, en général, plus lente, ses progrès moins certains et sa gravité moindre, toutes choses égales d'ailleurs et eu égard à l'âge des malades, que ceux de la phthisie pulmonaire. Il

faut ajouter aussi comme caractère nosologique essentiel, que cette forme de la diathèse tuberculeuse est plus
souvent que tout autre, unie à la scrofule, qu'elle établit
en quelque sorte un rapport plus direct entre les deux
maladies et, qu'en un mot, elle participe à la fois de
leur physionomie propre (phthisie scrofuleuse).

Phthisie galopante. Sous le nom de phthisie
galopante, on a confondu deux variétés de la maladie
dont la marche est cependant très distincte. En effet,
dans l'une, les tubercules qui existaient à l'état latent
depuis un temps plus ou moins long, prennent un développement subit, soit spontanément, soit sous l'influence d'une maladie intercurrente et notamment d'une
pleurésie, d'une rougeole, d'une fièvre typhoïde et parcourant en deux ou trois mois toutes les phases de la
phthisie, emportant rapidement les malades. Dans l'autre variété, qui mérite à plus juste titre le nom de galopante, la maladie débute brusquement sous l'influence
d'une cause accidentelle, et présente tous les signes de
la bronchite capillaire ou catarrhe aigu ou même, dans
certains cas, les symptômes d'une fièvre typhoïde. La
fièvre et la dyspnée sont très intenses, l'abattement
extrême ; il s'y joint souvent de la diarrhée ; la toux est
peu fréquente, l'expectoration nulle, mais la respiration
devient de plus en plus difficile et la mort arrive dans
l'espace de trois à six semaines par la perforation du
poumon. On trouve à l'autopsie les poumons en partie
hépatisés, farcis de tubercules miliaires dont quelques-
uns sont ramollis et perforés de part en part par l'ulcération d'un abcès non compris.

Telle est la marche de toutes les phthsies, dans lesquelles sont comprises les genres : laryngée, mésentérique (carreau), pulmonaire et scrofuleuse. Et dire qu'avec trois simples remèdes, l'on combat ces sortes d'affections que jamais médecin n'a voulu en sauver une. Ces remèdes principaux sont : le pettorale, le scrof. et le canceroso.

Pieds. Sueur abondante aux pieds se guérit facilement par scrof. et électricité blanche. L'enflure des pieds se guérit par scrof. alterné avec ang. et électricité blanche.

Piqûres d'animaux. Les piqûres d'abeilles, guêpes, mouches charbonneuses, scorpions, araignées, se guérissent par canceroso intus et extra.

Pissement au lit. Faiblesse du canal de l'urètre, scrofoloso.

Pityriasis. Le pytyriasis est une inflammation chronique et contagieuse de la peau qui s'annonce par des points et le plus souvent par des taches rouges, sur lesquelles s'établit et se renouvelle une desquamation farineuse ou foliacée de l'épiderme.

Le pityriasis est général ou local ; il est rare qu'il attaque une grande partie de la surface cutanée. Le prurit est très marqué, les squames se montrent et se renouvellent avec une grande facilité, d'autant plus épaisses et plus étendues qu'elles existent sur une partie où l'épiderme est plus développé. Des complications viscérales ne sont pas très rares et lorsque le pityriasis général est assez intense pour se terminer par la mort, on peut trouver des ulcérations nombreuses dans l'intestin. Plus ordinairement, le pityriasis n'occupe qu'une région circonscrite ; le cuir chevelu, les paupières, les lèvres, la paume des mains, la plante des pieds, les parties génitales.

Le pityriasis de la tête s'appelle porrigo furfurans, il est fréquent chez les nouveaux-nés, chez lesquels il consiste en écailles imbriquées recouvrant la peau de la tête rougie. Traitement : Comme pour toutes les maladies de la peau, par le scrofoloso et vermifugo intus et extra.

Pleurésie. La pleurésie (plurite) est l'inflammation de la membrane séreuse qui enveloppe les poumons, vient de plèvre.

La pleurésie aiguë simple, précédée quelquefois des prodromes communs aux phlegmasies aiguës, débute, en général, assez brusquement par un point de côté dont le siége est variable, mais qui est le plus souvent fixé à la hauteur ou directement au-dessus du mamelon et qui, à part quelques cas exceptionnels, occupe la paroi de la poitrine correspondante à la plèvre enflammée. La respiration est gênée et comme arrêtée par la douleur ; quelquefois, dès le début, la dyspnée est extrême et presque suffocante, et l'on voit les deux côtés du thorax se dilater inégalement durant l'inspiration ; une toux petite, sèche et peu fréquente l'accompagne et exaspère la douleur ; si quelques crachats sont rejetés, ils sont blancs et aérés ; les malades ont aussi une assez grande difficulté à parler, et la voix est brève et entrecoupée ; ils redoutent tout effort et restent ordinairement étendus sur le dos. En même temps ou seulement au bout de quelques heures, la réaction fébrile et les symptômes généraux de toutes les phlegmasies s'ajoutent aux phénomènes locaux de la pleurésie. Ce mode d'invasion, qui est le plus ordinaire, peut cependant varier: le point de côté, la dyspnée, la toux, peuvent manquer et la maladie n'est annoncée que par une fièvre d'ailleurs peu intense (pl. latente) ou comme cela n'est pas rare chez les vieillards par une sécheresse particulière de la langue et un peu de délire. Traitement : Au début, angioïtico intus et ang. élect. extra sur les points de côté, puis scrof. et canc. Maladie souvent mortelle, réclame un praticien matteopathique. Ne pas confondre avec un praticien homœopathique.

Pleuro-pneumonie. Pleurésie compliquée de péripneumonie ; ses caractères consistent dans la réunion de ceux de ces deux phlegmasies. La pleurésie qui complique si fréquemment la pneumonie (pleuro-pneumonie), est ordinairement partielle et presque toujours limitée à la partie de la plèvre qui recouvre le poumon enflammé ; dans ce cas, l'épanchement est peu abondant, une fausse membrane unit les deux feuillets de la plèvre et les symptômes principaux sont ceux de la pneumonie auxquels s'ajoute un léger frottement pleural et quelquefois de l'égophonie.

Mais, dans d'autres cas, la pneumonie est secondaire, les lésions et les phénomènes dominants sont ceux de la pleurésie ; seulement les signes physiques sont, en général, exagérés. Traitement : Au début, donner d'abord ang., dilution 108ᵉ, c'est-à-dire un globule dans trois verres d'eau bouillie ou distillée. Cette dilution doit durer trois jours en n'en prenant qu'un verre par jour, ensuite donner pettorale à la même dilution et

24

même procédé pendant trois jours, ensuite donner canceroso, même manière à suivre. S'il y a forte fièvre,
alterner avec febrifugo, c'est-à-dire que le matin, le malade boira la moitié du verre ang., et l'après-midi, la
moitié du febrif. S'il crache des stries de sang, forcer
angioïtico.

Pneumonie. *Définition et division.* La pneumonie
(péripneumonie, pneumonite, etc.) est l'inflammation
du parenchyme pulmonaire.

La pneumonie est aiguë ou chronique, bornée au
poumon (pneumonie simple) ou compliquée d'inflammation de la plèvre (pleuro-pneumonie). Elle peut présenter différentes variétés suivant qu'elle occupe les
deux poumons (pneumonie double) ou l'un des deux
seulement, soit au sommet, soit au centre (pneumonie
centrale), soit en divers points du parenchyme (pneumonie disséminée, mamelonée des enfants, etc.)

On doit distinguer comme formes spéciales, outre la
pneumonie franche (péripneumonie, fièvre péripneumo-
nique, hemito-pneumonite), la pneumonie catarrhale
(broncho-pneumonite, bronchite capillaire, pneumonie
lobulaire des enfants); la pneumonie bilieuse, la pneumonie adynamique (pneumonie typhoïde, pneumonie
délirante des ivrognes). Enfin, la pneumonie se montre
comme complication fréquente, soit dans les maladies
aiguës fébriles (pneumonie morbilleuse, varioleuse, typhoïde), soit dans les affections chroniques, diathésiques
ou constitutionnelles (pneumonie tuberculeuse, scorbutique, gangreneuse, morveuse, etc.

Description. La pneumonie aiguë franche débute, en
général, brusquement au milieu du meilleur état de

santé, par un frisson assez intense, de la fièvre, de l'oppression et de la toux. Les prodromes sont quelquefois
plus longs et moins violents chez le vieillard. Dans la
première enfance, la maladie s'annonce surtout par de
l'agitation. La fièvre augmente rapidement ; le pouls,
fort et résistant, s'élève à 100, 120 pulsations et même
plus encore ; la tête est le siége d'une douleur frontale
fixe et quelquefois très violente ; l'appétit est nul, la soif
vive, la langue chargée d'un enduit blanchâtre. La respiration s'accélère et s'accompagne d'une oppression
plus ou moins considérable, et à peu près constamment
d'un point de côté fixé au niveau du mamelon et s'exaspérant par les mouvements respiratoires et par la toux.
Celle-ci, qui ne manque jamais, est fréquente et pénible ; elle est suivie, dès le premier ou le second jour,
de l'expulsion de crachats tout à fait caractéristiques,
visqueux, adhérant au fond du vase que l'on peut renverser sans les répandre ; à peine mélangés de quelques
bulles d'air et colorés par le sang qui leur donne une
teinte rouillée dont la nuance peut varier.

L'expectoration, lorsqu'elle a ces caractères, constitue
un signe véritablement pathognomonique ; mais dans
quelques cas assez rares, il est vrai, les crachats sont
incolores et conservent seulement leur consistance visqueuse ; mais d'autres fois ils sont simplement séreux,
jaunâtres et aérés ; enfin, ils peuvent manquer complètement, comme cela est ordinaire chez les petits enfants
qui présentent cependant quelquefois, entre les lèvres,
une petite quantité d'écume épaisse, légèrement teinte
de sang.

Causes. La cause occasionnelle immédiate de l'inflam-

mation du poumon est, en général, l'impression du
froid. La pneumonie peut se développer, en outre, secondairement, dans le cours de presque toutes les affections aiguës ou chroniques graves et principalement
dans les fièvres.

Le développement de ces phlegmasies secondaires est
surtout favorisé par l'âge extrême de la vieillesse et
plus encore de la première enfance.

Diagnostic. Le diagnostic de la pneumonie est arrivé
à une exactitude et une précision qui le rende, en général, facile. Outre l'existence de la maladie, on doit,
avec un peu d'attention, en reconnaître sans peine l'é-
tendue et le degré. L'expectoration sanguinolente et le
rôle crépitant de la première période sont des signes
tout à fait pathognomoniques et qui ne peuvent tromper.
Si dans la seconde ou la troisième période, alors qu'il
existe seulement du souffle bronchique, on était tenté
de confondre la pneumonie avec un épanchement pleu-
rétique, il suffirait de se rappeler que le souffle qui ne
se rencontre d'ailleurs pas constamment dans la pleurésie, a des caractères bien différents, qu'il est lointain,
souvent limité à la racine des bronches, qu'il ne correspond pas, en général, au point le plus mat et s'accompagne d'égophonie. Rappelons néanmoins que certaines
pleurésies peuvent s'accompagner de souffle bronchique
intense, superficiel. La diminution des vibrations thoraciques en pareil cas, la marche de la maladie, des symptômes généraux, aideront en pareil cas, à diagnostiquer
une pleurésie.

Nous ne reviendrons pas sur les autres signes que
nous avons indiqués; nous ajouterons seulement que

l'intensité moindre ou l'absence des phénomènes locaux et physiques chez les enfants ou chez les vieillards, doit donner aux accidents généraux une importance sémiotique beaucoup plus grande.

Pronostic. La pneumonie est sans contredit une maladie sérieuse, mais contre laquelle l'art est assez puissant dans le plus grand nombre de cas, pour que le pronostic ne soit pas, en général, funeste.

Traitement. Au début, pour couper la fièvre : fébrif., puis scrof. avec élect. rouge au sympathique et au plexus solaire (voir la planche), ou bien : pettorale avec élect. blanche. Si le malade est sanguin, employez plutôt ang. que scrof. et même élect. ang. Le docteur Regard annonce avoir vaincu des pneumonies très graves par des doses très diminuées.

Podagre. Voyez goutte.

Poireaux. On appelle poireaux une espèce de tumeur syphilitique souvent confondue avec les fics. Les crêtes, les condylômes, sont de petits tubercules situés entre le derme et l'épiderme, qui ont leur siége au prépuce, à la peau de la verge, au gland et aux bourses, chez l'homme, au périnée et à l'anus chez les deux sexes.

Quoique les poireaux développés, sur ces parties, soient ordinairement un symptôme de la syphilis, ils peuvent cependant aussi ne pas être de nature syphilitique. Traitement : Le traitement commun de ces genres de tumeurs, que la cause soit syphilitique ou héréditaire, ou qu'elle ait été contractée, son héros est toujours vénéréo intus et extra ; si la tumeur n'est autre

chose qu'un chou-fleur, c'est scrof. et élect. rouge s'il
y a douleur.

Polyurie. Se dit de l'accumulation de l'urine dans
la vessie. La polyurie est un simple phénomène morbide, ordinairement passager, que l'on observe dans le
cours de certaines névroses et spécialement de l'hystérie ou sous l'influence de certaines émotions capables
d'agir sur le système nerveux ou enfin comme flux critique naturel ou artificiellement provoqué au déclin des
hydropisies. Traitement : Ang., scrof, canc. Voir le cas
et la cause qui l'a produite.

Porrigo. Mot latin qui signifie crasse de la tête.
C'est le nom qu'on a donné à la desquamation furfuracée du cuir chevelu. Voyez herpès, eczéma, impétigo.

Traitement : Scrofoloso intérieurement. Laver la tête
avec de l'eau scrofolosée, c'est-à-dire 10 grains dans un
litre ; qu'on lui lave la tête tous les jours avec une
brosse fine ; on la sèche avec un linge fin et on y met
de la pommade scrofolosée : 10 grains sur 30 d'axonge
ou mieux d'huile de ricin. Voir pityriasis.

Possession. Vient de « posséder un esprit invisible, je possède un esprit. Synonyme d'avoir un lutin à
son service. J'ai un esprit pour domestique. » On ne peut
pas classer cette maladie, quoiqu'on l'ait classée parmi
la folie hystérique. Nous ne savons pas si c'est réellement une folie, une idée fixe ou si véritablement il y a
un invisible à nos yeux et visible à leurs yeux qui les
sert. Ce n'est pas ici la place de prouver une réalité,
nous passerons à une autre maladie et nous signalons,
entre parenthèses, que les grands saints étaient pos-

sédés ; ils avaient un esprit qui les servait. On inter-
prète d'une autre manière encore et l'on dit que c'est la
personne qui appartient à un invisible, de là on a fait
la *démonomanie*. Si cela est, c'est très fâcheux, naturellement, à moins que cet invisible soit un quelque chose
de grand : un ange, un saint, que sais-je ? Je ne vois pas
dans ce cas qu'elle soit une maladie à guérir, malgré la
sublimité de la proto-matteopathie.

Poumons (Cancer du). Le cancer des poumons est
assez rare et ne se présente guère isolément.

Le tissu cancéreux peut exister dans les poumons à
l'état d'infiltration. Mais le plus ordinairement il est dis-
séminé en masse plus ou moins volumineuse, soit
dans l'épaisseur des poumons, soit sous la plèvre pariétale ou pulmonaire où elle forme des espèces de taches blanches et arrondies.

Quelquefois la tumeur cancéreuse atteint les parois
de la poitrine, les détruit et vient faire saillie à l'extérieur ; d'autres fois elle se développe du côté du médiastin et envahit la membrane d'enveloppe du cœur,
dans quelques cas même les oreillettes et jusqu'aux ventricules. L'œsophage, la trachée, l'aorte, la veine cave
supérieure, l'artère et les veines pulmonaires sont souvent comprimés et comme enveloppés par la masse cancéreuse.

Celle-ci peut acquérir des dimensions considérables
et remplir un des côtés de la poitrine presque tout
entier. Le tissu cancéreux, en se ramollissant et en s'ulcérant, ce qui est d'ailleurs rare, donne lieu à la formation de cavités quelquefois considérables, creusées dans
l'épaisseur des poumons, à parois squirrheuses et rem-

plies d'une matière d'un vert sale. Presque toujours il existe, soit des adhérences, soit un épanchement séreux ou séro-purulent dans la plèvre ou dans le péricarde. Les portions de poumons non envahies par le cancer, sont parfois le siége d'un emphysème (enflure). Voyez la plaie ci-contre, planche Manzetti. C'est une étude faite par le rédacteur du dictionnaire, en 1864, sur un jeune homme de 25 ans, pris d'un cancer du poumon droit. Traitement: Dans pareil cas, si le poumon n'est pas encore perforé de part en part : Canceroso serait le remède à ordonner ; mais comme ces plaies sont souvent le siége de champignons vermineux, il est bon d'alterner cauc. avec vermif. Prendre garde de faire prendre des bains à ces malades. Pettorale quelquefois leur est utile.

Prostatite. Prostatitis, inflammation de la prostate ; prostate, glande qui préside, qui est placée devant, dérive de « je prépose, » corps glanduleux, cordiforme, de la grosseur d'une châtaigne, située au-devant du col de la vessie, derrière la symphyse pubienne, entourant la première portion de l'urètre, dont les canaux excréteurs, au nombre de dix à douze, s'ouvrent dans la partie de l'urètre qui le traverse et y versent une humeur blanchâtre et visqueuse, destinée à lubrifier l'intérieur de ce canal et à servir de véhicule à la liqueur spermatique dans l'organe vénérien. La prostate est pour l'homme ce que les ovaires sont pour la femme.

Lorsque par un acte prématuré, le jeune homme se rend coupable, avant d'avoir atteint l'âge de 25 ans, la prostate s'enflamme et prend l'aspect d'un fruit détaché de l'arbre avant sa maturité, c'est-à-dire, elle se flétrit et sèche. La sève animale ayant été projetée avant que les canaux fussent tous formés, l'organe se rétrécit et ne donne plus signe de vie ; elle est là pour ainsi dire comme un corps étranger, plus nuisible qu'utile ; plus tard elle donne lieu à la formation des animalcules dont elle représente l'éponge au rocher, donne lieu à des angoisses lentes et continues, et l'organisme tout entier se dessèche et la mort vient frapper à la porte si le remède n'est pas porté assez tôt pour arrêter les progrès du mal. Traitement : Ici, il s'agit de refonder l'organisme et ce n'est pas bien facile : 1° Il faut abstinence en tout et partout. Sujet du sexe ; 2° Régime lacté pendant quelques années. Bains de venereo, dose depuis 10 grains à 100, allant toujours en augmentant ; 3° Boisson journalière de globules d'ang., scrof., vener., canc., feb.. et vermif., etc.

Priapisme. Priape, membre viril ; genre de névroses de la génération qui consiste dans une tension forte et douloureuse du pénis, avec un sentiment d'ardeur brûlante et sans aucun penchant à l'acte vénérien selon quelques auteurs, d'autres écrivent ardeur érotique excessive avec érection presque continuelle. Voir satyriasis. Pour le traitement : scrof en bains ; s'il y a force de sang, on prend ang. ; si la cause est excitée par une maladie syphilitique, comme il arrive quand on a une chaude-pisse, c'est venereo qu'il faut employer.

Prurigo. Le prurigo qui tire son nom du prurit très violent qui l'accompagne, attaque spécialement les femmes à l'époque de leur âge critique, les vieillards et les enfants. Il se montre sur les épaules, sur la partie

externe des membres, à la nuque, au siége, sur les parties génitales, tantôt borné à une seule de ces parties,
tantôt s'étendant à plusieurs points du corps, sous forme
de petites papules ayant à peu près la même couleur
que la peau, quelquefois peu saillantes et accompagnées
d'un prurit modéré (P. mitis); d'autres fois larges, nombreuses, rudes au toucher, déterminant des fourmillements, une démangeaison cruelle, insupportable, atroce,
augmentant pendant la nuit au point de rendre tout
sommeil impossible. Quand ce phénomène attaque la
femme, elle devient lubrique, surtout si l'affection est
portée aux parties, à la vulve, aux grandes lèvres. Le
besoin du coït se fait sentir si fort qu'il y en a qui ont
consumé des chandelles de suif entières pour se mastur-
ber et pour se soulager.

Triste maladie; si au moins elles savaient prendre
aussitôt 3 ou 4 grains de scrof. à sec sur la langue, les
démangeaisons cesseraient presque aussitôt.

Pseudo-syphilis. Groupe d'affections étrangères
à nos climats : France, Suisse, Italie, et dont l'histoire
est entourée d'une telle obscurité qu'on les a confondues
sous le nom de bouton d'Amboine, pian, frambœsia, etc.
Toujours est-elle une maladie syphilitique. Venereo est
toujours le héros choisi jusqu'à ce jour.

Purpura. Sous le nom de purpura (morbus maculosus, ecchymose spontanée, pourpre, maladie pourprée
ou de Werlhoff), tant d'affections diverses et complexes
ont été confondues, qu'il faut, de toute nécessité, au
point de vue d'une nosologie méthodique, ramener la
question à des termes plus simples. Pour cela, il n'im-

porte pas seulement de ne pas rattacher au purpura les ecchymoses traumatiques et les pétéchies symptomatiques des fièvres ; mais il faut encore et surtout distinguer dans la description et dans la classification le purpura proprement dit (purpura simple), caractérisé essentiellement par des taches de sang ou des ecchymoses spontanées, de ces hémorrhagies de la peau qui, jointes à des hémorrhagies multiples (purpura hæmorrhagica) ne sont, à vrai dire, qu'une complication ou un symptôme d'affections diverses et bien définies (hémorrhophylie, fièvre pétéchiale, scorbut aigu). Nous ne voulons pas nier les rapports qui existent entre ces différentes maladies ; mais nous croyons utile de les séparer en espèces morbides distinctes. Nous rendrons ainsi plus tranchée encore la division de pourpre simple et de pourpre hémorrhagique indiquée par les auteurs Willan, Bateman, etc., et c'est du premier dont nous nous occuperons ici.

Définition. Le purpura est l'hémorrhagie interstitielle de la peau caractérisée essentiellement par l'apparition de taches pétéchiales et d'ecchymoses à la surface du corps.

Description. Le purpura débute en général brusquement, quelquefois, au contraire, après quelques jours de faiblesse et de malaise.

On voit paraître sur différentes parties du corps et principalement sur les membres inférieurs ou sur le visage, des taches ponctuées d'un rouge brun, formées par une très petite quantité de sang infiltré dans la peau, et qui ont pour caractère de n'offrir aucun changement dans leur couleur sous la pression du doigt ; elles sont disséminées irrégulièrement ou dans quelques cas rares, par groupes. Quelques pétéchies d'une grande dimension et même de véritables ecchymoses sont souvent éparses entre les pétéchies ordinaires.

Causes. Le purpura se développe souvent sans cause apparente chez des enfants, chez des femmes ; cependant, en général, on peut le rattacher à des influences débilitantes, telles que la vieillesse (purpura senile), la mauvaise alimentation, le séjour dans des lieux bas et humides, la misère, le chagrin. Il peut tenir aussi à une disposition héréditaire et syphilitique. On l'a vu quelquefois régner épidémiquement.

Diagnostic et pronostic. Il est, en général, facile de distinguer le purpura des ecchymoses traumatiques ou de celles qui viennent à la suite d'un obstacle mécanique au cours du sang.

Les piqûres de puce, qui offrent une grossière analogie avec les taches pourprées, se reconnaîtront pour peu que l'on y mette quelque attention, à ce que la petite ecchymose produite par la succion de l'insecte est entourée d'une petite auréole rose, susceptible de disparaître par la pression et qui ne s'observe pas dans le pourpre. Les taches et les pétéchies symptomatiques de la fièvre typhoïde, du typhus, de la fièvre jaune, seront suffisamment différenciées par la nature, la marche et les caractères des maladies dans le cours desquelles elles paraissent, bien qu'en réalité elles soient de même nature que les taches du purpura. Nous retrouverons encore ce symptôme dans d'autres affections et notamment dans le scorbut.

Le pourpre simple est, en général, une maladie bénigne, mais qui peut être de longue durée et qui est souvent liée à un mauvais état de la constitution. En général, lorsqu'il se montre sous la forme d'ecchymose, il est plus grave que sous la forme pétéchiale.

Le purpura urticaire est, de toutes les variétés, la plus simple. La fièvre n'ajoute pas un grand danger à la maladie. La forme la plus fâcheuse est celle où l'éruption pétéchiale est très abondante et se répète pendant longtemps ; il en résulte une grande faiblesse et une tendance à des hémorrhagies multiples. Traitement : Le traitement du pourpre simple doit consister principalement en bains de scrof. et ang. intérieurement.

Pustules. Les pustules dont le type sera étudié dans la variole, sont des élevures arrondies, circonscrites, entourées, en général, d'une auréole enflammée, se remplissant de pus plus ou moins concret, se desséchant, se couvrant de croûtes ou s'indurant et laissant à leur suite des taches ou des cicatrices. Les unes sont plus grandes, plus dures, se couvrent de croûtes plus épaisses et plus brunes (pustules phlyzaciées) ; les autres plus petites, moins régulières, agglomérées en plus ou moins grand nombre (pustules psydraciées). Nous avons donné comme inflammation pustuleuse : l'impétigo, l'ecthyma et l'acné. Voir ces mots.

Pyrosis. (Vulgairement fer chaud, cremason soda), de feu ; sensation brûlante qui, de l'estomac, se propage dans toute la longueur de l'œsophage et se porte jusqu'à la gorge où le malade croit sentir l'impression d'un corps irritant, d'un fer chaud. Elle est toujours accompagnée d'une excrétion abondante de salive limpide ; il y a souvent des nausées, des flatuosités, des rapports, de la soif, un faim excessive, de la constipation, de la céphalalgie. La plupart des auteurs ont considéré le pyrosis comme une affection spasmodique; mais il est difficile de l'admettre au nombre des maladies essentielles. M. Broussais la regarde comme symptomatique d'une gastrite chronique. J'ai senti les symptômes de cette maladie après avoir mangé des châtaignes rôties et bu du vin blanc, ensuite fumé la pipe. Traitement: scrof. 1 grain dans un litre d'eau, dilution 220e à prendre en un jour. S'il persiste, on prend canc. préparé de la même manière.

Q

Quarte. (Fièvre). Fièvre intermittente dont les accès reviennent tous les quatre jours, laissant entre eux deux jours d'intervalle qu'on nomme apyrexie. La fièvre est double quarte lorsque, sur les quatre jours, le troisième seulement est exempt de fièvre et que les accès de chaque quatrième jour se ressemblent. Dans la triple quarte, il y a un accès chaque jour et celui du quatrième jour ressemble également à celui du premier. On appelle fièvre quarte doublée celle dans laquelle il y a deux accès chaque quatrième jour; quarte triplée, celle où il y en a trois. On dit aussi le type quarte, double quarte, etc. Traitement: Un globule de febrif. dans quatre verres d'eau, dilution 144e, à prendre un verre par jour.

Quintane. (Fièvre). Fièvre dont les accès ne reviennent que tous les cinq jours inclusivement, entre lesquels il y a, par conséquent, trois jours d'apyrexie. On dit aussi fièvre quinte. Traitement : Un globule de febrif. dans cinq verres d'eau, dilution 180e, à prendre un verre par jour.

Quinte. Le mot s'emploie comme synonyme d'accès en parlant de toux : une quinte de toux.

R

Rachitisme. *Définition.* Le rachitisme est une maladie propre à l'enfance, caractérisée par une tendance générale au ramollissement du tissu osseux et par une altération de la nutrition, par la courbure des os longs, le gonflement de leurs extrémités, la déviation du rachis, la tuméfaction de l'abdomen, le volume plus ou moins considérable de la tête, le développement précoce des facultés intellectuelles. Elle est accompagnée de maigreur, de faiblesse générale, de lésions de la digestion et amène souvent l'atrophie, la fièvre lente et le dévoiement colliquatif. *Cullen* range le rachis dans la cachexie ; *Pinel*, dans l'ordre des lésions organiques générales. Le rachitisme se développe particulièrement pendant les premières années de la vie ; chez les enfants faibles, issus de parents rachitiques, scrofuleux, scorbutiques, etc., élevés dans des lieux humides, privés d'une nourriture ou de vêtements suffisants et ne prenant pas assez d'exercice. La marche et la terminaison de cette maladie sont très variables. Il y a des enfants qui recouvrent la santé à l'époque de la puberté ; d'autres deviennent de plus en plus contrefaits, et meurent avec des tubercules dans les poumons, une maladie organique du cœur, un épanchement de sérosité dans le cerveau, etc. L'ouverture du corps des individus rachitiques n'a point prouvé qu'il y eût un ramollissement des os, ainsi qu'on l'avait avancé. Le traitement de cette maladie est presque entièrement hygiénique : un air pur, une habitation saine. Traitement : Le rachitisme provient d'une grave viciation du sang chez les parents, mais se guérit radicalement par scrof. chez les enfants. Les déformations elles-mêmes se modifient ; mais l'électricité rend aussi de grands services. Electricité rouge au sympathique et à l'occiput. (Voir la gravure à la fin du volume pour l'application des électricités.)

Radezige. (Voir pseudo-syphilis).

Rage. *Définition. Description. Diagnostic. Pronostic.* On donne le nom de rage à l'ensemble des phénomènes qui résultent, chez l'homme, de la morsure des animaux enragés. Elle a souvent été désignée sous le nom d'hydrophobie (qui signifie horreur de l'eau) ; mais cette aversion pour les liquides se manifestant dans diverses affections nerveuses, le mot hydrophobie doit plutôt désigner un des symptômes de la rage que la rage elle-même. Cette maladie est susceptible de se développer spontanément dans le chien, dans le loup, le chat et le renard.

J'ai une observation qui mérite d'être signalée : Aux

alentours d'un village, on avait jeté à la rue la trachée-
artère d'un mouton ; des mouches du voisinage accou-
rurent la sucer. Quelques jours après, un chien vint à
passer et flairant autour du fumier, s'empara de l'organe
déjà en putréfaction. Cinq ou six jours après, je vis ce
chien couché dans les allées, cherchant l'ombre et évi-
tant l'eau ; le huitième jour, il courait les rues enragé.
Ne seraient-ce pas des mouches charbonneuses qui auraient sucé l'organe et déposé le charbon ? L'idée me
paraît vraisemblable, car le chien n'est jamais atteint du
charbon, mais il peut se faire que cette contagion se
traduise en rage chez les races canines : loup, chat et
renard, après avoir mangé ces sortes de saletés déjà
sucées par les mouches ; de là ils peuvent la transmettre
aux quadrupèdes ou à l'homme ; mais il n'est pas prouvé
qu'elle survienne sans morsure préalable dans les animaux des autres espèces, ni que ceux-si puissent, lorsqu'ils ont été mordus, la communiquer à d'autres individus.

Quelques médecins ont regardé la rage comme étant,
dans tous les cas, l'effet d'une imagination fortement
frappée ; mais l'opinion générale attribue cette redoutable maladie à l'action d'un virus *sui generis* déposé dans
la plaie faite par morsure, soit que ce virus agisse,
comme le pense Chaussier et quelques autres praticiens,
en déterminant une irritation locale fixée dans la partie
blessée et qui donne ensuite lieu à une névrose générale, soit qu'au bout d'un temps déterminé le virus lui-
même, absorbé et mêlé au sang, produise une infection
générale.

Un grand nombre de faits porte à croire que la salive

et le mucus bronchique sont les seuls véhicules du rabique dont les effets sur l'économie se manifestent quelquefois immédiatement après la morsure et sont d'autres fois précédés d'une période d'incubation dont la durée est plus ou moins longue.

Une douleur vive dans la partie mordue, une violente céphalalgie, une excitation des fonctions intellectuelles et des organes des sens, des désordres variés des fonctions digestives, sont les symptômes de l'invasion de la maladie.

L'hydrophobie, l'envie de mordre, une soif brûlante, une bave écumeuse, un sentiment de constriction à la gorge, caractérisent la maladie déclarée.

La mort survient le plus ordinairement avant le cinquième jour, quelquefois l'incubation peut durer des mois et des années. (Un tempérament qui contient dans son sang passablement d'acide prussique, annule ou retarde la rage). L'expérience me l'a prouvé. Quelques auteurs ont pensé, d'après les résultats des autopsies cadavériques, que la bave écumeuse qui inocule la rage n'est point la salive, mais le mucus des bronches altéré et converti en écume pendant la respiration convulsive de l'hydrophobie. La rage a résisté, jusqu'à ce jour, à tous les moyens thérapeutiques, disent les allopathes. On peut la prévenir en avalant tous les soirs trois à quatre globules de scrofoloso.

L'inventeur de ce remède déclare n'avoir jamais eu à traiter un cas de rage. Mais il est persuadé que ce genre de poison du sang doit pouvoir être vaincu, comme tous les autres, par le scrofoloso et l'électricité rouge.

Raideur. La raideur des membres et des muscles a été combattue par scrofoloso et électricité rouge.

Ramollissement du cerveau. (Encéphalite). Le ramollissement du cerveau est l'inflammation de la substance propre des centres nerveux renfermés dans la cavité crânienne (cerveau, cervelet).

Plusieurs circonstances concourent à rendre très obscure l'étude didactique de l'encéphalite.

D'autre part, la multiplicité des formes qu'affecte l'inflammation du cerveau eu égard à ses causes et surtout à sa marche ; de l'autre, la variété et la nature toute spéciale des lésions, ont entraîné une grande confusion dans la détermination de l'espèce nosologique. C'est ainsi que, contrairement à la méthode naturelle suivie par les autres genres d'inflammations viscérales, on a transformé en maladies spéciales de simples modes anatomiques, tels que le ramollissement du cerveau et peut-être l'apoplexie capillaire.

L'encéphalite proprement dite, idiopathique, n'est pas autre chose que la maladie décrite le plus ordinairement sous le nom de ramollissement.

Il est facile de la distinguer par les causes, les symptômes ou la marche de l'encéphalite traumatique dont nous n'avons pas à nous occuper ici, et de l'encéphalite diffuse ou méningo-encéphalite, qui ne diffère pas réellement de la méningite telle que nous l'avons décrite.

L'inflammation, s'étendant des membranes cérébrales aux premières couches de la substance nerveuse, y détermine un ramollissement superficiel, diffus, avec adhérence des méninges à la surface du cerveau, mais sans aucune distinction nosologique ou anatomique possible.

Cette dernière forme, à l'état chronique, caractérise une espèce particulière de folie (paralysie générale, *Calmeil*).

Description. L'encéphalite idiopathique aiguë débute d'une manière très variable et présente toujours dans sa marche une grande irrégularité.

Le mouvement, le sentiment, l'intelligence, peuvent être frappés tout d'un coup et abolis séparément ou simultanément. Mais, en général, ces phénomènes sont précédés, ne fût-ce que pendant un temps très court, par une céphalalgie, des vertiges, de l'agitation, de l'insomnie ou, au contraire, un abattement plus ou moins marqué.

Bientôt de la raideur, des crampes ou des fourmillements surviennent dans quelques parties du corps, mais toujours ou presque toujours, d'un seul côté.

La parole est souvent troublée, quelquefois abolie par l'impossibilité dans laquelle sont les malades de trouver les mots dont ils ont besoin. Ces symptômes augmentent en général avec rapidité ; les membres et surtout les extrémités sont le siége de contractions et parfois de secousses convulsives. La sensibilité peut être exaltée ; mais bientôt elle s'éteint et la paralysie des mouvements succède aux convulsions dans les parties qui en étaient le siége.

Les traits du visage peuvent être déviés ; le strabisme survient. L'intelligence est, en général, très affaiblie, et les malades ont plus souvent de la somnolence que du délire. Les pupilles se dilatent ; la réaction est faible, parfois nulle ; le pouls peut être ralenti ; il n'est cependant pas aussi rare qu'on le pense, de voir survenir de la fièvre ; la constipation est habituelle.

Causes. En éliminant les causes traumatiques, on trouve que l'encéphalite peut se développer sous l'influence de l'insolation prolongée ou d'une chaleur artificielle trop forte, de travaux intellectuels excessifs ou d'une impression morale trop vive. Le cerveau peut s'enflammer secondairement et comme par continuité de tissus à la suite d'une carie des os du crâne ou d'une phlegmasie purulente, aiguë ou chronique, de l'oreille interne ou de la cavité orbitaire.

Diagnostic. Pronostic. Le diagnostic de l'encéphalite aiguë est toujours difficile, souvent obscur.

C'est principalement avec l'hémorrhagie cérébrale, la méningite et la fièvre typhoïde que cette maladie peut offrir quelque ressemblance. La méningite et la méningo-encéphalite atteignent plus violemment l'intelligence et respectent plus les mouvements ; de plus, l'encéphalite est, en général, limitée à un côté seulement, les symptômes et les lésions s'entrecroisent.

La marche de la méningite, quoique souvent insidieuse, n'est pas aussi manifestement ataxique que celle de l'encéphalite. C'est là ce qui lui donnerait quelque analogie avec la fièvre typhoïde, si l'absence des symptômes locaux, dont la région abdominale est le siége, le début, la marche et la durée de la maladie ne venaient dissiper les doutes.

L'hémorrhagie cérébrale sera décrite à sa place ; quant au pronostic de l'encéphalite, il est facile de l'établir d'après les seules terminaisons ordinaires de la maladie qui sont : la mort, la paralysie ou la folie, si rien n'arrête les progrès de l'affection.

Traitement. Au début, si l'on présume une congestion

cérébrale, produite par une infiltration de sang à travers les méninges, donnez aussitôt ang., dilution 36e, à prendre en un jour.

Si le ramollissement est dû à une commotion cervicale, c'est scrof. qu'il faut administrer, dilution 36e, à prendre en un jour ; ajoutez à scrof. l'élect. rouge, en compresses sur la tête et là où existe la douleur, ou mieux, compresses sur les deux tempes. S'il y a fièvre, ce qui est rare, remplacez ang. et scrof. par febrif.; si la maladie est chronique, alternez febrif. avec canc.

Raphanie. Voir herpès.

Rate. Ses maladies. Voyez splénite.

Sa structure. La rate se trouve constituée par une tunique péritonéale, avec membrane fibreuse propre, qui forme une multitude de cloisons renfermant une boue couleur lie de vin, des granulations, des vaisseaux et des nerfs. C'est la rate qui détruit les globules sanguins et retient le sang nitro-aériforme, qui est impropre à la vie, et la quinine, quand elle est donnée à dose exagérée et sans nécessité.

Plus la rate est grande, plus ouverts sont les yeux. Quant la rate est atteinte, l'œil gauche est plus petit.

L'inflammation de la rate produit chez l'homme l'hypocondrie. Ceux qui sont sujets à des saignements de nez, quoiqu'ils paraissent d'ailleurs bien portants, examinez-les, vous trouverez qu'ils ont la rate gonflée ou bien éprouvant des douleurs de tête, des éblouissements et chez la plupart il y a en même temps affection à la rate et à la tête. (Livre des prorrétiques, II, Hippocrate, 149).

Rectum. Chute du rectum. C'est canceroso, puis électricité rouge, au périnée et aux lombes.

Refroidissement. Et toutes ses suites, comme dit M. Bérard. Couper la fièvre tout d'abord par febrif., ce qui ne demande souvent que quelques cuillerées à café de cinq en cinq minutes, puis pour traitement, scrof.

Règles. Métrorrhagie ou hémorrhagie de matrice. Voyez ces mots.

Reins. Organes sécréteurs de l'urine. Voir néphrite.

Reins. Cancer des reins. Le cancer des reins, affection rare et coïncidant souvent avec une lésion semblable des organes génitaux, est presque exclusivement constituée par le développement du tissu encéphaloïde, formé d'abord dans les substances corticales et disséminées dans l'épaisseur du rein, en masses plus ou moins considérables.

La glande, tout entière dégénérée, n'offre parfois qu'une tumeur très volumineuse, inégale en partie, ramollie et creusée de cavités remplies d'un détritus rougeâtre.

L'enveloppe fibreuse est ordinairement épaissie ; les veines rénales et la veine cave sont oblitérées ou remplies de tissu cancéreux.

Des douleurs tantôt sourdes, tantôt aiguës, des hématuries répétées et non accompagnées d'émission de gravier, la formation d'une tumeur dont la palpation et la plessimétrie révèlent exactement le siége, tels sont les signes spéciaux qui, joints à ceux de la diathèse, peuvent faire connaître le cancer des reins. Traitement : Dès le début de ces symptômes, donnez ang. pendant huit jours à la dose dilution 36°. Un verre par jour et un globule par verre. Appliquez aussitôt à la région correspondante des compresses d'élect. ang. Au bout de huit jours, faire prendre scrof. et appliquer l'élect. rouge en compresses sur la région rénale. On finit le traitement par canc. et électricité verte.

C'est ainsi que j'ai guéri un homme de cinquante-deux ans atteint de cette malheureuse affection, en trois mois de traitement.

Comme toutes les maladies dérivent d'un vice du sang, il est prudent pour tous de commencer le traitement par son spécifique qui est angioïtico. On suit la cause ensuite par deux héros : scrof. et canc.

Rétention (d'urine). Se dit de l'accumulation d'une substance solide ou liquide dans les conduits destinés à son excrétion ou dans le réservoir qui n'est naturellement destiné qu'à la contenir momentanément. Rétention d'urine, accumulation de l'urine dans la vessie. La rétention d'urine est complète ou incomplète ; de là la distinction de trois degrés de cette affection : la dysurie, la strangurie et l'ischurie. Traitement : Voir ces mots pour la dysurie et la strangurie : ang., élect. ang.

Si la rétention se complique des trois genres d'affections, il faut commencer le traitement par ang. intus et extra pendant quelques jours, puis on vient au second, scrof. intus et extra ; on vient au troisième, canc. intus et extra. Si l'affection oblige d'employer les électricités, ce qui se commande par la sensation douloureuse des urines retenues ou perdues, on emploie les électricités concordantes à chaque spécifique.

Il faut se familiariser avec la théorie, c'est-à-dire qu'il

faut toujours observer que si le malade est lymphatique, il faut employer scrof. plutôt que les autres spécifiques sus-mentionnés, ainsi de suite.

Rhagades. (Rupture). Gerçures ou petits ulcères longs et étroits qui ont leur siége dans les interstices des plis de l'anus. Synonyme de crevasses. Traitement : Pommade scrofolosée. Voir dose, scrof. intus et extra ; bougie scrof. qu'on tient une heure de temps par jour dans l'anus. Voir praticien.

Rhinite. Voir coryza.

Rhinorrhagie. Voir épistaxis.

Rhumatisme. *Définition, Description, Diagnostic, Causes, Pronostic et Traitement.* Cours, fluxion. On donne ce nom à une phlegmasie très mobile qui a son siége, tantôt dans les muscles, tantôt dans les environs des articulations ou même dans leur intérieur. De là les noms de rhumatisme musculaire, rhumatisme articulaire, rhumatisme synovial, qu'on lui a donné, suivant qu'elle occupe l'une ou l'autre de ces parties. Lorsque la maladie est aiguë, elle commence par un frisson et de la fièvre ; des douleurs déchirantes s'emparent ensuite du tissu musculaire ou des environs des articulations et suspendent les mouvements des parties affectées. Le rhumatisme chronique peut succéder à cette phlegmasie aiguë ou s'établir lentement ou sans symptômes graves.

Dans l'un et l'autre cas, il est presque toujours intermittent ou rémittent et sans fièvre. Ses accès reparaissent ordinairement par l'influence du froid ou de l'humidité, qui en sont les causes ordinaires et presque exclusives. La durée des rhumatismes aigus est au moins de deux septénaires et peut se prolonger jusqu'à deux ou trois mois; celle du rhumatisme chronique est illimitée. Cette maladie, lorsqu'elle est récente, se termine presque toujours favorablement et le plus souvent par des sueurs critiques. Quand elle se prolonge au-delà de ces limites ordinaires, elle peut donner lieu, surtout chez les individus d'un âge avancé, à des ankyloses, des paralysies partielles, des atrophies, etc.

Le rhumatisme musculaire n'est pas accompagné de gonflement sensible ni de changement de couleur à la peau. Il peut être général et vague ou local; dans ce dernier cas, il prend les noms de torticolis, de pleurodynie ou de lumbago, suivant qu'il occupe les muscles du cou, les muscles pectoraux ou ceux des lombes.

Le rhumatisme articulaire aigu présente de l'analogie avec la goutte; aussi l'a-t-on appelé rhumatisme goutteux et goutte rhumatique; cependant il ne s'empare jamais que des grandes articulations, tandis que la goutte se fixe très souvent sur les petites et commence presque toujours par celle du gros orteil. Il est beaucoup plus mobile, se transporte beaucoup plus facilement que la goutte, d'une articulation dans une autre. Il paraît avoir son siége tantôt dans la membrane séreuse des articulations (il constitue dans ce cas le rhumatisme synovial), tantôt dans les parties fibreuses (il prend alors le nom de rhumatisme fibreux).

Le rhumatisme synovial est accompagné du gonflement des parties extérieures de l'articulation, mais sans rougeur, ce qui le distingue encore de la goutte.

Le rhumatisme fibreux paraît moins limité que la

goutte aux parties ligamenteuses et fibreuses de l'articulation ; il s'étend davantage sur les parties environnantes.

Le traitement du rhumatisme accidentel ou passager peut se dissiper par le seul usage des électricités alternées et surtout par la rouge ; mais s'il résiste ou s'il revient, c'est qu'il a pour origine une viciation constitutionnelle, et il faut employer la médication interne, exactement comme pour les douleurs.

Les spécifiques à employer sont donc tour à tour scrof., électr. rouge, électr. verte, ang., électr. ang. et électr. jaune.

Rhumatisme noueux. *Définition, Synonymie, Historique*. Rhumatisme des boutiquiers. Cette dénomination vulgaire a été donnée aux épiciers et aux épicières d'Italie, à cause d'une superstition en vogue dans ces contrées qui ont l'habitude de voler sur le poids des épices. Reconnu par Sydenham, décrit il y a déjà plus d'un siècle par Musgrave, plus tard par Landré-Beauvais, sous le nom de goutte asthénique primitive, par J. Haygarth, sous celui de nodosité des jointures, le rhumatisme noueux, qu'on désigne encore par les dénominations de goutte molle asthénique, de rhumatisme chronique primitif, d'arthrite sèche, d'arthrite rhumatoïde, de rhumatisme goutteux et dont la synonymie doit être débarrassée de toute expression qui pourrait l'assimiler à la goutte, est caractérisé par des douleurs articulaires avec gonflement et déformation persistants des jointures affectées.

L'étude de cette maladie a été poursuivie depuis quelques années avec persévérance et sagacité, par un cer-

tain nombre d'auteurs, parmi lesquels nous devons spécialement mentionner Charcot, Trastour, N. Gueneau de
Mussy, Trousseau.

Symptômes. Marche. Terminaisons. Maladie essentiellement chronique et paroxystique, pouvant cependant,
par exception, revêtir, au début du moins, la forme
d'une maladie fébrile d'une acuité considérable. Le rhumatisme noueux commence ordinairement par des douleurs d'une intensité variable, obtuses, n'amenant qu'une
simple roideur, ou bien, au contraire, assez vives pour
enchaîner plus ou moins complètement les mouvements.

Les phénomènes douloureux s'accompagnent bientôt
de gonflements des articulations compromises, sans
changement de coloration des téguments. La tuméfaction disparaît en partie ou même tout à fait après les
premières attaques ; mais à mesure que celles-ci se
répètent les douleurs deviennent permanentes ; le gonflement des articulations augmente et tend à persister
jusqu'à ce que la maladie ayant pris droit de domicile,
les articles considérablement augmentés de volume, engorgés dans leurs parties constituantes, présentent des
lésions qui ne permettent plus de douter sur la nature
du mal. La palpation permet de reconnaître dans les
nœuds un empâtement superficiel dû aux altérations des
parties molles et une induration plus profonde qui tient
à l'augmentation du volume et aux lésions des extrémités articulaires, aux stalactites osseuses qui occupent
parfois différents points de leur circonférence et qu'il
faut bien se garder de confondre avec les tophus. Toutes
les parties du corps, tous les membres et dans ceux-ci

tous les segments ne sont pas atteints dans leurs articulations avec une égale fréquence.

En première ligne il faut placer sous ce rapport le membre supérieur, et dans celui-ci le poignet, les articulations métacarpophalangiennes et celles des articulations des doigts indicateur, médius et annulaire; le pouce et le petit doigt sont plus souvent mais non toujours respectés et quelquefois parfaitement indemnes.

Les déformations du poignet et de la main peuvent se rapporter à des types principaux qui, en se combinant entre eux, engendrent des variétés qui échappent à la description.

Dans un premier type ou de flexion, les doigts présentent des saillies au niveau des articulations métacarpophalangiennes; les premières phalanges sont dans la flexion, ce qui rend plus saillantes encore les têtes des métacarpiens.

La phalangine est dans l'extension, et la phalangette, comme la phalange, est dans la flexion. Il résulte de cette disposition une forme bizarre de la main qui se traduit par des lignes brisées et des saillies alternativement opposées. La main toute entière est plus souvent dans une demi-flexion et inclinée en même temps sur le bord cubital. Ce type est le plus fréquent.

Dans le second type ou d'extension, la phalange et la phalangette sont étendues, tandis que la phalangine seule est fléchie; dans ces cas, la saillie des têtes mécarpiennes a lieu du côté de la face palmaire de la main.

D'autres fois les doigts sont tout entiers dans l'extension et un peu écartés les uns des autres; c'est surtout dans cette variété que les doigts sont moniliformes et

qu'on a pu comparer la main à une botte de panais.
D'autres fois, enfin, les doigts ressemblent à des griffes.
Les planches jointes à la thèse de Charcot donnent d'ailleurs une très bonne idée des divers aspects que peut
présenter la main.

Si le pouce est souvent respecté, il n'en est pas de
même du gros orteil. L'articulation métatarso-phalan-
gienne offre une saillie considérable, marquée surtout
en dedans. Les autres doigts du pied peuvent présenter
des altérations analogues mais en général moins considérables.

Les grandes articulations sont plus tardivement et
plus rarement atteintes. Le plus souvent l'avant-bras est
dans la demi-flexion ainsi que la jambe; cette position,
une fois acquise, est persistante; les hanches et les épaules conservent presque toujours un certain degré de mobilité. Les lésions peuvent rester limitées aux membres
supérieurs. Dans d'autres observations, au contraire, on
les voit se généraliser au point d'envahir les articulations de la colonne vertébrale, en entraînant sa courbure
en différents sens; et il n'est pas jusqu'aux articulations
temporo-maxillaires qui ne puissent êtres affectées au
point d'entraver l'alimentation, comme Charcot l'a vu
deux fois.

De toutes ces altérations des jointures qui, d'une simple roideur, peuvent aller à une fausse ankylose ou à
une ankylose complète, il résulte, on le comprend, des
troubles de la motilité qui, débutant par de la gêne dans
les actes ordinaires de préhension ou de locomotion,
conduisent par degrés les malades à une impotence
complète. Condamnés à un décubitus permanent, pou-

vant à peine être levés et assis dans un fauteuil, tout à fait incurables, ils n'ont plus, en certaines conditions sociales, leur place marquée que dans les hospices consacrés aux infirmités. Ces troubles du mouvement sont encore aggravés par des douleurs qui siégent dans la continuité des membres et doivent être rapportés aux muscles, ainsi que par des contractures, des rétractions dont ceux-ci sont le siége. Douleurs et contractures qui doivent être attribuées tantôt à une action réflexe ayant pour point de départ les articles malades qui, d'autres fois, se développant avant les altérations articulaires, doivent être mises sur le compte de la cause même qui fait sentir son action sur l'ensemble de l'organisme. D'autres phénomènes, en effet, accusent l'existence de cette cause générale; telles sont les névralgies sciatiques.

Quoique les affections organiques du cœur soient assez rares dans le rhumatisme chronique pour qu'on ait pu jusqu'à ces derniers temps en nier l'existence et faire remarquer cette absence de lésions cardiaques comme un trait important de l'histoire de cette maladie, il importe de noter que des travaux récents ont démontré que le cœur et ses membranes peuvent être atteints de maladies aiguës ou chroniques dans le rhumatisme noueux. De plus, si quelques malades conservent une santé générale satisfaisante, de l'embonpoint, de l'appétit, en dehors de ces paroxysmes si fréquents qui s'accompagnent parfois de fièvre, ou même pendant leur durée, on voit plus souvent les rhumatisants s'émacier, devenir cachectiques. L'auscultation des vaisseaux du cou révèle un bruit de souffle simple ou à double courant, il survient de l'albuminurie. Après avoir trainé une existence misérable, ces infirmes succombent soit aux progrès de la cachexie, de l'inanition, aux ulcérations qui sont la conséquence d'un décubitus prolongé. D'autres fois ils meurent d'accidents cérébraux, de maladies aiguës du cœur, ou d'autres maladies intercurrentes et surtout de phthisie pulmonaire, dont la vie sédentaire, le repos forcé, les troubles de nutrition favorisent sans doute le développement.

Anatomie pathologique. L'examen cadavérique permet de constater dans les différentes parties constituantes des jointures les signes d'un processus inflammatoire chronique. Vascularisation des parties molles, épaississement de la synoviale dépolie, doublée de dépôts plastiques, envoyant des prolongements celluleux vers la cavité articulaire ou vers les parties extérieures, rétraction des muscles et des tendons, telles sont les lésions des parties molles. Les extrémités articulaires des os présentent une augmentation de vascularité, la dissociation velvétique des éléments du cartilage, qui prend l'aspect du velours d'Utrecht et finit par être érodé, détruit. L'os induré en certains points, avec des prolongements grenus, stalactiformes, est, dans d'autres, raréfié. Son tissu spongieux est creusé de larges vacuoles remplies de graisse et se laisse diviser par le scalpel.

Jamais, nous ne saurions trop insister sur ce point, on ne trouve dans les tissus périphériques des articulations, de dépôts d'urates de soude et de chaux, ou tophus; jamais les cartilages ne sont incrustés de ces sels, comme on l'a vu dans la goutte. Il est rare de rencontrer de la synovie en excès (arthrite sèche).

L'autopsie peut montrer encore, outre des tubercules, des produits de péricardites ou des altérations valvulaires aiguës ou chroniques du cœur et des lésions de la maladie de Bright.

Étiologie, Nature de la maladie, Diagnostic. Le sexe est ici une condition étiologique capitale. Très rare chez l'homme, le rhumatisme noueux est, au contraire, fréquent chez la femme, puisque à la Salpêtrière il fournit un vingtième de la population de cet asile.

Les classes pauvres sont celles qui lui payent le plus large tribut. Le froid humide paraît devoir être souvent mis en cause, mais il semble réclamer, pour produire son action, une prédisposition spéciale individuelle souvent développée par des conditions hygiéniques défavorables, par des fatigues corporelles, des hémorrhagies, des grossesses répétées et surtout, d'après Beau, par la dyspepsie.

L'établissement de la menstruation et plus souvent la ménopause sont des époques où apparaît souvent le rhumatisme noueux. Selon Charcot, les deux périodes de 20 à 30 ans et de 40 à 60 ans sont celles où l'on voit le plus souvent débuter la maladie. Les nodosités des jointures relèvent-elles de la goutte, du rhumatisme ou d'une entité morbide spéciale. Les conditions étiologiques d'abord, prédominance du sexe féminin, conditions de misère, influence du froid humide, puis l'absence de dépôts d'urates dans les tissus périarticulaires, dans les cartilages, d'acide urique dans les reins; la présence, si rare qu'elle soit, de lésions organiques du cœur dans le rhumatisme; des conditions opposées, prédominance du sexe masculin, influence de la cessation brusque d'une vie active chez les hommes riches, et qui ont abusé de toutes choses, la présence des tophus et les lésions uriques du rein, l'absence de maladies du cœur dans la goutte, nous permettent de rejeter les nodosités des jointures du cadre des maladies goutteuses.

Si l'on ajoute que dans le rhumatisme chronique primitif, ce ne sont plus les extrémités inférieures, les pieds qui sont, comme dans la goutte, les premiers affectés, que c'est par les mains que le mal débute ordinairement, qu'insidieux dans son début, le rhumatisme noueux s'annonce par des douleurs bien moins violentes qu'incessantes (le contraire de ce qui se voit dans la goutte); que les tophus articulaires présentent une mobilité qui contraste avec la fixité des intumescences et des jetées osseuses de la nouûre ; nous croyons qu'on ne pourra confondre le rhumatisme noueux avec la goutte, la seule maladie qui puisse être une cause de méprise, et que le diagnostic sera ainsi établi.

Beaucoup de raisons militent en faveur de l'opinion professée pendant longtemps par Trousseau, et d'après laquelle le rhumatisme noueux semblerait lié à quelque altération constitutionnelle particulière. Cependant, la fièvre qu'on constate dans quelques cas, les lésions cardiaques qu'on a découvertes récemment, la terminaison du rhumatisme articulaire aigu par la forme chronique qu'on a observée en quelques circonstances, portent à penser que les nodosités des jointures pourraient bien n'être qu'une des manifestations de la diathèse rhumatismale.

Pronostic. Le pronostic, on le voit par ce qui précède, est loin d'être sans gravité. Si parfois, par un traitement heureusement conduit et administré dès le début, on parvient à enrayer cette maladie fort douloureuse et à en faire disparaître toute trace, il faut reconnaître dans le rhumatisme noueux une fâcheuse tendance à persister, à étendre ses ravages, et, lorsqu'il s'arrête dans sa marche envahissante, il laisse comme vestiges de son passage des déformations trop souvent incurables, source d'infirmités dont le tableau qui précède donne une pénible idée. Affaiblis par l'influence de la maladie, par les fâcheuses conditions hygiéniques qu'elle entraîne, les patients succombent fréquemment à une des affections intercurrentes que nous avons indiquées.

Traitement. La nature de cette maladie constitutionnelle, ses manifestations, indiquent en général un traitement à la fois interne et externe.

Quel est donc le héros qui puisse affronter pareille maladie? Nous avons dit que le vice de la constitution pouvait seul en être la cause, son vice étant dans la scrofule, dans le sang et dans la lymphe. Le traitement sera nécessairement compliqué par : 1° un traitement interne par des globules d'angioïtico, externe par élect. angioïtique. Ces premiers devront être continués jusqu'à ce que l'on remarque que le pouls et les battements du cœur soient isochrones. Ensuite on attaque le spécifique antiscrofoloso et l'élect. rouge et on le continue jusqu'à ce que l'on remarque un affaissement dans les articulations et la distention des doigts. Pour en finir, et pour donner aux organes toute leur souplesse et leur tonicité voulues, on emploie l'illustre canceroso, le Bayard des membranes muqueuses et du liquide synovial. L'électricité verte, employée en même temps que le canceroso, a pour effet d'annuler extérieurement les formations osseuses des articulations en danger. Si le malade porte des empreintes de syphilis ou que sa vie ait été riche en excès de tous genres, rien ne s'oppose qu'on alterne venereo avec un des spécifiques sus-mentionnés. Les compresses doivent être placées juste où existent la douleur et le gonflement.

Rhume de cerveau. Fluxion, dérivé de «je coule». Ce mot, employé seul, signifie rhume de cerveau. Voyez coryza.

Rhume de poitrine. Voyez catarrhe bronchique ou catarrhe pulmonaire.

Rires sardoniques (convulsifs). Sont faciles à couper par scrofoloso. Voyez névroses convulsives.

Roséole. La roséole est un exanthème non contagieux, le plus souvent symptomatique, précédée quelquefois d'un léger mouvement fébrile et caractérisée par de petites taches roses nombreuses, de formes variées et sans élevure, se terminant, après une courte durée, par résolution.

La roséole doit être distinguée de l'érythème, avec lequel elle offre beaucoup de ressemblance, par l'étendue beaucoup moins considérable, le nombre plus grand et la couleur moins foncée des taches, et de la rougeole dont elle pourrait simuler la forme la plus bénigne, par l'absence de catarrhe, la brièveté et le peu d'intensité des prodromes, la forme irrégulière des taches et la non-contagion de la maladie.

La roséole idiopathique (R. infantilis) se montre principalement chez les enfants, soit au moment de la dentition, soit pendant l'été ou l'automne, précédée d'une fièvre légère, disparaissant du troisième au cinquième jour. Cette affection est toujours bénigne et ordinairement passagère.

Quelquefois cependant elle se prolonge et les taches, plus pâles, persistent ou se produisent en s'accompagnant de quelques troubles de la digestion.

La roséole symptomatique survient dans le cours du rhumatisme, de la goutte, de la syphilis, du choléra, ou quelquefois comme complication au début de la variole, et vers le neuvième ou dixième jour de l'inoculation vaccinale.

La roséole tient le milieu entre les fièvres inflammatoires et les éruptions.

Le médicament est donc bien simple : febrifugo et scrofoloso; on alterne les deux, mais l'on continue plus longtemps avec scrofoloso.

Rougeole. La rougeole appartient à la classe des fièvres éruptives.

Définition. La rougeole est une fièvre éruptive caractérisée par de petites taches rouges inégalement disséminées sur toute la peau et accompagnées le plus ordinairement d'une fluxion catarrhale vers les yeux et les membranes muqueuses des voies aériennes et les bronches.

Description. Nous décrirons successivement la rougeole vulgaire et les variétés de rougeoles anormales.

Rougeole vulgaire. La rougeole, comme toutes les fièvres éruptives, se divise naturellement en trois périodes ou stades; celle qui précède l'éruption, celle pendant laquelle l'éruption a lieu et celle où elle se termine, ou stade de desquamation.

La rougeole est surtout fréquente au printemps et en automne; aussi peut-on supposer qu'une température humide et douce est essentiellement favorable à la multiplication du ferment encore inconnu qui donne naissance à la maladie.

Ce miasme, quel qu'il soit, est éminemment contagieux et volatil. Moins fixe et moins vivace, toutefois, que celui de la variole, il se multiplie, comme ce dernier, chez le malade, et l'on a pu communiquer la rougeole à des sujets sains, en leur inoculant des larmes ou du liquide tiré des taches rubéoliques des sujets infectés.

La contagion réside aussi dans les pellicules furfuracées qui se détachent de l'épiderme à la période de desquamation, c'est bien certainement ce poison-là que l'on prend par contagion directe ou que l'atmosphère dissémine parfois avec une prodigieuse rapidité. La curieuse histoire de l'épidémie des îles Feroë, racontée par Panum et citée par Jaccoud, est, à cet égard, extrêmement remarquable. Depuis près d'un siècle, en effet, la maladie était inconnue dans le pays, quand un malade venu du continent, l'ayant communiquée à ses proches, 6,000 personnes de tout âge, sur 7,780 habitants, en furent frappées dans l'espace de sept mois.

Cet exemple démontre bien que la rougeole n'épargne personne; mais comme elle se renouvelle rarement chez le même individu, quoiqu'il ne soit pas impossible d'en être atteint plusieurs fois, on s'explique aisément pourquoi, dans nos contrées, elle semble sévir à peu près exclusivement sur les jeunes enfants.

Première période. Les premiers symptômes de la
rougeole, qui débute assez brusquement après une incubation dont la durée paraît devoir être fixée à quatre
jours, sont une fièvre en général assez forte, souvent
précédée de frissons, continue et sans paroxysme,
accompagnée de sécheresse et de chaleur de la peau ; de
la céphalalgie, une toux caractéristique, sèche, quinteuse, férine, quelquefois dyspnée et une douleur s'étendant comme une barre à la base de la poitrine ; une
injection des conjonctives, du larmoiement, de l'enchifrènement et de fréquents besoins d'éternuer ; souvent
un piqueté rosé de la muqueuse palatine, des lassitudes,
un sentiment de brisement dans les membres ; une langue large, blanche, humide, rarement des nausées, presque constamment de la constipation, et dans quelques
cas seulement, en général graves, de la diarrhée ; enfin,
chez les jeunes enfants, quelquefois des convulsions qui
cessent d'elles-mêmes au moment de l'éruption.

Deuxième période. Ordinairement le quatrième jour,
rarement le deuxième, plus rarement encore, à moins
d'anomalies souvent funestes, le septième et même le
onzième ou le quinzième jour, on voit paraître de petites taches rouges, distinctes, presque circulaires, peu
proéminentes.

Elles se montrent d'abord à la face et successivement
sur le cou, la poitrine et les membres. Ces taches ne
tardent pas à s'élargir, elles se réunissent en groupes
demi-circulaires. Leur couleur, qui acquiert sa plus
grande intensité vers le troisième jour de l'éruption
seulement, et qui est toujours moins vive que celle de la
scarlatine, disparaît par la pression ; dans leurs interval-

les la peau est saine. Elles ne font pas saillie à la surface des téguments, si ce n'est dans certains cas où elles forment de petites élévations papuleuses très multipliées (rougeole boutonneuse).

En même temps on peut voir sur le voile du palais de petites taches semblables, dont le développement cause aux malades une gêne assez grande.

La fièvre ne cède pas en général au moment de l'apparition de l'exanthème; elle continue, ainsi que tous les symptômes de la première période, jusqu'au moment où l'éruption est terminée; il s'y ajoute souvent une angine assez forte. La déglutition est difficile, la voix plus enrouée, et même parfois une véritable laryngite (laryngite morbilleuse), peut, par son intensité, détourner l'attention du médecin. La douleur peut se faire sentir jusque dans l'oreille interne. La toux persiste, mais elle devient plus grasse; l'oppression est beaucoup moindre. Les taches pâlissent vers le septième ou huitième jour de la maladie; elles disparaissent même plus tôt dans les cas très légers, et alors le mouvement fébrile et les différents phénomènes qui l'accompagnent deviennent de moins en moins intenses.

Troisième période. A ce moment de déclin de la maladie, la peau perd sa sécheresse, l'épiderme se détache en petits lambeaux furfuracés qui ne sont pas toujours visibles sur tous les points atteints par l'éruption. Cette desquamation qui n'est pas constante, commence, en général, le cinquième jour et se prolonge quelquefois durant plusieurs jours; la fièvre est nulle, la peau commence alors à s'humecter de sueur; la constipation cesse, la toux cesse ou s'accompagne d'une expectoration de crachats épais, arrondis, nummulaires. La maladie se termine, ainsi, en général, par le retour à la santé, après avoir duré de quinze à vingt jours.

Rougeoles anormales. La rougeole peut offrir un grand nombre de variétés et de complications plus ou moins importantes. La rougeole grave est souvent très irrégulière dans sa marche; les prodromes quelquefois très longs, s'accompagnent de délire, de convulsions, de vomissements, de diarrhée, d'épistaxis répétées et abondantes. L'éruption est rare, incomplète, quelquefois compliquée d'autres éruptions, telles que des vésicules miliaires; d'autres fois, les taches morbilleuses sont teintes en noir par du sang infiltré et deviennent livides. Il faut joindre à ces cas les rougeoles ultimes qui surviennent à la fin d'une autre maladie et qui sont en général rapidement mortelles.

Dans d'autres cas, au moment où tous les symptômes et en particulier l'exanthème, sont à leur *summum* d'intensité, les taches disparaissent brusquement sous l'influence d'un refroidissement ou de toute autre cause; la dyspnée augmente, de la diarrhée, du délire, des convulsions surviennent et la mort suit rapidement, à moins qu'on ne puisse rappeler l'éruption.

Une anomalie plus rare et moins dangereuse consiste dans la transformation de certains caractères propres à la rougeole. Ainsi on voit la fluxion catarrhale manquer complètement ou bien l'éruption morbilleuse s'accompagner de tous les signes généraux de la scarlatine.

Enfin, tous les symptômes de la rougeole peuvent se montrer, moins l'éruption (rougeole sans éruption, fièvre morbilleuse). Ces faits sont hors de doute lorsqu'on peut les rattacher à une contagion directe. C'est surtout dans les rougeoles épidémiques que l'on observe ces différentes anomalies.

Complications. Affections secondaires. Les complications les plus fréquentes de la rougeole sont des ophthalmies purulentes chez les très jeunes enfants, des bronchites, des pneumonies, des gangrènes pulmonaires, des laryngites quelquefois pseudo-membraneuses, des stomatites gangreneuses qui surviennent à la fin de la maladie. La rougeole peut se développer en même temps qu'une variole ou une scarlatine. Dans le premier cas, elle suspend la marche de l'éruption variolique, dans le second, les caractères propres aux fièvres se développent simultanément.

La rougeole laisse souvent à sa suite des affections secondaires contre lesquelles on doit toujours être en garde. Sans parler d'embarras gastriques, d'éruptions de furoncles ou d'ecthyma, de blépharite, d'ophthalmies ou d'otites chroniques, on peut voir la rougeole favoriser chez les enfants le développement des scrofules.

Il n'est malheureusement pas rare non plus d'observer à la suite de véritables phthisies aiguës, chez les tuberculeux, une activité plus grande et toujours plus funeste dans la marche de leur maladie. Enfin, quoique plus rarement qu'après la scarlatine, une anasarque avec ou sans la présence de l'albumine dans l'urine, peut succéder à la rougeole dont la convalescence est mal soignée. De même que dans la fièvre typhoïde, dans la scarlatine et la variole, la convalescence de la rougeole peut être signalée par des paralysies de siége et d'étendue variable, quoique plus rarement, toutefois, que dans les deux autres fièvres éruptives.

Par un effet contraire, la rougeole peut avoir une influence salutaire sur la marche d'affections anciennes de la peau et mettre fin à certaines maladies convulsives, telles que la coqueluche et la chorée.

Causes. La rougeole peut être sporadique ou épidémique : elle se montre très fréquemment sous cette seconde forme et plus souvent alors à la fin de l'hiver ou au commencement du printemps et vers le mois de septembre. Il serait difficile de préciser les conditions atmosphériques qui en favorisent le développement ; mais on remarque que l'apparition des exanthèmes coïncide en général avec une constitution catarrhale. La contagion est la cause productrice de la rougeole. Elle s'exerce d'une manière médiate ou immédiate, toujours plus facilement vers le déclin de la maladie.

L'inoculation paraît, dans ces derniers temps surtout, avoir été pratiquée avec des succès non douteux au moyen du liquide tiré des taches morbilleuses ou des larmes.

La prédisposition qui est nécessaire à l'action du principe contagieux peut être acquise, soit par l'influence d'une maladie antérieure, soit par un état habituel de la constitution, des fatigues excessives, etc.

La rougeole peut atteindre tous les âges ; elle est néanmoins beaucoup plus commune dans l'enfance et la contagion atteint même les nouveaux-nés.

La rareté relative de cette affection dans l'âge adulte tient en grande partie à l'immunité qui est, en général, acquise à ceux qu'elle a déjà une fois atteints. Néanmoins, les exemples de récidives ne sont pas absolument rares, et l'on voit même exceptionnellement des personnes qui semblent avoir une facilité extrême à contracter des exanthèmes.

Diagnostic. Le diagnostic différentiel de la rougeole n'offre guère de difficultés qu'avant l'éruption. Elle se distingue des autres fièvres éruptives par le catarrhe qui lui est propre. La confusion, du reste, en l'absence de ce signe, n'a pas d'importance. L'état de la langue et la muqueuse buccale, l'absence de stupeur et enfin l'éruption, la différencient suffisamment de la fièvre typhoïde. L'éruption peut être confondue avec celle de la scarlatine ou de la variole au début ou avec certaines formes d'erythème. Mais l'époque plus tardive de son apparition et l'absence d'angine dans le premier cas, sa marche dans le second, les symptômes concomitants de la durée dans le troisième, suffisent pour caractériser la maladie. Enfin, après l'éruption, la forme de la desquamation, la nature des affections secondaires (ophthalmie, bronchite, pneumonie, tubercules), pourront permettre d'établir de quelle espèce de fièvre éruptive un malade aura été atteint. Les conditions au milieu desquelles elles se produisent, les symptômes concomitants, feront distinguer de la rougeole l'éruption morbilliforme du typhus.

Le début de la grippe est une source fréquente d'erreurs, au point de vue du diagnostic de la rougeole.

Il faut bien dire qu'on est parfois obligé de suspendre son jugement pendant quelques jours. Toutefois, sans parler des données fournies par la connaissance de l'épidémie actuellement régnante, on remarque que les symptômes de catarrhe se montrent plus promptement dans la grippe que dans la fièvre morbilleuse.

Pronostic. La rougeole simple n'a par elle-même aucune gravité, mais elle peut en acquérir par ses suites et ses complications. La forme épidémique, toutes choses égales d'ailleurs, expose à des accidents plus redoutables. L'état puerpéral, les âges extrêmes, une maladie antérieure, le séjour dans un hôpital, sont des circonstances propres à aggraver la maladie.

Les signes pronostiques les plus fâcheux sont la longue durée des prodromes, l'oppression, le délire, la diarrhée, les anomalies ou la rétrocession de l'exanthème, la persistance du mouvement fébrile après la desquamation ou les convulsions et le délire survenant à la fin de l'éruption.

Traitement. Lorsque la rougeole est bénigne et marche régulièrement, elle doit être abandonnée à elle-même. Tout le traitement consiste à maintenir le malade au lit, à la diète, à l'abri des refroidissements et d'une lumière trop vive et à donner toutes les cinq ou dix minutes une cuillerée d'eau dont on aura fait dissoudre un grain de scrofoloso; et prendre bien garde d'appliquer des emplâtres de farine de lin ou de tout autre linge mouillé sur le ventre ou ailleurs ; bien des mères ont tué leur enfant par ce moyen, croyant appliquer des émollients sur le ventre pour combattre la constipation. Le lait est nuisible et funeste, il vaut mieux ne leur donner que du bouillon bien fait avec un peu de vin rouge dedans. Puis alterner, s'il y a fièvre, avec febrifugo ; l'on peut faire tiédir l'eau et la sucrer. La convalescence demande des soins particuliers pour prévenir tout accident et surtout l'action du froid. A moins que la maladie n'ait été très légère, on ne per-

mettra la sortie que huit ou quinze jours après la desquamation terminée, après avoir fait prendre un ou
deux bains tièdes avec quelques grains de scrofoloso qui
est presque toujours utile.

Lorsque l'éruption est tardive et que les prodromes
sont graves et accompagnés d'une mouvement fébrile
très intense, un grain de febr. nuovo, dans une litre
d'eau, à prendre par cuillerée à café toutes les cinq minutes si possible. L'isolement doit toujours être opposé
aux progrès de la contagion que l'on peut essayer de
prévenir dans les épidémies au moyen de l'inoculation.

Rupia escharotica syphilitique. On donne
le nom de rupia à des bulles aplaties, à base enflammée,
remplies d'une humeur séreuse bientôt trouble, puriforme, sanguinolente, se transformant en croûtes épaisses et noires, formées de plusieurs couches superposées ;
elles sont généralement dures, verdâtres, raboteuses, et
ont pu être comparées à des écailles d'huîtres au-dessus desquelles la peau est plus ou moins profondément
ulcérée (Rupia escharotica).

Cette éruption se montre, en général, comme complications dans diverses cachexies propres aux enfants
ou aux vieillards, et sous l'influence de mauvaises conditions hygiéniques. Le rupia est bien souvent l'expression de la syphilis. Il va de soi que le rupia syphilitique
réclame avant tout un traitement spécifique : venereo.
Mais comme c'est un accident tardif, tertiaire, on devra
avoir recours à scrofoloso. Le rupia occupe ordinairement les jambes, les lombes et les cuisses.

Le traitement local du rupia consistera dans le pansement simple des bulles, par des applications de pom-

made aux grains de scrofoloso, propre à faire tomber les croûtes toujours très adhérentes dans le repos et la position horizontale des membres.

S

Saignement de nez. Voyez épistaxis (antiangioitico).

Salivation (envie de cracher). Indice de vers chez les enfants. Aux enfants on donne vermifugo, mais, en général, c'est scrofoloso. Voir sialorrhée.

Sang. Assimilation, son rôle et sa formation. Le sang est un liquide, tantôt rouge (artériel), tantôt noir (veineux), composé de vingt-deux matières chimiques, appartenant aux trois règnes de la nature (animal, végétal et minéral). Lorsqu'une de ces matières vient à manquer au sang, l'organe qui en est privé s'étiole, devient malade et il meurt. L'acte par lequel chacune des diverses parties du corps prend au sang les éléments qui lui conviennent s'appelle assimilation. Si par exemple, il vient à manquer au sang, du phosphore, du carbone ou de la chaux, ce sont les os et les poumons qui en souffrent. S'il manque de l'azote, du soufre ou de l'hydrogène, ce sont les muscles, les cartilages et les tendons qui en souffrent.

Il faut donc que les différentes parties du corps trouvent dans le sang les éléments qui lui conviennent. Il y a pauvreté de sang, lorsqu'on remarque l'absence de l'azote et de l'hydrogène. Une fois la digestion accomplie, le système absorbant intestinal déverse les produits dans la veine sous-clavière, laquelle aboutit elle-même à la veine cave supérieure. C'est ainsi que les matières absorbées dans le cours des opérations digestives se trouvent réunies au sang et transportées par lui dans les divers organes.

Nous avons vu par là que les aliments, après le long travail de la digestion, fournissent les éléments réparateurs au sang.

Action du cœur. L'oreillette droite du cœur se remplit de sang noir apporté par les veines, puis se contractant, elle pousse le sang dans le ventricule droit. Celui-ci, à son tour, se contracte de même pour chasser le sang dans l'artère pulmonaire qui l'apporte dans les poumons. Des poumons, il va revenir dans l'oreillette gauche par le canal des veines pulmonaires. Alors il est rouge, il s'est passé dans les poumons le phénomène de l'hématose. Changement du sang veineux noir en sang artériel rouge. C'est la petite circulation.

Lorsque le sang est revenu remplir l'oreillette gauche, celle-ci se contracte et le chasse dans le ventricule gauche, qui le chasse à son tour par l'aorte et ses subdivisions dans toutes les parties du corps.

Lorsque le sang est ainsi arrivé aux dernières ramifications des artères, il rencontre les ramifications des veines et revient par celles-ci au côté droit du cœur. Cette marche constitue la grande circulation. Ces mouvements sont dus en grande partie à la compression d'air arrivé aux poumons par l'inspiration et la respiration, l'inspiration forme la systole et la respiration la diastole.

Traitement. Toutes les maladies du sang, quelles qu'en soient ses altérations ou son manque de matières chimiques, se trouvent dans les aliments variés, le bon air et l'antiangioïtico du comte Mattei.

Sarcocèle. Tumeur ressemblant à la chair. Les anciens donnaient ce nom à une tumeur du testicule, indolente dans le principe et de la consistance de la chair, différant du phlegmon en ce que celui-ci est très douloureux et fait des progrès rapides. Telle est aussi la signification donnée au mot sarcocèle, par Sauvage, qui rapporte cette maladie au genre sarcôme, sous le nom de sarcoma scrotti. Les chirurgiens modernes désignent par le mot sarcocèle le squirrhe et le cancer du testicule. Cette maladie peut succéder à l'inflammation du scrotum ; mais elle est plus souvent le résultat d'un coup ou d'une compression qui a porté sur le testicule lui-même et qui a déterminé un engorgement de cet organe d'où est résulté une tumeur sphéroïdale qui, par son poids, tiraille péniblement le cordon spermatique dont elle suit la direction. D'abord, presque indolente, elle détermine ensuite des douleurs vives et lancinantes, et la tuméfaction des glandes lymphatiques les plus voisines. C'est une affection grave qui peut donner lieu à une diathèse cancéreuse mortelle, si l'on n'a pas recours de bonne heure à la matteopathie. Traitement : Aux premières indurations des tuniques scrotales, il faut se hâter de prendre angioïtico pendant quelques jours, puis l'on alterne scrof. avec canc., des bains de scrof. seront recommandés. Le sarcocèle est plus souvent syphilitique qu'accidentel ; aussi, nous conseillons d'ajouter canceroso, dans ce cas, avec venereo.

Sardonique. (Rire). Voir névroses convulsives.

Satyriasis. Inflammation des prostates. Les prostates sont les glandes qui secrètent le sperme; elles remplacent les ovaires chez la femme. Le satyriasis est une affection rare, propre au sexe masculin, caractérisée par une ardeur érotique excessive, avec érection presque continuelle (priapisme et abondance de sperme), éjaculations répétées et qui s'accompagnent souvent d'exaltation de la sensibilité générale, d'hallucinations et de délire. Ordinairement causé par une trop longue continence et par les luttes qu'elle exige, surtout sous l'influence des prédispositions qui résultent, soit des écarts d'une imagination ardente et déréglée, soit des excès vénériens ou de l'onanisme causé encore par l'abus des substances aphrodisiaques ou par l'irritation locale que détermine une inflammation de la peau des parties génitales, le satyriasis est souvent annoncé par des érections plus fréquentes que de coutume survenant sans motifs ou à la vue de toutes les femmes. Bientôt l'imagination est obsédée par des images lascives et des désirs immodérés, le sommeil troublé par des rêves érotiques et interrompus par des pollutions qui n'amènent qu'un soulagement momentané.

Les troubles les plus variés de la vue, de l'ouïe et des autres sens attestent le désordre de l'action nerveuse, ajoutons de notre chef le besoin continuel d'aller sur selle sans rien rendre. Un feu inconnu s'empare de tout le corps; la sensibilité acquiert un développement singulier, tantôt il semble que les femmes sont entourées d'une auréole lumineuse, tantôt une clarté insupportable irrite la rétine (étoile de Vénus), ou bien des

hallucinations les plus voluptueuses viennent charmer
le regard ; l'oreille est déchirée par le plus léger bruit
ou frappée par les sons les plus harmonieux ; toute la
surface du corps et particulièrement celle des organes
sexuels, est d'une sensibilité telle, que le moindre contact excite des mouvements convulsifs et détermine l'é-
mission de la liqueur séminale.

La tête est douloureuse, la face empourprée, les yeux
saillants, rouges et pleins d'une flamme sombre; la bouche sèche, imprégnée d'une écume épaisse, la soif vive ;
parfois il y a des vomissements d'une matière pituiteuse,
d'une odeur très forte, les urines chargées de flocons
spermatiques. Par intervalle, la fureur érotique s'oxa-
gère, et durant les paroxysmes le malade, emporté par
les transports de ses désirs, s'élance sur la femme qu'il
peut atteindre sans exception d'âge ou de figure; on en
a vu répéter l'acte vénérien sans être assouvis, plus de
quarante fois en une nuit; d'autres ne peuvent éjaculer,
il n'existe plus de sperme. A ces paroxysmes succèdent
la tristesse, l'abattement et la honte.

Mais lorsque la maladie est arrivée à ce degré, les
émissions ne sont pas de longue durée, le délire est
continuel, des convulsions surviennent; enflammées par
la persistance du priapisme, les parties génitales peuvent
tomber en gangrène et après deux ou trois jours, un
septenaire au plus, la mort vient mettre un terme à un
état si misérable.

Cependant, la terminaison peut être plus heureuse;
sous l'influence du traitement matteopathique, l'esprit
et les sens peuvent se calmer, le délire cesse, les érections seules persistent encore ainsi que les pertes sémi-

nales pendant un certain temps, mais sans fureur et sans emportements lubriques; peu à peu tous les accidents disparaissent; il reste seulement un grand épuisement des forces, de la gastralgie et une dyspepsie très tenace, des palpitations, de la céphalalgie, qui cèdent à un régime approprié.

Le satyriasis ne peut être confondu avec aucune autre affection, et il est inutile d'insister sur le diagnostic, autrement que pour faire remarquer la différence qui existe entre cette maladie et cet état toujours symptomatique désigné sous le nom de priapisme, état caractérisé uniquement par le volume et la persistance des érections.

Il importe aussi de ne pas considérer comme un satyriasis les effets d'un amour ardent et les désirs érotiques qui n'ont rien de morbide.

La gravité du satyriasis varie surtout suivant les conditions dans lesquelles il s'est développé. Moins fâcheux chez les jeunes gens vigoureux dont une continence excessive a exalté les désirs, il est d'autant plus grave qu'il se montre chez des individus plus débilités, d'une imagination pervertie et sous l'influence de moyens artificiels, tels que l'usage de préparations aphrodisiaques. (Cantharide, Stramonium, etc.)

Le *traitement* sera également subordonné à ces dernières circonstances. Si l'on n'a pu, par les préservatifs puisés dans les règles d'une hygiène physique et morale bien entendue, arrêter le développement de la maladie, on en combattra les accès par scrofoloso, intus et extra, compresses de scrofoloso sur la région rénale.

Si quelque affection de la peau entretenait, vers les

parties génitales, une irritation dangereuse, on aurait recours aux lotions scrofolosées (scrofoloso 10 grains, axonge 30 grammes). Enfin, il faut insister sur le calme le plus absolu, le repos le plus complet, l'étude, les travaux manuels, l'exercice même poussé jusqu'à la fatigue, le séjour à la campagne, de manière à corriger par un genre de vie convenable ces déréglements d'imagination et ces transports des sens qui engendrent le satyriasis.

Scabies. Voir gale. (Psora scabies.)

Scarlatine. La scarlatine est une fièvre éruptive caractérisée par une rougeur écarlate pointillée de toute la surface de la peau et accompagnée d'une angine particulière.

Description. Première période. Une douleur à la gorge, de la céphalalgie, qui précèdent quelquefois le frisson et la fièvre, des envies de vomir assez fréquentes, des vomissements, de la constipation, une chaleur âcre et souvent une teinte animée de la peau; dans quelques cas des douleurs dans les reins et dans les membres, des épistaxis; tels sont les premiers symptômes qui annoncent l'invasion de la scarlatine. Il se peut pourtant que l'éruption paraisse brusquement et presque sans prodromes.

Deuxième période. Dès le second jour, et très souvent même à la fin du premier, la peau se couvre d'une rougeur générale formée de points très rapprochés ou de taches irrégulières non distinctes. La couleur ne tarde pas à devenir plus foncée, surtout le soir; la surface du corps est rugueuse, sèche, brûlante, douloureuse, la face se gonlle, ainsi que les pieds et les mains. Le mal de gorge va en augmentant; la langue qui était d'abord humide et chargée d'un enduit blanchâtre, devient sèche et rouge. Le pharynx, le voile du palais sont enflammés et les amygdales tuméfiées, quelquefois au point de rendre la suffocation imminente. La membrane muqueuse qui les recouvre présente une teinte rouge framboisé uniforme; quelquefois de petites exsudations crémeuses. La voix est enrouée, les muscles du cou raides et douloureux, les ganglions sous-maxillaires et cervicaux engorgés. Les yeux sont rouges, des douleurs d'oreilles assez violentes se font sentir, le sommeil peut être assez agité, surtout du mal de gorge.

Il y a rarement de la toux et du coryza. La fièvre dure moins longtemps que dans la rougeole. Rarement les vomissements continuent après l'éruption. Enfin, un symptôme que j'ai remarqué dans certains cas, même de la scarlatine simple, est une diminution marquée de la sécrétion urinaire, quelquefois une véritable anurie.

Troisième période. Vers le cinquième jour de l'éruption, la peau commence à pâlir, la desquamation, qui manque plus rarement dans la rougeole, commmence sur le cou, la face et la poitrine et s'opère sous forme de larges mamelles. La langue se dépouille et reste d'un rouge vif éclatant ; les papilles semblent mises à nu et sont très douloureuses. Le mal de gorge diminue lentement et persiste encore après la disparition du mouvement fébrile. Par une anomalie peu commune, un court redoublement se montre alors quelquefois et est suivi d'une nouvelle éruption qui s'efface rapidement. On voit souvent, à cette période de la maladie, survenir des dou-

jours plus ou moins aiguës qui ont leur siége dans les
principales articulations des membres et s'étendent
quelquefois dans les membres voisins, à la manière du
rhumatisme, sans changement de couleur à la peau,
mais avec un peu de gonflement. Les mouvements sont
douloureux et presque impossibles. Ce symptôme dure
quelquefois autant que la desquamation, qui se prolonge
pendant un temps assez long. L'angine disparaît en
même temps que tous les autres symptômes, et il n'est
pas très rare qu'il survienne alors quelques épistaxis et
une légère diarrhée qui précèdent l'entière guérison.

L'éruption peut manquer dans la scarlatine épidémique comme dans la rougeole, et l'angine scarlatine est,
avec les circonstances étiologiques, le seul signe de la
maladie.

La scarlatine n'a pas toujours cette marche régulière.
Un frisson prolongé, une fièvre ardente, du délire ou du
coma, des vomissements, de la diarrhée, un mal de
gorge excessif, des douleurs violentes dans les articulations, simulant un rhumatisme articulaire aigu; des épistaxis répétées, précédant quelquefois de quatre, cinq et
même dix ou douze jours une éruption qui sort difficilement, tantôt pâle et livide, tantôt noirâtre, partielle ou
générale, mais disparaissant presque aussitôt pour se
montrer peut-être de nouveau (scarlatine maligne). Le
tissus cellulaire sous-cutané est gonflé, les symptômes
cérébraux s'aggravent; la respiration est gênée, la langue est aride, croûteuse, les urines, quelquefois les selles
sont sanguinolentes; des pétéchies se montrent sur la
peau (scarlatine typhoïde), et en général la mort vient
terminer cette affreuse maladie. Elle ne lui laisse même

pas parcourir toutes ses périodes et arrive quelquefois avant l'éruption, comme on le voit dans les épidémies les plus meurtrières.

Complications. Affections secondaires. L'exanthème scarlatineux est souvent compliqué d'une éruption vésiculeuse miliaire qui paraît sur le cou ou dans l'aisselle, etc. Il est plus rare de le voir marcher simultanément avec la rougeole. L'angine spéciale de la scarlatine peut se transformer en une véritable angine couenneuse ou même gangreneuse, complication très grave, surtout par l'extension qu'elle peut prendre jusque dans le larynx. On voit quelquefois la gangrène envahir la bouche et même l'œsophage, des abcès se former dans les amygdales, l'engorgement ganglionnaire persister.

La pneumonie, quoique plus rare que dans la rougeole, la gangrène du poumon, l'entérite, compliquent ou suivent aussi la scarlatine. Notons encore, d'une manière spéciale, les pleurésies avec leurs tendances suppuratives, les péricardites, beaucoup plus rares.

Mais de toutes les affections consécutives à la scarlatine, aucune n'est plus fréquente ni plus grave que l'hydropisie, qui paraît dans la convalescence, sous l'influence du froid ou de conditions particulières. Cette hydropisie, qui se montre aussi, mais beaucoup plus rarement, dans la rougeole, commence par une bouffissure de la face et des extrémités inférieures, puis envahit la plèvre, le poumon, le péritoine et détermine quelquefois un œdème de la glotte. Les urines sont le plus souvent, mais non constamment albumineuses; enfin, dans le cours de cette affection, on voit survenir des convulsions épileptiformes qui peuvent se terminer par la mort. Les lésions que l'on trouve chez les sujets qui succombent consistent en une altération des reins qui est celle de la néphrite albumineuse dans les cas où les urines étaient coagulables, ou un simple œdème symptomatique et un épanchement soit du sang, soit de sérosité dans les ventricules et même dans la substance du cerveau. Enfin une congestion et même une inflammation des reins peut exister sans hydropisie à la suite de la scarlatine. Nous avons déjà parlé, dans le chapitre précédent, des paralysies consécutives à la scarlatine.

Anatomie pathologique. Outre les lésions propres aux complications et aux affections secondaires, on trouve en général dans la scarlatine une rougeur assez vive de toutes les membranes muqueuses, un gonflement des follicules intestinaux et des congestions dans tous les viscères et principalement dans la rate et dans les reins.

Causes. Les causes de la scarlatine sont les mêmes que celles de la rougeole. On la dit pourtant moins fortement contagieuse que celle-ci ; elle ne paraît pas du moins être inoculable. Dans les épidémies de fièvres éruptives, la contagion peut s'exercer de l'une à l'autre ; et cette disposition est applicable également à la scarlatine et à la rougeole, qui peuvent, par exception, se reproduire mutuellement.

Diagnostic. Les signes qui distinguent la scarlatine des autres exanthèmes sont faciles à déduire de la description précédente ; mais c'est dans les prodromes surtout de la scarlatine maligne que le diagnostic peut offrir des difficultés. Le rhumatisme articulaire aigu ne saurait être confondu avec les douleurs qui sont propres à la scarlatine, si l'on réfléchit aux troubles généraux, à l'agitation, au délire, à l'angine, qui caractérisent la première période de la fièvre éruptive. La diphthérite se rapprocherait de l'angine scarlatineuse pultacée, en l'absence d'éruption, si l'on n'avait égard à la localisation de l'angine scarlatineuse et à la marche toute différente des deux maladies.

La méningite se distinguerait par la fièvre, les symptômes du côté de la gorge, l'état de la pupille, les douleurs arthritiques, etc. La scarlatine sans exanthème n'est reconnaissable qu'à l'angine et surtout à la cause. On ne confondra pas avec la scarlatine ces éruptions scarlatiniformes décrites en Angleterre sous le nom de *rash*, et qui n'ont de commun avec cette pyrexie que la forme anatomique de la lésion cutanée, éruptions que l'on observe dans diverses maladies et notamment dans la variole, la vaccine, la diphtérite, la fièvre puerpérale. Les conditions dans lesquelles se développent ces éruptions et même certaines particularités qui leur sont propres, telles que leur localisation généralement plus restreinte, l'absence d'angine, serviront de base au diagnostic.

Pronostic. La scarlatine, à moins d'une extrême bénignité, n'est jamais une affection légère, à cause de ses complications faciles et des accidents qui peuvent la suivre. La scarlatine maligne est presque toujours mortelle. Les bases du pronostic sont d'ailleurs celles que nous avons indiquées pour la rougeole. Comme toutes les fièvres éruptives, elle offre une gravité relative plus grande dans un âge avancé.

Traitement. Favoriser la marche de l'exanthème par

une température convenable, choisir de préférence scro-
loso pour boisson ordinaire, dilut. 36me, prise en un
jour, l'on peut en prélever une cuillerée à café que l'on
verse dans un verre d'eau sucrée et peut être bu tout à
la fois si le malade est altéré. A cause de l'angine on fait
gargariser avec cette même eau. Dans les cas plus graves on fait prendre febrifugo à la même dilut., puis une
fois que la fièvre est coupée on alterne pendant quelques jours scrof. avec febrif.

La scarlatine maligne déjoue presque toutes les res-
sources de l'art. On est alors promptement forcé de
renoncer à febrifugo simple, le febrifugo nuovo ou n° 2,
le scrofoloso nuovo ou 2, 3, 4, 5, 6, offrent plus de chances de succès.

Les accidents de la convalescence seront prévenus
par des soins sagement soutenus. L'hydropisie sera combattue par l'angioïtico.

On a indiqué comme préservatif de la scarlatine l'usage
quotidien de scrofoloso.

Scherlievo. Voir syphilis.

Sanglots. Se guérissent promptement par scrofoloso et élect. rouge au creux de l'estomac.

Sciatique. La sciatique (névralgie sciatique, névralgie femoro poplitée, goutte sciatique), est la névralgie
qui occupe la branche terminale du plexus lombo sacré
et les divisions de cette branche, c'est-à-dire les nerfs
de la région postérieure de la hanche et de la cuisse et
de toutes les régions de la jambe et du pied.

Description. L'invasion de la sciatique est en général
marquée par un engourdissement, une sensation alter-

native de brûlure et de froid, une lourdeur insolite dans l'un des membres inférieurs, très rarement dans les deux à la fois.

Ces phénomènes, qui rendent les mouvements assez difficiles et assez pénibles et auxquels s'ajoute souvent une exaltation très notable de la sensibilité de la peau, persistent seuls pendant un certain temps. Mais la douleur ne tarde pas, en général, à se localiser sur le trajet même du grand nerf sciatique. Quelquefois, limitée dans le principe au pli qui correspond à l'échancrure sciatique, elle s'étend, soit spontanément, soit sous l'influence de la pression ou de quelque mouvement, et parcourt toutes les ramifications du tronc nerveux qu'elle suit depuis le haut de la cuisse jusqu'à l'extrémité des orteils, ou seulement dans une partie plus ou moins circonscrite de son trajet.

Dans toutes les névralgies, la sciatique est celle qui, eu égard à ses causes, se rapproche le plus du rhumatisme et mérite le mieux la désignation que nous avons rappelée de névralgie rhumatismale.

Traitement. L'usage des électricités est important, parce que souvent il suffit pour donner la victoire.

La sciatique pouvant provenir également de vers, d'un manque de vitalité ou d'un excès, il faut essayer élect. rouge, puis la jaune, qui est vermifuge et fébrifuge, ou on peut les alterner. S'il y a excès, c'est la jaune (négative) qui vaincra. S'il y a manque, c'est la rouge (positive).

Les points à toucher sont ceux du nerf sciatique (voir gravure) et les points douloureux de ce nerf.

Si l'électricité ne suffit pas à délivrer, c'est qu'il existe

un vice dans la circulation du sang, qu'il faut supprimer
d'abord par compresses de grains ang. sur les mêmes
points, compresses auxquelles on ajoute, suivant la constitution sanguine ou lymphatique du malade, soit scrof.,
soit ang. intus et extra.

Sclérème. Nom que l'on donne à l'endurcissement
des tissus cellulaires des nouveaux-nés, aussitôt après
leur mort.

Scorbut. *Définition.* Le scorbut est une maladie
cachectique, sévissant sous forme d'endémie, caractérisée des hémorrhagies multiples, un gonflement avec
ramollissement particulier des gencives et un affaiblissement général.

Des doctrines, aujourd'hui abandonnées, mais qui
tiennent une trop grande place dans l'histoire de la médecine au XVIIe siècle et dans la première moitié du
XVIIIe, pour que nous les passions sous silence, avaient
donné au scorbut une importance tout à fait exagérée.
Au lieu d'une maladie bien définie et telle que l'observation l'a fait connaître, on considérait arbitrairement le
scorbut comme le type d'une classe nosologique très
confuse, comprenant les maladies les plus diverses, et
l'on constituait les affections scorbutiques au même titre
que les maladies arthritiques.

Nous ne nous étendrons pas sur ces théories conçues
en dehors des faits; nous nous bornerons à faire remarquer qu'il peut se faire que le scorbut complique d'autres maladies et leur imprime certains caractères spéciaux, mais qu'il ne s'agit de rien de semblable dans les
doctrines dont nous venons de parler, où l'existence

même du scorbut n'est pas nécessaire pour constituer les maladies scorbutiques.

Description. Le scorbut est, en général, annoncé par certains signes précurseurs que l'on peut regarder comme caractéristiques. Le visage offre une légère bouffissure; la peau prend, surtout à la face, une teinte jaunâtre distincte de celle que produisent l'ictère, la chlorose ou la cachexie cancéreuse, et tout à fait comparable à la coloration jaune affaiblie que laissent après elles les ecchymoses.

A ces phénomènes se joignent une lassitude extrême, une tristesse et un abattement extraordinaires, qui persistent pendant un temps plus ou moins long avant l'invasion de la maladie. Dans quelques cas, rares cependant, celle-ci débute par l'affection locale des gencives, sans aucun autre trouble.

Les symptômes précurseurs augmentent d'intensité, les forces vont toujours en diminuant, les jambes peuvent à peine supporter le poids du corps, le moindre exercice détermine la plus violente dyspnée, des palpitations, des vertiges; les malades se plaignent de douleurs vagues, surtout dans les membres inférieurs; bientôt ils accusent une sensation désagréable dans la bouche, les gencives se gonflent, elles deviennent livides, molles, spongieuses, saignantes, principalement au niveau de chaque dent, où se forment des espèces de végétations fougueuses violacées, la mastication est difficile et douloureuse, la cavité buccale exhale une odeur fétide.

En même temps on voit apparaître, principalement sur les jambes, sur les cuisses et sur le tronc, de petites taches hémorrhagiques, qui forment tantôt un piqueté tin d'un rouge assez vif, disséminées surtout à la partie antérieure des membres, au niveau des follicules pileux, tantôt de véritables pétéchies occupant les couches superficielles de la peau.

Les malléoles sont le siége d'un œdème marqué d'abord le soir seulement, mais qui persiste et s'étend de plus en plus. Aux taches pétéchiales s'ajoutent des ecchymoses plus profondes et plus étendues, des infiltrations sanguines qui se reconnaissent soit à de larges plaques bleuâtres, soit à des tumeurs plus ou moins saillantes et circonscrites qui dépassent parfois le volume d'un œuf. Ces diverses lésions se succèdent et offrent des teintes diverses suivant leur date plus ou moins ancienne.

La peau, qui est le siége de ces diverses colorations, ressemble à certains marbres dont elle possède souvent la dureté, parce que l'infiltration du sang s'étend jusqu'au tissu cellulaire sous-cutané et dans l'intervalle des muscles. Elle est d'ailleurs sèche, rude et très sensible au toucher; dans des cas assez rares, on observe des squames ou de petites éruptions miliaires.

Des douleurs générales se font alors sentir dans les os, mais surtout dans les jointures des membres inférieurs, dans les genoux qui deviennent très enflés et dans les lombes. Les douleurs scorbutiques, en général, sont très sujettes à changer de place. Toute espèce de mouvement augmente ces douleurs et principalement celles du dos et de la poitrine. Des hémorrhagies ont lieu par les différentes membranes muqueuses et même par la peau. Souvent on entend dans les vaisseaux du cou un bruit de souffle; des palpations, des syncopes quelquefois mortelles suivent les mouvements trop prolongés ou trop violents.

Si le scorbut attaque la matrice, un chagrin, une fatigue de coït ou une déception fait naître des soubresauts à celle-ci et sont suivis d'un grincement de dents, de convulsions épileptiformes, puis de l'abattement; tous ces symptômes se suivent dans le même laps de temps (à remarquer). Le pouls, à moins de complications, ne cesse pas d'être naturel.

Il existe presque constamment du dégoût pour les aliments, un peu de pesanteur à l'épigastre ou quelques douleurs vagues dans le ventre. La constipation, d'abord opiniâtre, fait place à une diarrhée sanguinolente.

Si le scorbut se trouve à l'estomac, la langue est épaisse, épâtée, blanche, large, il y a douleur et gonflement des membres inférieurs, sensations de chaleur se déplaçant de l'estomac au ventre au moment de la digestion; constipation opiniâtre, douleurs et chaleurs aux reins; l'auscultation de l'épigastre donne à l'oreille un bruit de froissement de papier, l'appétit est nul. Les aliments froids, tels que les haricots, pommes de terre, augmentent la douleur, la brûlure et la pesanteur de l'estomac; il n'existe pas de fièvre, les seins, surtout chez la femme, peuvent contenir des glandes appréciables au toucher.

L'urine est normale ou contient un peu de sang. Les gencives, de plus en plus douloureuses, s'ulcèrent et répandent une odeur insupportable; les dents se déchaussent, vacillent et tombent, les os maxillaires se carient et une salivation très abondante achève d'épuiser les malades. Ce symptôme peut manquer complètement et la maladie peut n'être caractérisée que par un gonflement considérable, très douloureux et sans changement considérable de la peau, d'un des membres inférieurs ou de deux à la fois, ou par des ulcères saignants qui couvrent ces mêmes parties; dans d'autres épidémies, au contraire, le seul signe du scorbut consiste dans l'affection de la bouche et des gencives.

Il n'est pas très rare de voir des ulcères se former aux muscles, s'arrêter en dehors de la mâchoire, ou d'anciennes plaies se rouvrir, ou des solutions de continuité récentes prendre un aspect fougueux et laisser suinter du sang noir et altéré. Dans les mêmes circonstances, les fractures ne se consolident pas, ou le col, en partie fermé, perd sa consistance. Quelquefois les tumeurs hémorrhagiques des membres s'ouvrent spontanément et forment des ulcères sanieux, des hémorrhagies intestinales, des engorgements des différents viscères, des hydropisies, la carie des os, la fièvre hectique, annoncent une mort prochaine.

L'intelligence n'est pas altérée, mais les malades, découragés dès le commencement de la maladie, plongés dans une morne tristesse, succombent tantôt subitement, tantôt par suite de la gêne croissante qu'éprouve la respiration.

Lorsque la terminaison du scorbut ne doit pas être funeste, les hémorrhagies cessent, les douleurs de la poitrine et des membres diminuent, les taches hémorrhagiques s'effacent en prenant successivement la coloration des ecchymoses en résolution, les nerfs se calment, l'œdème et le gonflement des articulations disparaissent, les gencives se raffermissent, l'appétit, les forces, le courage reviennent; la peau perd sa teinte caractéristique; mais, dans tous les cas, la durée de la maladie, si on ne porte pas remède, est longue et atteint, en général, deux ou plusieurs mois. Les rechutes ne sont malheureusement pas rares.

Certaines complications peuvent s'ajouter au scorbut et hâter le terme de la maladie. Les plus incontestables sont les phlegmasies de la plèvre ou des poumons et la dyssenterie. La syphilis, les scrofules, réunies au scorbut, le rendent aussi beaucoup plus grave.

Anatomie pathologique. La putréfaction marche avec une remarquable rapidité chez les sujets scorbutiques. Tous les tissus offrent une tendance marquée au ramollissement. Le cœur est flasque, noirâtre et facile à déchirer; les os eux-mêmes sont ramollis et infiltrés de sang, des foyers hémorrhagiques nombreux et considérables, de véritables noyaux apoplectiques noirs et presque solides se rencontrent dans l'épaisseur des muscles ou des principaux viscères, dont le parenchyme est souvent décoloré et exsangue. Des épanchements de sang ou de sérosité sanguinolente existent dans les cavités séreuses. viscérales ou articulaires.

L'état du sang présente un intérêt tout particulier dans le scorbut, bien qu'on ne puisse pas regarder son altération comme essentielle. En effet, s'il est hors de doute que dans l'immense majorité des cas, le sang dont la densité est abaissée a perdu sa plasticité, qu'il est comme dissous, beaucoup moins coagulable qu'à l'état normal, ne donnant, par le repos, qu'une matière noirâtre, bourbeuse, dans laquelle flottent quelques filaments ou une gelée brune; que la quantité d'alcali libre y est

plus considérable que dans les conditions ordinaires;
que la proportion de fibrine est, au contraire, singulièrement diminuée; toutefois, il paraît que, dans certaines
circonstances, loin de se présenter à l'état de dissolution
le sang peut offrir un caillot très ferme, parfois même
couenneux, que la fibrine peut être augmentée ou au
moins nullement diminuée, en même temps que la
densité du sang et la quantité des globules seraient nota-
blement diminuées.

Il est difficile de ne pas être frappé de ces caractères
différents et en apparence contradictoires qu'a présenté
le sang des scorbutiques, bien qu'il faille tenir compte
des conditions épidémiques ou endémiques dans lesquelles les faits ont été observés et qu'on doive peut-
être ne voir là que deux variétés dans la forme de la
maladie.

Causes. L'étiologie du scorbut réside tout entière dans
des influences extérieures que les progrès de la civilisa-
tion et les améliorations apportées de nos jours dans les
conditions matérielles de la vie tendent de jour en jour
à neutraliser et à faire disparaître. Ainsi le froid humide
dans les lieux où l'air n'est pas renouvelé et où la
lumière ne pénètre pas, la mauvaise qualité et l'insuffisance des aliments, la privation des végétaux frais, sont
les causes les plus actives du scorbut et expliquent comment cette maladie a sévi pendant si longtemps endémi-
quement et se montre encore quelquefois sous forme
épidémique et par héritage, principalement dans les cel-
lules des prisons, dans les cabanons des hospices, dans
l'antre des navires, parmi les matelots et les soldats. Les
impressions morales tristes, les émotions vives, les cha-

grins, le découragement, concourent aussi puissamment
à engendrer et à propager cette cruelle maladie.

Diagnostic. En limitant le scorbut à l'affection bien
définie que nous venons de décrire, il est impossible de
ne pas reconnaître que le diagnostic n'offre pas de difficultés sérieuses.

En effet, si quelques-uns des symptômes se rencontrent dans certaines maladies, notamment dans les
hémorrhagies constitutionnelles, le purpura, ou le rhumatisme et la goutte, aucune n'offre ce formidable
ensemble de caractères morbides qui font du scorbut un
des plus singuliers types de la nosologie.

Pronostic. La gravité du scorbut dépend beaucoup
des conditions tant individuelles que générales dans lesquelles il se développe. C'est ainsi que chez les sujets
peu robustes ou peu énergiques, affaiblis par les maladies ou par les chagrins, qu'au milieu des fatigues d'une
longue navigation, dans l'encombrement des hospices ou
des prisons, il sévit généralement sous sa forme la plus
terrible.

Les signes les plus fâcheux au point de vue du pronostic sont la persistance des hémorrhagies, l'altération
profonde du sang, l'ulcération des gencives, la carie des
os, la fièvre enfin, et les complications que nous avons
signalées. On peut, au contraire, espérer une heureuse
issue lorsque les symptômes s'amendent et que l'on voit
diminuer à la fois les taches hémorrhagiques, les douleurs et les lésions de la bouche et que les forces, l'appétit et le courage reviennent graduellement. Cependant le scorbut laisse toujours à sa suite une altération
grave de la constitution et une disposition aux rechutes

dont il est souvent difficile de triompher, si l'on n'a pas fait usage des spécifiques Mattei.

Traitement. Le traitement du scorbut consiste avant tout dans les modifications hygiéniques que réclament les conditions dans lesquelles la maladie s'est produite. Une aération convenable des lieux, une température moyenne et égale, une alimentation réparatrice et surtout composée de viandes et de légumes frais, lorsque les malades en ont été privés, l'usage de scrofoloso simple ou nuovo, continué pendant quelques mois. Si les hémorrhagies continuent ou qu'elles paraissent à la peau, on arrête et l'on modifie les altérations du sang par l'usage d'antiangioïtico intus et extra. Il est bon de faire alterner ces deux remèdes par canceroso. Canceroso 5 a fait déplacer et guérir un scorbut de la matrice. Canceroso 4 a fait disparaître un scorbut stomacal.

Tel est le traitement le plus rationnel et le plus efficace du scorbut.

Scorbut aigu. Voir purpura.

Scorbut alpin. Voir pellagre.

Scrofule. *Définition.* La scrofule (struma, scrofules, écrouelles, humeurs froides). Nota de l'auteur : Scrofule se disait anciennement des maladies acquises dans les écuries malpropres et les étables où habitaient les cochons. Ecrouelle se disait des maladies ramassées dans les prisons, écrou, dans les caveaux humides. Humeur froide se disait des maladies ramassées par le séjour dans des bâtiments neufs, humides et froids. Aujourd'hui, l'on dit constitutionnelle, héréditaire, essentiellement chronique à longues périodes, caractérisée par une prédisposition organique manifeste, par des affections multiples très diverses, et notamment par des engorgements ganglionnaires, souvent bornée aux régions cervicale et sous-maxillaire.

Description. De grandes difficultés se présentent dans la description de la scrofule. D'une part, le début de la maladie échappe souvent ou du moins se confond avec l'exagération d'une certaine constitution et d'un tempérament particulier; d'une autre part, l'évolution de la scrofule et des affections symptomatiques qui la constituent n'a rien de régulier. Il en résulte un embarras très réel et presque insurmontable pour grouper les caractères propres à la maladie et en déduire les formes nettement dessinées. L'ensemble tout spécial de certains signes physiques semble indiquer d'avance une disposition manifeste à la scrofule. Une structure débile et peu régulière, une tête trop grosse, un ventre développé outre mesure, un accroissement tardif, une difficulté plus ou moins grande dans l'établissement de la menstruation chez les jeunes filles, un appétit peu régulier, une apathie et une répugnance extrême pour tout exercice physique et intellectuel; quelquefois, au contraire, une grande précocité; tantôt la face pâle, les yeux cernés, les pupilles habituellement dilatées, l'haleine fétide, la peau blanche et fine, les dents souvent noires et gâtées; tantôt le teint rosé et frais, un certain embonpoint, le regard brillant, tels sont les caractères extérieurs dont la réunion dénote, au moins pendant les premières années de la vie, la prédisposition scrofuleuse.

Dès l'enfance, la scrofule se manifeste par des éruptions légères mais persistantes à la face et au cuir che-

velu et souvent liées à la dentition. Il survient souvent
de petites ulcérations spontanées, des suintements derrière les oreilles, des érythèmes, des engelures très
rebelles, des rhumes prolongés, de la diarrhée ou des
vomissements qui alternent avec la constipation, des
accès de fièvre irréguliers. Ces diverses affections coïncident fréquemment les unes avec les autres ; elles se
succèdent ou disparaissent pour faire place à des écoulements muqueux du nez, des oreilles, de la vulve, et
quelquefois à des symptômes plus graves, qui souvent ne
se montrent qu'après un certain temps, pendant lequel
les malades jouissent en apparence d'une excellente
santé. Plus tard, à l'époque de la seconde dentition ou
aux approches de la puberté, le nez et la lèvre supérieure se gonflent, les malades deviennent sujets à un
coryza chronique, accompagné d'éruptions pustuleuses
et de plaques croûteuses à l'entrée des narines; cette
tuméfaction du nez et de la lèvre supérieure est presque
pathognomonique. En même temps se développe souvent une ophthalmie de forme spéciale, caractérisée par
sa tenacité, ses récidives fréquentes, son siége de prédi-
lection sur le bord des paupières et sur la cornée transparente où elle détermine des ulcérations, des taies plus
ou moins étendues. A ces affections, dont la gravité augmente de temps en temps, s'ajoute un engorgement des
ganglions lymphatiques du col, tout à fait caractéristique
de la scrofule et plus rarement des ganglions axillaires et
inguinaux. Ces tumeurs, dont l'apparition a lieu dès le
début de la maladie et dont l'évolution est successive,
peuvent rester stationnaires pendant un certain temps,
diminuer pour augmenter de nouveau, s'enflammer,

supurer et s'ulcérer. Les ulcérations se cicatrisent difficilement, et quand elles se ferment, elles laissent des traces irrégulières d'un aspect bien connu, qui restent pendant toute la vie comme un cachet indélébile, même chez les sujets qui sont radicalement guéris et depuis de longues années. Des abcès se forment en grand nombre et dans les parties les plus diverses, tantôt dans l'épaisseur du derme, tantôt sous la peau, rarement accompagnés de phénomènes inflammatoires, et affectant ordinairement la marche lente et insensible des abcès froids. Les os eux-mêmes sont atteints par les progrès de la scrofule; on observe en effet des caries des mains et des pieds, des névroses peu étendues, et, enfin, l'altération particulière de la substance médullaire des os, désignée sous le nom de *spina ventosa*.

Lorsque le malade est arrivé à ce degré, les premiers symptômes qui, quelquefois, ont persisté, peuvent reparaître avec une nouvelle violence et acquérir une plus grande gravité. A l'ophthalmie et au catarrhe nasal s'ajoutent une inflammation granuleuse ou ulcéreuse chronique de la membrane muqueuse du pharynx; des dartres et affections cutanées très diverses, parmi lesquelles il faut distinguer ces tubercules d'un rouge livide, qui se ramollissent avec une excessive lenteur, l'eczéma chronique et surtout le lupus qui constitue l'une des lésions scrofuleuses les plus cruelles. Chez quelques enfants, il survient de la gêne dans les fosses nasales, quelquefois en même temps lacrymales; un reniflement habituel, des épistaxis répétées. On remarque à la racine du nez un gonflement considérable sans douleur à la pression qui donne une expression toute particulière

à la physionomie. La peau offre une teinte uniforme
rouge, tendant à se violacer et une rénitente qui peut
en imposer pour de la fluctuation. Après plusieurs mois
on voit des portions osseuses se détacher et être expulsées avec le mucus des narines. Les os propres s'affaiblissent et le nez reste aplati et déprimé. L'haleine
nasale n'est pas fétide. Souvent la voûte et le voile du
palais présentent en même temps quelques perforations.
Les femmes sont affectées de leucorrhées très abondantes, très rebelles et de catarrhe utérin, qui les prédis-
posent à des fausses couches répétées. Les caries des os
se multiplient ; elles occupent les vertèbres, le sternum,
les côtes, le rocher ; des abcès par congestion leur succèdent, les articulations deviennent le siége de tumeurs
blanches à forme très lente ; les tumeurs scrofuleuses
sont envahies par des tubercules et ces productions
morbides se développent dans les testicules, la prostate,
les poumons, le cerveau et les autres viscères deviennent souvent, ainsi que les hydropisies qui en sont la
suite, la complication la plus grave de la scrofule. Enfin,
les malades tombent dans un état cachectique particulier, caractérisé par la pâleur du visage et la teinte terreuse de la peau. Les scrofuleux ne sont cependant pas
très amaigris ; ils présentent plutôt un aspect de bouffissure et d'œdématie ; la peau et les extrémités sont en-
flées, le corps est couvert d'ulcères, de fistules, de cicatrices ; ils sont plongés dans une apathie profonde, ils
ne sont pris de fièvre que très tard et ne présentent pas
ordinairement de sueurs abondantes. Leur appétit se
conserve quelquefois longtemps ; ils perdent peu à peu
leurs forces ; des épanchements se forment dans des

cavités séreuses, une diarrhée colliquative survient, l'œdème des extrémités augmente ; des ecchymoses, des suffusions sanguines et des épanchements de la même nature surviennent assez fréquemment. Enfin, les scrofuleux succombent très souvent à une inflammation ultime de la plèvre ou des poumons. Ces différentes phases de la scrofule ne se succèdent pas toujours avec une régularité parfaite et n'atteignent pas constamment la forme que nous venons d'indiquer. Nous avons déjà signalé les intervalles pendant lesquels la maladie paraît s'arrêter et même arriver à la guérison. Mais il n'est pas rare de voir survenir à certaines périodes de la vie, notamment à la puberté, à l'âge critique, des affections graves dont le lien avec la scrofule n'est pas toujours facile à saisir, la phthisie, des dartres invétérées, des hydropisies et certaines affections organiques caractérisées par une production simultanée de tubercules et de cancer. La scrofule peut, néanmoins, dès le principe, revêtir une forme beaucoup moins grave. Elle se manifeste simplement par quelques éruptions impétigineuses et par quelques engorgements ganglionnaires qui ne s'ulcèrent pas toujours, et qui, lorsqu'ils s'abcèdent, se cicatrisent assez rapidement et d'une manière définitive. Les affections symptomatiques sont moins multipliées et ont un caractère évident de bénignité. Souvent la maladie guérit spontanément et complètement à l'époque de la puberté.

Il reste, toutefois, le plus ordinairement un disposition évidente aux affections cutanées légères, aux orgelets, à une dyspnée particulière, à des écoulements leucorrhéiques rebelles, à une forme d'angine herpéti-

que ou granuleuse. Il existe enfin, pour la scrofule, une
difficulté analogue à celle que nous avons signalée pour
la goutte ; c'est la détermination exacte de certaines formes de la maladie et des affections isolées que l'on doit
rattacher à la scrofule. Ainsi une tumeur blanche, la carie isolée d'un os quelconque, semblent constituer une
forme fixe primitive de la scrofule, et si la mort n'en
est pas la terminaison directe, on peut voir dans les
derniers temps paraître quelques-unes des lésions symptomatiques propres à la scrofule.

Quelle que soit la forme que revêt la scrofule, la
marche est, en général, extrêmement longue et suit en
quelque sorte le développement, même des âges, présentant des intervalles de rémission plus ou moins com-
plets, plus ou moins prolongés. Cependant, il est une
forme particulièrement grave dans laquelle les différentes affections scrofuleuses prennent un caractère d'a-
cuité et parfois de malignité tout à fait fâcheux.

Les saisons ont une influence marquée sur le cours
de la maladie qui s'aggrave en hiver et s'amende durant
la belle saison. Il en est de même de certaines maladies
intercurrentes, des fièvres éruptives, par exemple, qui
activent d'une manière notable le développement des
affections scrofuleuses. La scrofule, lorsqu'elle ne guérit
pas spontanément vers l'époque de la puberté, se termine, soit par la cachexie qui suit les progrès des lésions multiples auxquelles elle donne naissance, soit par
des complications funestes, parmi lesquelles les plus importantes sont : la péritonite, la méningo-encéphalite, la
compression de la trachée et l'asphyxie. On remarque
enfin que, chez les scrofuleux, la plupart des maladies

se montrent sous une forme plus sérieuse qu'à l'ordinaire, cela a été observé notamment pour la syphilis.

Anatomie pathologique. Il n'existe pas une lésion unique exclusivement propre à la scrofule. Mais, à part celles qui se montrent à l'extérieur et que nous avons indiquées, on en rencontre de très variées, réunies en plus ou moins grand nombre sur le même sujet. Les plus fréquentes sont les collections séreuses, soit dans les plèvres, soit dans le péritoine; les caries des os avec injection, ramollissement, infiltration purulente et quelquefois formation de séquestre dans le tissu osseux, et enfin, les tubercules qui se présentent dans la scrofule sous forme de masses volumineuses, enkystées, le plus souvent dans l'intérieur des ganglions lymphatiques, tant externes qu'internes, quelquefois dans la substance même des viscères, notamment dans le cerveau, le foie, la rate, les reins, la prostate, l'utérus et ses annexes, où ils peuvent rester à l'état local, présentant d'ailleurs dans leur évolution une lenteur particulière et une médiocre tendance à l'inflammation et au ramollissement. Nous devons signaler encore l'ozène scrofuleux qui s'accompagne d'ulcération tuberculeuse des fosses nasales, de destruction des cornets, du voile du palais et parfois l'épiglotte. Rappelons encore la dégénérescence amyloïde des viscères.

Causes. Les conditions de développement de la scrofule sont multiples et n'ont pas toutes une influence égale. Le plus souvent, elle se manifeste à la suite de la première dentition et se confirme de trois à sept ans, rarement après l'âge de puberté, quoi qu'on puisse la voir paraître au déclin de l'âge adulte. Une constitution naturellement faible dispose à la maladie plus encore que le tempérament lymphatique.

L'hérédité joue un grand rôle dans le développement de la scrofule, non-seulement comme transmission directe de la maladie, mais encore par la prédisposition que lèguent à leurs enfants des parents non scrofuleux dont la constitution est affaiblie, et dont les excès, l'âge trop avancé ou trop précoce, la syphilis enfin ont pu altérer leurs forces.

La scrofule n'est pas contagieuse. Une nourriture mauvaise, insuffisante et spécialement composée de végétaux, les eaux de mauvaise qualité, l'habitation dans un lieu malsain, mal aéré, malpropre, humide, incomplètement éclairé, le défaut d'exercice encourent activement à la production de la scrofule. Enfin, il est certaines causes, dites pathologiques, qui peuvent en favoriser l'apparition, telles sont : une contusion, une entorse, la variole, la rougeole, la fièvre typhoïde, la syphilis.

Diagnostic. Non-seulement le diagnostic de la scrofule comprend l'étude comparative de cette maladie et de quelques autres maladies constitutionnelles, telles que la syphilis, le rachitisme, la diathèse tuberculeuse, la morve et le farcin, mais encore il faut rechercher les caractères différentiels des principales affections symptomatiques qui appartiennent à la scrofule.

Nous devons ajouter, du reste, que le diagnostic n'est pas toujours exempt de difficultés, surtout si au lieu de considérer l'ensemble des symptômes de la maladie, on s'attache à une lésion isolée.

La syphilis offre, comme la scrofule, des engorgements ganglionnaires pouvant s'abcéder, mais le bubon scrofuleux, ordinairement formé de plusieurs lobes, a une marche éminemment chronique; il est indolent et ne s'enflamme que partiellement, ce qui n'arrive pas pour le bubon syphilitique. L'ulcération qui succède au ramollissement du premier persiste à l'état de fistule donnant un pus séreux non inoculable.

Il peut se faire, toutefois, que le bubon strumeux soit déterminé secondairement par une adénite syphilitique, et qu'après une inflammation phlegmoneuse ou ulcéreuse irritante, il reste un engorgement chronique qui revête tous les caractères des écrouelles. Les ulcérations scrofuleuses ne seront pas non plus confondues avec les ulcères syphilitiques, si l'on considère que les premières succèdent à des écrouelles suppurées, à des abcès ou à des lésions des os, qu'elles ont un fond rouge pâle ou légèrement bleuâtre, aplati, donnant un liquide peu consistant et des bords amincis, décollés, bleuâtrés, irréguliers, se cicatrisant en partie et d'une manière difforme.

L'ophthalmie scrofuleuse diffère aussi de l'ophthalmie syphilitique par son siége qui, pour l'une est plus spécialement fixé sur les paupières, pour l'autre dans l'iris. Enfin, les affections des os dans la vérole, ont souvent le caractère d'exostose ou de névrose, et non celui de carie, plus fréquent dans la scrofule; de plus, elles occupent plus spécialement les os de la tête et de la face. Quant aux scrofules cutanés, il n'est pas difficile de les distinguer des syphilides, si l'on se reporte aux caractères que nous avons assignés à celles-ci.

Il n'y aurait guère que la forme tuberculeuse qui se rapprocherait du lupus scrofuleux au début. Pour l'ozène scrofuleux, nous dirons qu'il se développe beaucoup plus lentement que l'ozène syphilitique et amène beaucoup moins souvent la difformation du nez. On voit combien les lésions de la syphilis, tout en s'en approchant, diffèrent cependant des lésions scrofuleuses. La distinction en est encore bien plus complète et plus tranchée si l'on considère le début et la marche générale de l'une et l'autre affection.

Le rachitisme, malgré quelques points communs, n'est pas moins distinct de la scrofule. Il apparaît beaucoup plus tôt que celle-ci et se développe sous l'influence de causes très différentes. Au milieu des lésions multiples qui caractérisent la scrofule, il n'en présente qu'une seule qui affecte d'une manière toute spéciale la nutrition du tissu osseux. Enfin, il tend à s'arrêter spontanément sans laisser après lui autre chose que des difformités plus ou moins étendues.

Nous avons dit combien la marche de la scrofule est difficile. Les déformations du squelette et le gonflement du ventre se rencontrent dans les deux maladies à des degrés fort inégaux.

Nous nous sommes étendus sur les signes diagnostiques de la scrofule comparée à la diathèse tuberculeuse. à la morve et au farcin (voir ce mot).

Pronostic. Le pronostic de la scrofule est généralement grave. Il varie cependant suivant les formes de la maladie, le nombre et la nature des affections, leur marche plus ou moins rapide. Plus grave lorsqu'elle est héréditaire, la scrofule acquiert une grande intensité chez les individus d'un tempérament lymphatique exagéré, et lorsqu'elle se développe, soit à la suite d'une fièvre éruptive, soit à un âge assez avancé, la succession lente et interrompue par des intervalles de rémission des différentes périodes de la maladie est une circonstance favorable. Les affections qui doivent rendre le pronostic plus grave, sont les lésions des os et des articulations, la formation de tumeurs conglobées, les abcès multiples survenant à une période avancée de la maladie, la diarrhée, la fièvre et tous les signes de la cachexie scrofuleuse.

Traitement. Le nombre des médicaments qui ont été préconisés dans le traitement de la scrofule, est trop considérable pour que nous essayions de les énumérer. Les plus efficaces sont puisés dans les spécifiques du comte Mattei, sous les noms propres de scrofoloso et canceroso. Mais au-dessus de ces remèdes, il faut placer les moyens hygiéniques : habitation salubre, séjour à la campagne, dans un climat chaud et sec, à l'air, au soleil levant, les exercices, une alimentation saine et substantielle, l'usage du vin d'Italie, notamment le Syracuse, le vin de Gattinara, celui de Caluzo Stradella, Grignolin, les deux Barbères et le Nibieul, doivent faire la base du régime de vie et de l'éducation physique des scrofuleux.

Dans l'application de ces différents moyens, il est bien entendu que l'on doit avoir égard aux indications variées tirées des causes, de la marche et de la durée de la maladie. Il en est aussi qui dérivent de la nature des affections ou des lésions symptomatiques ; mais celles-ci sont tout à fait secondaires et entièrement subordonnées au traitement général. Ainsi le topique-fondant composé de 10 grains de scrofoloso, dissous dans 30 grammes d'axonge est un résolutif contre les engorgements gan-

glionnaires; les pansements de scrofoloso en compresses contre les ulcères, les injections de même nature
dans les fistules et les foyers purulents, la pommade
scrofolosée contre les ophthalmies, l'électricité rouge
pour résoudre les engorgements des extrémités ossen-
ses et les tumeurs blanches. Enfin, le traitement interne
d'un grain de scrofoloso ou de canceroso, selon le cas,
doivent intervenir dans la thérapeutique de toutes les
affections scrofuleuses.

Mais c'est toujours avec une grande circonspection et
sous la réserve des moyens généraux que nous avons
indiqués. Quelquefois, on est obligé d'alterner les deux
spécifiques avec un troisième : Antivenereo. Mais jamais
sans consulter un praticien.

Scrofule cutanée. Voir lupus.

Scrofule fugace. Voir scrofule.

Scrofule mésentérique. Voir carreau.

Sialorrhée. *Définition.* La sialorrhée est un flux
de salive idiopathique. Le nom de ptyalisme ou de salivation doit être réservé à l'écoulement symptomatique
de salive qui accompagne, soit les inflammations de la
bouche, soit quelques affections nerveuses, comme les
névralgies de la face, l'hystérie, la folie, soit les maladies
du pancréas, soit enfin certains états particuliers de l'organisme, comme la grossesse.

Description. La sialorrhée débute parfois avec une
grande vivacité; d'autres fois, au contraire, elle s'établit
peu à peu. La salive afflue dans la bouche et s'écoule
bientôt d'une manière continue, sans que les malades
fassent d'autre effort que de rester la tête inclinée au-

dessus d'un vase. Le flux se suspend rarement pendant la nuit; il peut être assez considérable pour rendre tout sommeil impossible; et, si les malades reposent quelques instants, ils ne tardent pas à être réveillés par la suffocation que détermine la salive amassée dans la bouche et jusque dans l'arrière-gorge. L'écoulement augmente lorsque l'estomac est vide; il se ralentit, au contraire, pendant la digestion. Les fonctions de l'estomac peuvent ne pas être troublées: mais, dans un assez grand nombre de cas, il y a de la dyspepsie, de la soif, parfois même de la gastralgie.

La sialorrhée persiste ordinairement pendant un temps assez long et d'une manière continue; mais quelquefois elle s'est montrée sous forme intermittente, et revenant pendant plusieurs années à des intervalles réguliers. Lorsque la maladie s'est prolongée et que le flux a été très abondant, elle peut entraîner un certain amaigrissement et un affaiblissement plus ou moins considérable.

La sialorrhée s'arrête ordinairement tout à coup; on a vu cette cessation subite coïncider avec l'apparition d'un flux copieux d'urine, d'une diarrhée abondante ou de sueurs excessives. Quelquefois elle cède à une maladie fébrile intercurrente.

La matière de l'écoulement, dont la quantité peut s'élever à quatre ou cinq litres en vingt-quatre heures, est formée par un liquide ordinairement insipide, ou ayant une saveur sucrée ou salée, d'une odeur fade, parfois fétide, d'un blanc grisâtre, légèrement visqueux, un peu trouble, donnant une réaction alcaline, et présentant, quoiqu'à un faible degré, les caractères chimiques de la salive. Les glandes salivaires ne sont d'ailleurs ni tuméfiées, ni douloureuses; la muqueuse buccale est saine, quelquefois seulement elle est pâle et décolorée.

Causes. Les causes du flux salivaire sont extrêmement obscures. On l'observe le plus souvent chez les femmes et chez les individus appauvris de sang (ce que la science appelle nerveux). Elle se développe sous l'influence d'une émotion vive, de la frayeur ou du dégoût, ou à la suite de la suppression d'un flux habituel ou périodique, ou d'une hémorrhagie, ou par l'usage du mercure. Elle peut encore être causée directement par l'abus des sialagogues; enfin, la sialorrhée est quelquefois simulée, ainsi que nous l'avons vu plus d'une fois dans les hôpitaux.

La seule difficulté que présente la diagnostic de la sialorrhée serait de reconnaître si elle est ou non idiopathique. Mais, en général, le flux salivaire, dans la véritable sialorrhée, est beaucoup plus abondant que dans le ptyalisme symptomatique. Il est d'ailleurs facile de constater s'il existe une lésion de la muqueuse buccale ou une affection nerveuse (pauvre de sang). Les maladies du pancréas, à moins qu'il n'y ait altération organique appréciable, pourront seules laisser subsister quelque obscurité, mais seulement dans des cas exceptionnels. Quant aux cas de simulation, il suffit de quelque attention pour reconnaître la fraude. Au dire des prétendus malades, le flux n'a lieu qu'aux heures où l'on ne peut l'observer. Lorsqu'on les examine, ils font à grand'peine des efforts de sputation qui ne ressemblent en aucune façon à cet afflux de salive qui remplit la bouche et s'écoule d'elle-même, comme on le remarque dans la paralysie agitante des vieillards. La matière de l'écoulement est, en général, remplacée dans le bassin destiné à la recevoir par de l'eau ou de la tisane ajoutée à une petite quantité de salive.

Le pronostic n'est pas, en général, grave; cependant il faut s'attendre à voir la maladie se prolonger et résister à tous les moyens employés pour la combattre; ceci seulement pour l'allopathie.

Mais si l'on s'adresse à la matteopathie au début, tout au plus peut-elle se prolonger de cinq jours.

Traitement. Les agents thérapeutiques nouveaux sont : l'antiscrofoloso, pris à la dose archiminime dilut. 220ᵐᵉ; on diminue la boisson au fur et à mesure que le flux s'arrête. Est-il rebelle à l'antiscrofoloso? on prend canceroso. On commence par le n° 1; s'il ne s'arrête au premier on essaye les autres. Et il serait propice de l'alterner avec vermifugo, febrifugo ou venereo. Il faut, dans cette affection, savoir les antécédents du mal.

Comme régime, le chocolat, le cacao, les amandes douces, les noix sont strictement indiquées. L'on proscrit le vin blanc, le tabac, l'oignon, les alcools, les potages aux choux, aux pommes de terre et autres légumes. On laisse au malade pleine liberté de boire du vin rouge non acide, de manger des massepains, des biscuits, des vermicelles, de la viande rôtie, etc.

Sorcellerie. Pour éviter cette maladie, donnée par les hommes, le seul moyen consiste de ne pas faire murmurer personne.

Soubresaut des tendons. Voir névroses convulsives.

Spasme cynique. Voir hystérie.

Spasme de la glotte. *Définition.* Le spasme de la glotte (asthme thymique, asthme de Kopp, asthme infantile, asthma dentitium, etc.), est une névrose convulsive propre à la première enfance, caractérisée par des accès intermittents et très courts de suffocation, et souvent liée à des attaques d'éclampsie.

Description. Bien qu'en général le spasme de la glotte ne soit annoncé par aucun symptôme précurseur, l'attaque peut, dans quelques cas, être précédée par des mouvements fréquents de déglutition, des cris, des soupirs, une dyspnée passagère, une irritabilité toute spéciale, et, comme je l'ai observé plusieurs fois, par une constipation opiniâtre, tout à fait insolite chez les enfants ; enfin, avant l'invasion de l'accès de suffocation, on peut observer des convulsions ou des contractures des membres et du strabisme. Du reste, qu'il soit ou non accompagné de prodromes, le spasme de la glotte débute d'une manière identique. Tout à coup, pendant le sommeil de l'enfant, ou au milieu de ses jeux, avec ou sans cause apparente, la respiration se suspend, il semble que la glotte vienne d'être brusquement close ; la suffocation est imminente et la physionomie de l'enfant trahit une vive angoisse ; la bouche est largement ouverte comme pour respirer l'air qui lui manque ; le pouls s'accélère, devient petit, souvent à peine sensible ; les battements du cœur sont tumultueux, irréguliers ; la poitrine reste immobile et l'on n'entend plus l'expansion vésiculaire ; la tête se renverse en arrière, les yeux sont fixés dans leurs orbites, les veines de la face et du cou se gonflent, le visage devient bleu, il y a commencement d'asphyxie, la peau se couvre d'une sueur froide ; des évacuations involontaires ont lieu quelquefois ; il n'y a d'ailleurs ni toux, ni douleur au larynx, ni rougeur, ni fausses membranes au fond de la gorge ; l'intelligence est conservée.

La période asphyxique manque quelquefois et l'accès se borne à une série d'inspirations convulsives. Après dix ou vingt secondes, pendant lesquelles il y a une cessation complète des mouvements respiratoires, l'enfant reprend tranquillement haleine, et l'attaque se termine par une inspiration sonore, aiguë, fixe, convulsive, tout à fait caractéristique, qui ne ressemble ni au cri du coq ni à la toux croupale, ni aux cris des femmes hystériques, ni à la reprise sonore de la coqueluche, mais qui se rapproche davantage d'un hoquet grêle et très aigu.

Cette inspiration finale peut manquer dans quelques cas, surtout dans les premiers accès ; plus tard elle est presque constante. Il est rare aussi que l'attaque ne se compose que d'une seule de ces inspirations, ordinairement on peut en compter cinq ou six consécutives sans expirations intermédiaires, ou séparées les unes des autres par une expiration tantôt silencieuse, plus souvent bruyante, semblable à un gémissement plaintif ou à un cri plus ou moins aigu. Par exception, l'expiration elle-même peut être saccadée et convulsive ; enfin, on a vu une fois les phénomènes intervertis, l'inspiration rester naturelle et le spasme exister pendant l'expiration.

Pendant l'accès, il est très fréquent de voir survenir des convulsions toujours partielles, soit de l'extrémité des membres, soit des muscles du col et du tronc, du strabisme et, dans quelques cas, des mouvements convulsifs, de véritables accès d'éclampsie, qui sont souvent si essentiellement liés à la maladie, que tantôt ils apparaissent et cessent avec l'accès, tantôt lui survivent, en diminuant cependant d'intensité.

La durée ordinaire des accès de spasme de la glotte varie entre quelques secondes et une ou deux minutes ; cependant avec des reprises successives et plusieurs inspirations convulsives, permettant à une petite colonne d'air de pénétrer dans les poumons et laisser le passage libre au sang du cœur. L'accès peut se prolonger même pendant un quart d'heure. Des accès très rapprochés les uns des autres, mais séparés par des rémissions légères, constituent une attaque dont la durée la plus longue est de deux heures. Dans les premiers temps de la maladie, les attaques sont en général rares, et l'on ne les observe guère que tous les mois, toutes les semaines, sans type déterminé, aussi bien le jour que la nuit ; peu à peu elles se rapprochent et les accès finissent par éclater tous les jours, à toute heure ; on en a compté jusqu'à vingt-cinq et même cinquante dans l'espace de douze heures.

Dans l'intervalle des accès l'enfant semble jouir d'une santé parfaite, reprend ses jeux, sa gaieté ou se rendort paisiblement, et rien ne saurait faire soupçonner le danger qui vient de menacer sa vie et la menace prochainement encore. La respiration est facile, le pouls redevenu calme ; il n'y a ni fièvre, ni toux ; la voix et le cri sont naturels ; l'appétit est conservé, toutes les fonctions s'exécutent parfaitement bien. C'est à peine si, dans quelques cas, il reste un peu de fatigue, d'abattement ou de la constipation et de la contracture des extrémités. Mais lorsque l'affection dure depuis longtemps, que les accès de suffocation sont violents ou répétés, on voit les enfants s'affaiblir insensiblement, maigrir, devenir de plus en plus maussades et finir par tomber dans l'assoupissement. Quelquefois leur sommeil est interrompu par des frayeurs subites, le pouls s'accélère, l'appétit diminue, la diarrhée survient, les paupières et les lèvres se recouvrent de croûtes; l'enfant, en un mot, est pris d'une fièvre hectique qui le mène lentement au tombeau.

Mais cette terminaison n'est pas la plus commune; la mort peut survenir pendant l'accès même, par suite de la suspension trop prolongée de la respiration.

Dans ce cas, l'enfant succombe en quelques instants, sans râle, sans agonie souvent au début de la maladie, alors qu'il était avant l'attaque gai et plein de vie; ou au contraire il expire au milieu de convulsions générales. La science dit que des lésions diverses, notamment la congestion du cerveau, une hémorrhagie cérébrale, ou un épanchement de sérosité peuvent concourir à amener cette terminaison funeste.

Je ne partage pas cet avis. Mes expériences m'ont démontré la cause plus juste et logique. J'ai fixé mon attention sur les secrets d'Alexis Piémontais, et voici ce qu'il disait en 1564, alors que la médecine était bien plus avancée qu'aujourd'hui. Je copie sans y changer un iota :

« Pour guérir les enfans de la maladie lunatique, sça-
» voir est quand ils tremblent et se spasment, laquelle
» leur vient à cause d'un ver à deux testes, qui souvent
» s'engendre dans le corps de l'enfant, lequel, venant
» jusqu'au cœur, cause aux enfans un tel tremblement et
» souventefois les tue. »

Alexis Piémontais indique le remède pour lors employé et il dit :

« Fais cecy par trois ou quatre fois, et verra sortir le
» ver mort avec la fiente. Cecy ay-je souvente foys veu
» par expérience; et plusieurs enfans qui par faute de
» bons remèdes ont été tuez de telle manière de vers,
» lesquels après les avoir ouverts, on leur a trouvé le
» ver attaché au cœur. »

Ceci dit, il n'est nullement besoin d'en parler plus au long.

Nous voyons aussitôt que si les enfants sont pris de spasmes de la glotte, la cause est toute trouvée, sans dire beaucoup de mots, qui du reste seraient inutiles.

Le traitement consiste donc à donner aussitôt à l'enfant un bain froid dans lequel on aura fait dissoudre 10 à 20 grains de vermifugo, lui en donner même à boire, non pas de la même dilution, mais un grain dans un verre d'eau; qu'il le boive à sa volonté. C'est le *malel* interne des enfants. (Vulgaire.)

Spermatorrhée. *Définition.* On doit réserver le nom de spermatorrhée aux pertes séminales morbides, caractérisée par l'écoulement immodéré ou l'émission involontaire et presque continuelle du sperme.

Nous parlerons brièvement de la spermatorrhée, qui ne constitue pas, à proprement dire, un flux ou une augmentation de sécrétion, mais plutôt une incontinence et une abondance du sperme, et qui est plus un symptôme ou une cause de maladie qu'une maladie véritable.

C'est seulement en raison des accidents tout particuliers qu'entraîne la perte excessive de la semence que nous croyons devoir décrire spécialement un phénomême morbide qui appartient, en réalité, à un grand nombre d'affections diverses.

Description. La spermatorrhée s'annonce, en général, par des pollutions nocturnes répétées outre mesure, et bientôt suivies d'éjaculations involontaires, survenant pendant la veille, presque sans motif, ou sous l'influence d'une très légère excitation et après une érection incomplète. A un degré plus avancé, le sperme s'écoule sans que le malade en ait conscience, sans désir, sans érection, et comme passivement, par l'action mécanique d'un mouvement un peu violent, d'un frottement, d'un effort et particulièrement pendant la défécation ou au moment où la vessie se contracte pour chasser les dernières gouttes d'urine. Dans ce dernier cas, le sperme mêlé à l'urine forme un dépôt dont les caractères physiques n'ont rien de positif, mais dans lequel on constate, au moyen du microscope, l'existence des animalcules.

A peu près constamment, on trouve dans les urines spermatiques des cristaux d'oxalate de chaux. A mesure que les pertes séminales se répètent, le sperme perd ses caractères, et au lieu d'une liqueur visqueuse, épaisse, opaline, on voit suinter à l'orifice de l'urètre une humeur blanchâtre séreuse, dans laquelle on ne distingue plus, au microscope, que les animalcules spermatiques amoindris, privés d'appendice caudal, et bientôt remplacés par de simples granulations. Ce fait doit être considéré d'ailleurs comme très rare ; il n'est même pas à l'abri de toute espèce de doute. Ces désordres n'ont pas lieu sans apporter un trouble profond dans l'économie.

Les malades, de plus en plus affaiblis, incapables de toute énergie, destitués de toute puissance génitale, essoufflés, palpitants à la moindre fatigue, souvent amaigris, mangeant irrégulièrement, digérant mal, vieillis avant l'âge, les yeux ternes, la démarche incertaine, l'intelligence et la mémoire obscurcies, sombres, moroses et comme engourdis, privés de sommeil ou poursuivis par les rêves les plus horribles, traînent péniblement une existence languissante dont ils n'ont pas même le triste courage de se délivrer, et qui, après des rémissions et des exacerbations alternatives, peut se terminer dans la démence ou dans le marasme le plus affreux. (Consomption dorsale, Hippocrate.)

Cette terminaison est quelquefois hâtée par quelques complications, et notamment par une congestion cérébrale, ou précédée de troubles nerveux très variés, tels que l'enrouement ou la perte de la voix, les fourmillements le long de la colonne vertébrale, l'insensibilité et la paralysie des membres inférieurs; quelquefois des convulsions choréiques ou épileptiformes; l'affaiblissement ou la perte de la vue, mais toujours sans fièvre. Si la vie résiste, comme on le voit d'ailleurs souvent, la constitution n'en reste pas moins épuisée et la santé prématurément détruite.

Causes. 1° Abondance de sperme; 2° les conséquences ordinaires des excès vénériens et principalement des habitudes invétérées d'onanisme; mais elles peuvent résulter aussi d'une continence trop absolue.

Le plus souvent elles sont liées à une atonie des organes génitaux, soit primitive, soit dépendante d'une phlegmasie des voies urinaires, ou à une irritation locale des vaisseaux spermatiques.

C'est dans un autre ordre d'influences qu'il faut ranger la vie sédentaire, l'excitation cérébrale trop vive ou trop longtemps soutenue et les désordres d'une imagination ardente.

Il faut mentionner enfin, comme cause moins directe de spermatorrhée la constipation et les lésions organiques qui apportent un obstacle à la défécation ou à l'excrétion de l'urine et sont aussi de nature à rendre plus pénibles les efforts musculaires qui nécessitent ces actes.

Les vésicules séminales sont aussi comprimées, comme elles le sont la nuit par la vessie distendue dans le décubitus dorsal, position qui amène si fréquemment les pollutions nocturnes. La spermatorrhée, provoquée quelquefois par des manœuvres volontaires et avec tous les accidents qu'elle entraîne, a été observée chez les animaux, et notamment chez le cheval, le taureau et le chameau.

Diagnostic. Le diagnostic de la spermatorrhée est toujours obscur, et la diversité des accidents si complexe, qu'elle détermine, rend la confusion facile, pour peu qu'on s'attache aux symptômes prédominants dans tel ou tel système d'organes, au lieu de fixer son attention sur un phénomène morbide qui échappe souvent aux malades eux-mêmes. Mais, si l'on y réfléchit, la multiplicité même des troubles généraux et l'altération profonde de la constitution doivent frapper vivement l'observateur. Il faut alors soumettre à un examen attentif et direct les organes génitaux, les matières qui s'en écoulent et même les urines dans lesquelles le microscope décèlera la présence des éléments du sperme, seul signe caractéristique, lorsqu'il est constaté d'une manière persistante.

Pronostic. Quant au pronostic de la spermatorrhée, on comprend qu'il est subordonné à la cause même qui produit les pertes séminales. Extrêmement fâcheux lorsqu'elles tiennent à des excès déjà anciens ou à une habitude de la constitution, il perd beaucoup de sa gravité lorsque le flux du sperme n'est qu'une suite d'une inflammation locale ou d'une cause mécanique qui amène l'évacuation des vésicules séminales. Il faut ajouter que le pronostic varie suivant l'ancienneté du mal et le degré de richesse du sang, du sperme et des animalcules qui ne demandent pas mieux que de sortir lorsqu'ils se trouvent en trop grand nombre.

Traitement. Le traitement mérite attention, car si la spermatorrhée vient d'une trop grande abondance de sperme qui gêne le mouvement aux spermatozoïdes, le meilleur des remèdes est la diète, du vin, du pain, du fromage, des alcools ; ne se nourrir que de légumes froids.

Si elle provient d'un vice d'onanisme, c'est scrofoloso le remède à appliquer. Si les accidents se compliquent et deviennent graves, ou qu'il y ait déjà de la chronicité, c'est canceroso et électr. verte en injection dans le canal. Dans ce cas il faut consulter un praticien pour faire l'application.

Spina bifida. Mots latins par lesquels Rhazès, médecin arabe, a désigné l'hydrorachis. Est en général caractérisée anatomiquement par l'accumulation de la sérosité dans la cavité de l'arachnoïde spinale et en même temps dans le canal central de la moelle, la distention et l'écartement des faisceaux de la substance nerveuse qui sont le plus ordinairement adhérents à la peau et par suite l'arrêt de développement des vertèbres qui ne forment plus qu'un canal osseux incomplétement fermé dans un ou plusieurs points de son étendue, à travers lesquelles viennent faire saillie une ou plusieurs tumeurs remplies de sérosité.

Diagnostic et pronostic. Les caractères du spina bifida sont trop tranchés pour qu'il soit possible de les confondre avec toute autre lésion. Le siége, le changement de coloration de la peau, la tumeur fluctuante que l'on voit quelquefois se développer sous ses yeux, les accidents nerveux, ce sont là des signes qu'aucune autre maladie ne présente, surtout dans les premiers temps qui suivent la naissance. (Nous notons entre parenthèses que cette espèce d'affection n'attaque que les enfants et on la dit hydrorachis congénitale.)

Plus tard, lorsque les petits malades survivent, on comprend quels seraient les dangers d'une erreur de diagnostic si l'on prenait la tumeur de l'hydrorachis pour un abcès, par exemple, ou pour un simple kyste : mais il sera toujours facile, non-seulement en considérant ses caractères extérieurs, en cherchant à sentir la division des vertèbres, mais encore en remontant par commémoratifs à l'origine même du mal, d'éviter toute tentative et toute pratique dangereuse.

Ce que nous savons d'ailleurs de l'extrême gravité du pronostic éloigne cette chance d'erreur, puisqu'on ne peut sauver de la mort la plupart des enfants atteints d'hydrorachis congénitale. En effet, on n'a pas à craindre seulement pour eux les accidents inflammatoires qui résultent de la rupture des enveloppes; il faut songer encore que leur constitution débile les expose plus que d'autres à tous les dangers de la vie nouvelle dans laquelle ils sont entrés.

Traitement. Bains tièdes dont on aura fait dissoudre 10 à 12 globules d'antiscrofoloso, tous les jours, pendant quelques mois. Canceroso 1 à l'intérieur, dose, voir selon l'âge et le cas. Maladie grave. Consulter un praticien matteopathe. (Ne pas confondre avec homœopathe.)

Spina ventosa. On désigne sous ce nom l'altération particulière de la substance médullaire des os. L'origine de cette dénomination tient à la théorie des Arabes, plus éclairés que nous sur les tumeurs osseuses, produites par le développement d'un gaz dans les os affectés. Traitement : voir scrofule.

Splénite de la rate. Inflammation de la rate, caractérisée, selon quelques auteurs, par de la fièvre, une tension dans l'hypocondre gauche. (Nota: Les hypocondres sont les parties latérales et supérieures de l'abdomen, situées à droite et à gauche au niveau de l'ombilic et non aux aines, comme on a voulu l'indiquer), accompagnée de chaleur, de gonflement et d'une douleur qui augmente par la pression; maladie encore indéterminée. Traitement : Febrifugo intus et extra.

Sporisorium. On appelle sporisorium un genre de maladie qui complique la pellagre. Ainsi nommé par Tesati. Voir pellagre.

Sporochium. On donne ce nom à une production parasite analogue aux mycodermes du favus et de la nature des cryptogames. Voir muguet.

Squames. Les inflammations squameuses ont pour caractères la formation d'écailles furfuracées ou lamelleuses sur les points de la peau envahis par la phlegmasie. Elles se composent des genres pityriasis, lèpre, icthyose. Voir ces mots.

Squirrhe. De scirrhus, marbre. Le squirrhe doit son nom à la dureté de l'altération qui le constitue, est un état d'endurcissement ou une transformation organique susceptible de se développer dans la plupart des tissus de l'économie animale ; il précède souvent le carcinôme, et n'est alors que le premier degré du cancer. Il ne faut pas confondre le squirrhe avec l'induration qui succède aux phlegmasies, bien qu'il y ait souvent complication de ces deux états, qui peuvent être réciproquement cause et effet. Le squirrhe, considéré sous le rapport de l'anatomie pathologique, est une matière d'un blanc bleuâtre ou grisâtre, demi-transparente, analogue, par sa consistance et son aspect, à la couenne de lard, se ramollissant ensuite et prenant graduellement la consistance d'une gelée. De là on lui donne divers noms. Voyez cancer et diathèse cancéreuse.

Staphylôme. De raisin. On a donné le nom de staphylôme à diverses tumeurs de la surface antérieure du globe de l'œil. Staphylôme de la cornée ; tumeur inégale, bosselée, bleuâtre ou blanchâtre, arrondie ou conique, d'un volume très variable, formée par la saillie de la cornée transparente, qui est tantôt amincie et distendue, tantôt très épaisse. Staphylôme de la sclérotique ; il ne diffère du précédent qu'en ce qu'il a son siège sur un point du globe de l'œil recouvert par la sclérotique, qui

se trouve alors considérablement amincie. Staphylôme
de l'iris : hernie de cette membrane à travers une perforation de la cornée.

Le staphylôme est d'une nature scrofuleuse. Le traitement est donc le même que pour la scrofule, c'est-à-
dire scrofoloso intus et extra, pommade scrofolosée,
électr. rouge. Si le staphylôme procède d'un reste de
syphilis, on alterne scrof. avec venereo. Canceroso 5 est
à essayer en compresses.

Stomacace (de bouche, mal, vice de la). Quelques
auteurs ont donné ce nom au scorbut, à cause du mauvais état de la bouche dans cette maladie. Se dit de la
stomatite gangreneuse de la bouche, cancer aqueux
buccal. Maladie presque exclusivement propre à l'enfance. Je l'ai observée chez une femme de cinquante-
deux ans, par exception. Elle s'observe chez les sujets
de trois à dix ans, cachectiques, débilités par la misère,
la privation, et souvent aussi par des maladies antérieures parmi lesquelles il faut placer au premier rang
les affections syphilitiques, éruptives, graves, et surtout
la rougeole.

Il n'est pas rare de la voir survenir comme complication ultime dans la scrofule. Dans de rares circonstances
elle a sévi épidémiquement, mais elle ne paraît pas être
contagieuse.

Seulement j'ai observé, sur la maladie citée ci-dessus,
qu'en essuyant avec la main les lèvres coulantes, la maladie s'est portée au poignet de la main, la salive qui
coulait au coin des lèvres laissait une entamure à la
peau et une éruption s'est formée en dehors, de même
nature que dans l'intérieur de la bouche et envahissait

le gosier et l'œsophage, si les globules de scrofoloso n'avaient arrêté la marche. Voir muguet.

Stomatite. Voir stomacace, muguet.

Strabisme. Paralysie des muscles de l'œil, de louche; défaut de concordance des axes optiques, dépendant d'une inégalité dans la force des muscles moteurs de l'œil, d'une différence dans la sensibilité des deux yeux, ou d'une lésion cérébrale.

Le strabisme a été vaincu une fois par une seule application d'électr. rouge, aidée de scrofoloso.

Strangurie. De goutte et d'urine; difficulté extrême d'uriner; sortie de l'urine goutte à goutte, avec douleur, ardeur et tenesme vésical continuel. Traitement : Angioïtico, électr. ang. et électr. rouge, scrofoloso. On applique les électricités au sacrum, au périnée et au sympathique.

Strophulus. On comprend sous le nom de strophulus un genre de lichen se montrant chez les enfants à la mamelle, pendant le travail de la dentition, à la face, au cou, sur la poitrine.

Dans les pays chauds, l'éruption s'accompagne de très vives douleurs. Des éruptions variées s'ajoutent souvent au lichen comme complications. On peut appliquer à cette affection la généralité des préceptes thérapeutiques que nous avons formulés pour les phlegmasies. Il faudra avoir bien présentes à l'esprit, en insinuant le traitement, les origines variées du lichen; se souvenir que si cette forme anatomique est le plus souvent l'expression de la dartre, il y a aussi un lichen qui peut survenir sous l'influence de la syphilis et qu'alors il réclame le traitement spécifique, c'est-à-dire venereo.

Struma. Voir scrofule.

Stupidité. Faiblesse des facultés mentales qui rend l'homme hébété et incapable de raisonnement. Elle peut se déclarer à la suite d'une maladie du foie. Le traitement pour lors est febrifugo intus et extra, électr. rouge, blanche en compresses sur la région du foie, c'est-à-dire sous les dernières côtes.

Suette miliaire. *Définition.* La suette miliaire(peste anglaise, suette picarde, fièvre miliaire), est une maladie épidémique et contagieuse, caractérisée par des sueurs continues et une éruption vésiculeuse non constante.

Description. La suette débute rarement sans prodromes; elle est, en général, précédée d'anorexie, de céphalalgie sus-orbitaire, de lassitude, de douleurs articulaires, surtout dans les genoux et dans les poignets. Le pouls est souvent naturel; le mouvement fébrile n'est jamais très marqué; dans les cas graves, des vertiges, des nausées, des vomissements s'ajoutent à ces symptômes.

Une chaleur brûlante, fixe ou parcourant tous les membres, une constriction douloureuse à l'épigastre, précèdent plus ou moins l'apparition des sueurs. Celles-ci commencent, sans frisson, par une vapeur chaude qui enveloppe le corps et qui ruisselle bientôt avec une grande abondance. Elles sont presque continues, mais elles redoublent par moments et constituent de véritables paroxysmes; leur odeur est aigre et fétide. La bouche est pâteuse, la langue est chargée d'un enduit blan-

châtre, la constipation opiniâtre, les urines normales.
Les sueurs sont souvent accompagnées de crampes, d'é-
touffements et d'une anxiété très pénible. Du troisième
au quatrième jour, après de légers picotements, paraît
une éruption de vésicules miliaires perlées et diaphanes,
se montrant d'abord sur les côtés du cou, à la nuque,
vers les oreilles, sur le tronc et sur les membres qu'elle
envahit surtout dans le sens de la flexion. L'éruption,
qui n'est d'ailleurs pas constante, se fait, en général,
d'une manière successive et toujours avec une recru-
descence marquée dans tous les symptômes et principalement dans le mouvement fébrile : elle peut se développer rapidement sur toute la surface du corps ou rester circonscrite à quelque partie ; elle est discrète ou
confluente.

Des palpitations, des battements à l'épigastre et un
resserrement qui se propage au cou et aux épaules et
détermine souvent des accès de dyspnée très douloureuse, de l'agitation, de l'insomnie, dans quelques cas du
délire, se montrent à cette période de la maladie ; des
aphtes et des fausses membranes se développent quelquefois sur les gencives. On observe aussi rarement un
engourdissement et même une paralysie de certains
muscles et des hémorrhagies par différentes membranes muqueuses. Lorsque la suette est bénigne, la durée
totale de l'éruption est de six à huit jours ; les vésicules
qui contiennent un liquide se dessèchent et une desquamation s'opère : la langue se dépouille lorsqu'il y a
eu une éruption sur la muqueuse buccale. Les accidents
diminuent progressivement et disparaissent complètement du huitième au dixième jour.

La suette grave se termine quelquefois par la mort, le premier ou le deuxième jour, au milieu d'accidents nerveux variés, le délire, le coma, les convulsions. D'autres fois, la mort parait résulter de la constriction épigastrique et de l'angoisse, et est précédée de syncope. Généralement, elle arrive le troisième ou le quatrième jour, précédée de douleurs à l'hypogastre et de dysurie.

La terminaison peut être beaucoup plus tardive dans le cas de complication ; on voit alors des inflammations gastro-intestinales plus ou moins intenses, des pneumonies, des désordres du côté de la vessie qui entraînent la mort, mais seulement à la fin du premier ou du second septenaire.

La suette existe souvent sans éruption ; il est beaucoup plus douteux qu'il existe une fièvre miliaire sans sueur. Quant aux variétés que présente l'éruption, on peut distinguer une miliaire rouge, formée surtout par des papules surmontées de très petites vésicules transparentes et une miliaire bulleuse dans laquelle les vésicules prennent un accroissement plus ou moins grand et ont la forme de bulles.

La suette laisse souvent après elle, dans la convalescence, des palpitations, des inflammations gastro-intestinales plus ou moins intenses ; quelquefois des éruptions de furoncles ou de pustules d'ectyma, et dans quelques cas seulement, un affaiblissement notable. Les écarts de régime amènent des rechutes qui sont le plus souvent sans gravité.

Anatomie pathologique. Les lésions que l'on rencontre à l'autopsie chez les individus qui succombent à la suette miliaire n'ont rien de caractéristique. Des congestions plus ou moins marquées, suivant le genre de mort, dans les poumons, le cerveau, le tube digestif, une injection variable et un gonflement des follicules intestinaux, un engorgement et un ramollissement de la rate, sont les altérations les plus communes.

Causes. La suette miliaire, le plus souvent épidémique, paraît propre à l'Europe septentrionale et centrale ; elle s'est montrée un grand nombre de fois en France, sur divers points, et principalement en Picardie et en Normandie ; elle reste sporadique et endémique dans quelques-uns des lieux où elle a sévi épidémiquement : elle attaque d'ailleurs tous les âges et n'est pas exempte de récidive.

Diagnostic. Les sueurs abondantes et continues sont le caractère principal de la suette ; il est facile d'ailleurs de la distinguer des autres éruptions vésiculeuses ; l'herpès, disposé en groupes limités ; les sudamina, propres aux affections fébriles : l'eczéma, caractérisé par une marche spéciale. La varicelle vésiculeuse, distincte comme les autres fièvres éruptives par les symptômes généraux et spéciaux, ne saurait être confondue avec la maladie que nous venons de décrire.

Pronostic. Rien n'est plus variable que le pronostic général de la suette. La mortalité diffère dans les différentes épidémies en raison de circonstances le plus souvent inconnues. Les signes pronostiques les plus fâcheux sont ceux qui caractérisent la suette maligne : la constriction épigastrique excessive, le délire, le coma, les syncopes, la dysurie, les complications pulmonaires ou gastro-intestinales. La maladie sévit d'une manière plus grave sur les adultes et sur les hommes.

Traitement. Les cas bénins de la suette miliaire se guérissent aisément en quatre ou cinq jours par scrof. seul. Mais les cas graves ou compliqués, réclament des soins très prompts, très assidus : on commencera le traitement par angioïtico et ceci pour le premier jour, puis le second jour febrifugo, et du troisième jusqu'au septième, scrofoloso. On peut alterner febrifugo le matin et scrofoloso le soir. Comme la suette miliaire est plutôt une affection de la rate que du foie, il est nécessaire de poser des compresses sur cette région, avec électricité rouge, et blanche si la rouge ne fait pas.

Sueurs abondantes. Voir suette, sialorrhée.

Surdité. Diminution ou abolition totale de l'ouïe. La surdité peut être l'effet d'une inflammation aiguë ou chronique de l'oreille interne, d'une paralysie de la pulpe auditive ou du tronc même du nerf auditif, ou enfin d'un obstacle mécanique qui s'oppose au libre accès des sons. Mais on observe souvent des surdités dont on ne peut assigner la cause, et qu'on ne peut combattre par aucun spécifique, telle est la surdité sénile. Toutefois, il y a eu des cas de guérison par scrof. intus et électricité rouge ou blanche, aux oreilles et à la nuque.

Si la surdité est congestive, on emploie angioïtico intus et extra et voir même canceroso.

Syncopes. Voir défaillance.

Synovite. Se dit de l'inflammation et de l'épanchement de la synovie à travers les tissus qui la contienne.

Symptômes. D'abord raideur dans l'articulation, causée par un courant d'air froid, une station prolongée dans l'humidité. Un coup de froid pris sur les articulations, suffit pour développer la synovite, puis : enflure du membre ; plus tard, l'inflammation se fait voir à la peau et alors celle-ci devient rouge violacée, le membre atteint peut acquérir une grosseur démesurée. Les humeurs visqueuses exhalées par les capsules synoviales, destinées à lubrifier les cavités articulaires, glissent à travers les tendons et viennent s'épancher dans les chambres vasculaires qui, au premier abord, feraient croire à un commencement d'hydropisie si le symptôme précurseur n'était pas venu apporter le diagnostic.

Traitement. Faire prendre intérieurement ang. pour remettre le sang à son état normal et ceci pendant une huitaine de jours. Puis l'on fait prendre scrofoloso, afin de faire pousser à la peau les humeurs qui ont séjourné dans les tissus. On fait frictionner le membre avec élect. pettorale qui est la blanche de Mattei, afin qu'elle dilate les pores de la peau et donne issue aux humeurs. Ensuite, on fait prendre canceroso pour nettoyer et arrêter l'épanchement de la synovie. Une fois guéri, on continue de faire prendre scrof. pendant un certain laps de temps, pour éviter toutes récidives.

Je dois faire remarquer au lecteur qu'il existe une synovite syphilitique et que le traitement de cette dernière consiste en grands bains de venereo, si la saison est propice. L'on commence, dans ce cas, par donner angioïtico à la dose 220ᵉ, pendant huit jours environ, ensuite l'on fait prendre scrofoloso, puis canceroro, puis venereo. Ce dernier doit être continué tant que la maladie durera. Pour les bains, l'on peut se servir de grains en commençant par dix allant jusqu'à cent pour un bain, ou si l'on aime mieux, on verse un demi-flacon d'élec. venereo dans le bain ; quinze grammes environ pour un bain.

Syphilis. *Définition.* La syphilis (vérole) est une maladie constitutionnelle, contagieuse, transmise par les rapports sexuels ou par hérédité et caractérisée par une irritation locale, spécifique, des organes génitaux, et par des phénomènes consécutifs de forme et de siège très divers, successifs ou simultanés, dont l'évolution naturelle est régulière et déterminée.

Syphilis commune. *Description. Symptômes primitifs.* Lorsque la syphilis succède à un coït impur, elle se déclare, en général, du troisième au huitième jour, rarement plus tard ; son début est marqué par l'apparition d'un ou de plusieurs chancres qui peuvent se montrer sur toutes les parties du corps, mais qui se développent de préférence sur les organes génitaux, non par une tendance spécifique de ces parties, mais en raison de la manière dont la maladie est contractée.

Les narines, les gencives, la langue, les lèvres, le menton, l'hypogastre, le scrotum, la cuisse, l'anus et l'urètre, peuvent en être affectés.

Le chancre commence par une démangeaison parfois à peine sensible, allant d'autres fois jusqu'à la douleur par une rougeur, en général, peu marquée et par la formation d'une vésicule remplie de pus, sans induration notable ou d'un abcès sous-muqueux très circonscrit, qui ne tarde pas à s'ulcérer.

Symptômes secondaires. Les accidents primitifs de la syphilis peuvent parcourir toutes les périodes de leur

évolution et disparaître même complètement sans que
la maladie ait abandonné l'économie. Après un temps
très variable, rarement avant un mois et rarement après
six, quelquefois cependant beaucoup plus tard, après
une ou plusieurs années, on voit survenir de nouveaux
symptômes, secondaires ou consécutifs qui caractérisent
la syphilis constitutionnelle. Ceux-ci peuvent même se
montrer avant la disparition des phénomènes primitifs,
soit qu'ils coïncident avec eux, soit qu'ils consistent en
une véritable transformation.

Dans ce dernier cas, on voit alors, surtout chez
les femmes, le chancre au moment où il semble marcher vers la cicatrisation, prendre une teinte rouge de
la circonférence au centre, s'étendre en largeur, s'en-
tourer d'une auréole violacée et se recouvrir d'une pellicule fine, en même temps que la surface de l'ulcère
bourgeonne et s'élève jusqu'à ce qu'il soit complètement
transformé en une plaque muqueuse.

Symptômes tertiaires. Les différents symptômes que
nous venons de passer en revue à la hâte et qui constituent les phénomènes secondaires de la syphilis ont, en
général, disparu avant que la maladie fasse de nouveaux
progrès. Cependant, le sarcocèle syphilitique forme, en
quelque sorte, un symptôme de transition qui peut
coïncider avec les accidents secondaires et tertiaires. Le
testicule qui offre, dans le principe, plusieurs petits
noyaux d'induration, acquiert peu à peu un volume trois
ou quatre fois plus considérable qu'à l'état normal ; le
gonflement commence par le corps même de la glande
qui forme une tumeur ovoïde régulière, indolente au
toucher, mais quelquefois cependant douloureuse pen-

dant la nuit. L'épididyme est souvent intact ; la maladie
n'affecte ordinairement qu'un seul côté ; elle peut cependant passer de l'un à l'autre ou atteindre les deux
testicules à la fois ; jamais cette affection ne se termine
par suppuration ; mais si elle persiste pour se résoudre,
le testicule subit, en général, une atrophie complète ou
une dégénérescence cartilagineuse, fibreuse ou même
osseuse.

Symptômes quaternaires. On décrit depuis quelques
années, sous la dénomination de période quaternaire ou
syphilis viscérale, des déterminations morbides de la
syphilis vers les organes essentiels de la vie, cerveau,
poumon, foie, rate, reins.

Les lésions consistent en des productions plastiques
qui peuvent être diffuses ou circonscrites. Dans ce dernier cas, elles constituent les gommes des parenchymes.
Coïncidemment avec ces produits néoplasiques ou en
l'absence de ceux-ci, les organes peuvent encore être
atteints de dégénérescence amyloïde. Seulement, et nous
insistons sur ce point, la matière amyloïde n'est point
un produit spécifique de la syphilis. Elle est le résultat
de la cachexie, de la déchéance de l'organisme, quelle
que soit sa cause, et peut aussi bien être l'expression de
la cachexie scrofuleuse, par exemple, que de la cachexie
syphilitique.

Selon qu'elles sont diffuses ou circonscrites, qu'elles
appartiennent à tel ou tel organe, qu'elles ont atteint
telle ou telle période de leur évolution, les néoplasies
syphilitiques affectent des physionomies variées.

C'est ainsi que dans certains organes, le foie, par
exemple, les dépôts plastiques diffus peuvent donner
lieu aux lésions de la cirrhose de cette glande.

Les gommes, à leur première, à leur seconde période ou de dégénérescence graisseuse, rappellent, dans le poumon surtout, les tubercules crûs ou ramollis des voies respiratoires.

Les symptômes de la syphilis viscérale diffèrent, on le conçoit, suivant ses diverses localisations.

Dans le foie, elle peut provoquer de l'ictère ou fournir les signes d'une cirrhose, qui ne se distinguera des cirrhoses d'espèce différente que par son origine.

Dans le rein, elle engendre les phénomènes de la maladie de Bright (albuminurie, hydropisies).

Syphilis phagédénique ou cachectique. La syphilis phagédénique ou cachectique offre ce caractère singulier, qu'elle reste toujours bornée aux phénomènes primitifs. Mais le chancre, au lieu de s'indurer, se change en un ulcère rongeant, serpigineux, avec décollement des bords, qui s'étend d'un côté pendant qu'il guérit de l'autre et persiste ainsi de dix mois à deux ou trois ans, en conservant toujours la propriété d'être inoculé. En outre, il existe une fièvre lente, irrégulière; la peau, devenue terreuse, se recouvre tantôt d'éruptions eczémateuses, tantôt de plaques hémorrhagiques, en même temps que les gencives et la surface des ulcérations sont souvent saignantes. Les digestions se troublent, il survient une diarrhée colliquative et parfois des hémorrhagies intestinales. Cet état grave est soumis à des alternatives en rapport avec les progrès de l'ulcère, et les malades finissent par tomber dans un état de consomption vraiment cachectique. La maladie peut même se terminer par la mort ; mais lorsqu'on est assez heureux pour obtenir la cicatrisation des ulcères, le malade peut revenir à une santé parfaite et durable.

Syphilis héréditaire. La syphilis héréditaire est celle qui est transmise aux enfants par voie de génération, soit du côté de la mère, soit du côté du père. Rien n'est plus obscur que les conditions de cette transmission, et il est fort difficile de les établir, même aujourd'hui. Car comment se fait-il qu'un enfant ait hérité de la maladie de son trisaïeul ? Il paraît cependant démontré que la transmission provient plus souvent du père que de la mère, et qu'elle peut avoir lieu sans que la mère ait été atteinte ; qu'il n'est pas nécessaire non plus que les parents soient actuellement affectés d'accidents syphilitiques et qu'il suffit que des symptômes primitifs aient existé et aient été suivis d'infection, qu'il y ait par conséquent imminence de syphilis constitutionnelle pour que la transmission s'opère. La syphilis héréditaire du côté de la mère est plus à craindre, lorsque celle-ci est infectée au commencement plutôt qu'à la fin de la grossesse.

Causes. La syphilis réside toute entière dans l'existence d'un virus qui transmet la maladie, soit par inoculation, soit par contact immédiat, soit par hérédité. La contagion de la syphilis n'est pas plus absolue que celle d'aucune autre maladie ; certaines personnes, en petit nombre, y paraissent réfractaires. Je répète ici ce que j'ai déjà dit dans un chapitre : Si vous tenez un gendarme à votre porte, les voleurs n'entreront point chez vous.

Ainsi sont les spécifiques Mattei, comme le dit l'auteur : *L'antivenereo che cura radicalmente la sifilide in tutte le sue forme e forse la prima.* Voilà comment il est possible d'apprécier les conditions de cette immunité. Elle appartient exclusivement à l'espèce humaine. Le virus réside dans le pus que secrètent les ulcères primitifs surtout, mais on doit admettre aujourd'hui que la syphilis peut encore être transmise par les liquides qui proviennent de quelques lésions secondaires et particulièrement des plaques muqueuses. Les nourrissons qui offrent dans la bouche des plaques muqueuses, des ulcérations syphilitiques, peuvent donc contaminer leur nourrice par le mamelon et *vice-versâ* de la nourrice au nourrisson ; si celle-ci est atteinte, le virus se communique par le lait. Un chancre induré serait, d'après quelques pathologistes, l'accident qui ouvrirait nécessairement la porte à l'infection de l'organisme, alors même que la source de la contagion se trouverait dans des accidents secondaires, chez la personne qui communique la syphilis.

La vaccine et le sang des syphilitiques peuvent être aussi un agent de contagion.

Le diagnostic de la syphilis repose sur des éléments qui varient suivant les périodes de la maladie. Les accidents primitifs, chancre et bubon, ne pourraient être confondus qu'avec l'inflammation ulcéreuse simple du gland et du prépuce, et l'herpès préputial ; mais ces irritations locales, ordinairement moins bien limitées et plus superficielles que le chancre, ne s'accompagnent jamais d'induration. L'inoculation, dont on ne peut en aucune façon généraliser la pratique, établirait une différence tranchée entre les deux ordres de lésions.

La syphilis constitutionnelle est souvent caractérisée

par des signes tellement spécifiques, que le diagnostic
ne pourrait être douteux ; c'est ce qui arrive, par exemple, pour les plaques muqueuses, parmi les accidents
secondaires, et pour les tumeurs gommeuses, parmi les
tertiaires.

La syphilis est un des plus cruels fléaux qui affligent
l'espèce humaine ; non pas tant par les dangers auxquels
elle expose ceux qui en sont atteints les premiers, que
par la désastreuse influence qu'elle exerce sur la constitution des enfants nés de parents syphilitiques, et par
suite sur des générations tout entières.

Cependant, on peut dire avec confiance qu'aujourd'hui, grâce à M. le comte Mattei, la syphilis, quelle
qu'en soit la période, la forme ou l'héritage, elle reste
chassée et guérie radicalement par son héros antivenereo.

Et l'illustre maître fait observer, à propos de la syphilis, que les distinctions faites dans les ouvrages de médecine entre la syphilis primaire, la syphilis secondaire
et la syphilis tertiaire, etc., n'ont pas de valeur absolue,
attendu que, selon lui, la syphilis est *une*; elle varie seulement en gravité et se présente sous des formes très
diverses. Et la preuve en est qu'un seul remède la guérit à tous les degrés. Seulement on doit se souvenir que
plus le mal est violent plus on doit affaiblir le remède.

Quel bien, ajoute le comte, on pourrait faire avec ce
seul remède ! Avec une organisation qui s'occuperait
sagement à le répandre et à en généraliser l'application,
on pourrait débarrasser cette terre d'un mal qui détériore toute la race humaine. Il vaudrait la peine que
quelqu'un se dévouât pour guérir ce seul mal, qui est la
cause de presque tous les autres maux.

Et je suis le premier à former les vœux que les gouvernements s'en occupent pour faire suivre un traitement à chacun, pendant une année au moins, et que la cure soit obligatoire comme la vaccine.

Traitement. Histoire. Exemple. J'emprunte à la plume de M. Bérard les remarques préliminaires de la syphilis.

Le fait que les neuf dixièmes des maladies cèdent à l'antiscrofoloso ou à l'anticanceroso, démontre qu'elles ont la scrofule pour commune origine et qu'elles n'empruntent l'immense variété de leurs formes qu'à la non moins grande variété des organismes et à celle des organes qu'elles attaquent.

Mais dans la catégorie des maladies dues à la scrofule, il en est un grand nombre qui se retrouvent dans les diverses conséquences de la syphilis, en sorte qu'elles sont susceptibles de revêtir la forme syphilitique, alors qu'elles rencontrent une constitution entachée de ce virus, ou qu'elles conservent leur forme ordinaire (scrofuleuse) quand elles ne le rencontrent pas.

Il y a plus : la forme syphilitique et la forme scrofuleuse se mélangent de telle sorte qu'entre les deux types extrêmes se produisent des types intermédiaires.

De tous ces faits résulte la nécessité d'employer l'antivenereo, non-seulement dans les cas syphilitiques bien caractérisés, mais encore dans les cas douteux qui résistent à leurs spécifiques naturels.

Cette intervention de l'antivenereo en l'ajoutant avec l'antiscrofoloso ou l'anticanceroso, dans une proportion plus ou moins grande, qui sera indiquée par les effets obtenus.

Il résulte surtout de ces observations une preuve très importante de la parenté qui existe entre la scrofule et la syphilis, et qui fait de la scrofule une sorte de syphilis affaiblie et abâtardie. Le goître est de ce nombre. Le crétinisme et l'idiotisme font suspecter appartenir à une syphilis dégénérée probablement jusqu'à la quatorzième génération. Nous, matteopathes, nous devons croire à cette mystification syphilitique dégénérée; nous en avons la preuve dans la dilution des remèdes.

Si un milligramme de poison peut se retrouver dans un litre d'eau, pourquoi une goutte de sang virus contagieux, inoculateur, ne pourrait-il pas se transmettre à l'infini, allant jusqu'à la cinquantième génération?

Un crétin, âgé de 24 ans, ne savait pas dire papa. J'eus la curiosité, en cachette de ses parents, de lui administrer tous les jours trois grains d'antivenereo dans un véhicule que je lui mettais sur la langue. Six mois après il commença à articuler les mots de papa et d'eau, et il disait: « moa bare d'eau papa. » Les parents en furent étonnés et surpris, et la superstition s'en mêlant, croyaient qu'il allait mourir parce qu'il commençait à parler. Je n'ai pas pu continuer le traitement à cause du changement de mon domicile, et les parents n'auraient rien voulu faire.

Bien des familles tourmentées misérablement, ou même fatalement décimées par les mystérieuses et terribles conséquences d'un héritage syphilitique plus ou moins ancien, trouveront dans la lecture de ce qui suit l'explication de leur malheur et le remède qui peut les délivrer. Puissent ces lignes faire aussi comprendre à chacun la responsabilité qui pèse sur quiconque compromet ainsi, non-seulement sa vie, mais celle de ses descendants jusqu'à la cinquantième génération.

Formes diverses de la syphilis. Toute syphilis commence invariablement par le chancre, mais rarement s'arrête à cette première manifestation. En conséquence, on a classé les syphilis sous trois dénominations, suivant les accidents qu'elles produisent.

SYPHILIS SIMPLE OU BÉNIGNE. 1° *Chancre mou sans bubon.* Peu de jours après l'acte inoculateur paraissent sur le gland une ou plusieurs vésicules, qui dégénèrent bientôt en autant d'ulcérations rondes, petites, molles, entourées d'un cercle rougeâtre, à fond gris et à bords taillés comme à l'emporte-pièce. Au bout de cinq à six semaines, et après avoir suppuré, ces ulcères se cicatrisent facilement et souvent spontanément, de telle sorte qu'ils ressemblent plutôt aux ulcérations ordinaires, dites herpétiques. Dans ce cas, les glandes des aines s'enflent, mais n'entrent pas en suppuration.

2° *Chancre mou avec bubon.* Dans ce cas, une ou plusieurs des glandes susdites entrent en suppuration.

3° *Chancre mou avec bubon et gangrène.* Dans ce cas la gangrène se déclare au chancre et au bubon peu de jours après leur apparition, et parfois l'inflammation du tube digestif retarde la guérison.

Le siége du chancre est presque toujours aux organes génitaux, quelquefois, mais rarement, aux lèvres buccales ou à l'anus.

Parfois, les ulcérations sus-mentionnées, au lieu de se guérir, prennent la forme maligne suivante.

SYPHILIS MALIGNE (PHAGÉDÉNIQUE). Dans cette forme de

la maladie, les ulcères deviennent rongeants et voya-
geurs, se cicatrisant par un côté, s'agrandissant de l'autre, parcourant ainsi le corps pendant des années, entraînant d'horribles et interminables souffrances et laissant
après eux de hideuses et irréparables difformités.

Symptômes. Auréole d'un rouge sombre et livide, surface molle, grisâtre, saignante, les os parfois mis à nu,
douleurs cruelles, suppuration constante, pâleur, faiblesse, difficulté de digestion, fièvre, palpitations, essoufflement, désordres d'entrailles, saignement des gencives, hémorrhagies des intestins, taches à la peau,
éruptions pourprées, suintantes, sueurs, dépérissement
général.

La mort, inévitable dans les cas avancés, est presque
préférable aux mutilations et aux misères qui demeu-
rent le lot de ceux qui en échappent après ces années
d'indicibles tortures.

Cette forme de la syphilis est heureusement la plus
rare et est due, pense-t-on, à l'inoculation d'un virus
faible.

Syphilis confirmée, ou grave. Ici, l'ulcère chancreux
primitif, qui est souvent seul et fort petit, se durcit par
la base et on a le :

Chancre dur. L'induration se déclare quelquefois
dès le troisième jour, ordinairement du douzième au
quinzième, rarement au bout de six à huit semaines, et
s'arrête brusquement et sans transition autour de la
plaie.

Caractères. Plaie en forme de coupe, surélevée, centre mou et déprimé ; suppuration peu abondante. Aux
lèvres buccales : plaie allongée en forme de fente à

bords saillants, ou de boutons, grenue, croûteuse. A la tête : Plaie plutôt arrondie. Attaque surtout les hommes.

Quelquefois ce chancre se transforme en :

Plaques muqueuses. Caractères. Auréole plus sinistre, enflée. Disque lisse, violacé, saillant sur la peau, recouvert d'une pellicule ou membrane. Attaque surtout les femmes.

A ce point la maladie semble gagner en profondeur pour engendrer des maux plus terribles :

Symptômes dits secondaires. Indices précurseurs. D'abord : impressionnabilité, humeur capricieuse et tristesse, apathie, dégoût, anxiété, sommeil agité, intermittent, nullement réparateur, lassitude, courbature, faiblesse générale, bourdonnements d'oreilles, voix cassée.

Bientôt : Fièvre, avec frissons et chaleurs ; vers le soir, sueurs nocturnes, oppression, saignements de nez, palpitations.

Ensuite : Traits altérés, membrane interne des yeux jaune, inappétence, nausée ou faim canine, diarrhée, amaigrissement, enflure et ulcération des gencives, taches à la peau, hémorrhagie des intestins, douleurs pressives, aiguës à la tête, yeux ternes, cheveux sales, feutrés, puis disparaissant, ainsi que tout le système pileux, éruptions croûteuses à la tête, engorgement des glandes du cou, des seins, lésions quelquefois à la gorge, sous la mâchoire, sous l'aisselle, etc., etc. Douleurs rhumatismales dans les muscles, au dos, à la poitrine, aux articulations supérieures intercostales et surtout (caractéristique) *au sternum* (point très douloureux vers le tiers inférieur de cet os). État chloro-anémique.

Enfin : *Symptômes eux-mêmes*, soit : éruptions

syphilitiques, très variées, *arrondies,* couleur *cuivre* ou *chair de jambon,* ou *rouge orange* (sans prurit ni douleur), savoir :

Plaques muqueuses. (Pustules ou tubercules), lisses, humides, après la cicatrisation du chancre.

Aux parties sexuelles, puis au scrotum, à l'anus, etc., aux ailes du nez, entre les orteils, à l'ombilic, etc., etc.; rondes, ovales, molles ou saillantes, nettes ou diffuses, isolées ou confluentes, plates ou bombées, lisses, suintantes, fétides, rosées ou livides, par masses informes, hideuses; crêtes de coq, ou condylômes, ou fongosités, surtout à l'anus, avec gerçures à l'anus et aux ongles, et entre les orteils ; s'ulcérant sur les surfaces muqueuses (amygdales), formant, au bord des narines et au menton, des saillies croûteuses ou des végétations semblables à la mûre, et au sein, des saillies mamelonnées.

Roséole syphilitique. (Plus lente et plus longue que l'ordinaire). Taches arrondies, isolées ou réunies, d'un rose sombre, à bords dentelés, à surface granuleuse ou lisse, plus tard chagrinées et papuleuses ; sur la poitrine, à l'abdomen, etc., etc., d'abord vagues, s'accentuent, puis disparaissent peu à peu.

Lichen. Petites saillies très circonscrites, coniques ou pointues, souvent lenticulaires et isolées, papuleuses, paraissant par éruptions successives; allant de la poitrine à l'abdomen, aux membres et surtout aux parties génitales, où elles s'accumulent, aussi à la face, à la paume des mains et à la plante des pieds; d'une évolution plus lente que la roséole.

Varicelle. Vésicules arrondies, pointues ou déprimées, avec cercle rouge foncé, qui persiste après la cicatrisation.

Croûtes du cuir chevelu. Semblables à l'acné, squameuses, jaunâtres, recouvrant de petites ulcérations, avec perte de cheveux.

Couronne de Vénus. Taches sombres ou livides, pustuleuses, disposées en diadème autour du front. (Très caractéristique de la syphilis.)

Mentagre. Boutons suppurants, groupés autour du menton en saillies croûteuses qui feutrent et détruisent la barbe.

Angine syphilitique. Plaques muqueuses du fond de la bouche, avec enflure des amygdales, granuleuses et suppurantes, jaunâtres, gênant la déglutition.

Coryza syphilitique, accompagnant les précédents accidents.

Taches brunes et larges, surtout chez les personnes à peau blanche et chez les femmes.

Syphilide cornée. Eruption squameuse, notamment à la paume des mains ou à la plante des pieds, violacée, avec écailles épaisses qui tombent et repoussent sur une dépression parcheminée, avec gerçures pruriteuses et sensation de brûlure.

Pustules syphilitiques. Groupes de boutons durs, semblables à l'acné, dont les croûtes tombent en laissant des taches et d'ineffaçables cicatrices.

Ampoules syphilitiques. Surtout aux jambes, sur tache rouge et auréole, grandissante, dont la croûte laisse en tombant une cicatrice violacée d'autant plus profonde qu'elle provient d'une syphilis plus avancée.

Tubercules syphilitiques. Surtout au visage, à la langue, au palais, à la lèvre supérieure, au pénis, au col de l'utérus. Semblables à une cerise, durs, rouge sombre,

insensibles, avec suppuration sanguinolente ou visqueuse, disposés en cercle, sur un fond cuivré, quelquefois phagédéniques ou serpigineux, détruisant le nez, la
lèvre, l'oreille, les joues, les parties génitales, et entraînant souvent la carie des os.

Lupus. Le même que précédemment, quand il attaque
la face.

L'onyxis syphilitique. Maladie de l'ongle qui devient
violacé, friable, épais, lamellé, avec ulcérations vers la
base; celle-ci devient quelquefois fongeuse et se renverse, avec suppuration fétide et abondante.

L'iritis syphilitique. L'iris se couvre de stries brunes
ou d'excroissances vésiculeuses sombres ou cuivrées;
se détache en filaments flottant dans le liquide sans
transparence, se déforme (triangulaire, carré ou en
étoile). L'œil grossit, vue d'étincelles, affaiblissement
de la vue, adhérences de l'iris à la cornée, douleurs
orbitaires.

Le sarcocèle syphilitique. Durcissement et augmentation noueuse ou granulée du testicule, qui suinte, se désorganise, se perfore parfois, se couvre d'excroissances
spongieuses et bourgeonnantes.

SYMPTÔMES TERTIAIRES. Plus rares, plus tardifs, avec
marche plus lente et plus capricieuse, ne sont guère ni
contagieux, ni héréditaires, mais bouleversent les dernières profondeurs de l'organisme.

Rupia. Bulles éphémères, de la grosseur d'un franc,
avec pus brunâtre ou croûtes épaisses, verdâtres, avec
auréole bistrée, laissant des cicatrices violettes ou se
séchant et ne se cicatrisant jamais.

Pemphigus. Bulles allant jusqu'à la grosseur d'un œuf,

rondes, transparentes, se crevant pour émettre un liquide jaunâtre ou brun et produire des croûtes minces, brunes, qui laissent après elles une tache rouge. Elles attaquent principalement les nouveaux-nés, à la paume des mains ou à la plante des pieds.

Gommes syphilitiques. Tumeurs tuberculeuses, comme un pois ou même une grosse noix, isolées ou disséminées par tout le corps, d'abord indolentes, puis donnant issue, à la longue, à un liquide gluant, filant et laissant des ulcères profonds, d'une cicatrisation presque impossible, qui deviennent quelquefois phagédéniques ou serpigineux.

Dégénérescence des muscles divers qui s'endurcissent ou présentent de petites tumeurs dures avec douleur.

Rétrécissement du rectum et des autres passages.

Douleurs semblables aux douleurs ostéoscopes, mais plus étendues et moins profondes, aiguës, térébrantes, s'exaspérant à la chaleur du lit ou à la pression, laissant un endolorissement après les crises, siégeant surtout aux jambes, où elles gênent la marche, au sternum, où elles rendent la respiration anxieuse et agitée, à la tête, où elles rendent tout travail impossible et entraînent la perte prolongée du sommeil.

Elles sont caractéristiques de la syphilis.

MALADIES DES OS. — *Périostite.* Gonflement des os à fleur de peau, causé par des gommes, qui quelquefois se résorbent, d'autres fois suppurent, et qui souvent amènent des désordres plus graves.

Exostoses. Excroissances rugueuses et stalactiformes des os, du tibia, des clavicules, du coude et du crâne, principalement à la voûte du palais, ce qui est caractéristique. Entraînant quelquefois, dans ce cas, la luxation de la mâchoire inférieure, l'atrophie des muscles, l'enflure, l'engourdissement et la paralysie. Intérieure au cerveau, l'exostose le comprime et peut produire les plus graves accidents.

Caries et *nécroses* (gangrène). Suites de l'exostose. attaquent de préférence le coude-pied, les côtes, le sternum, les clavicules, le crâne et la face.

Perforation de la voûte du palais, à la suite d'une ulcération, qui altère la voix et la prononciation. Nécrose et carie des os du nez, même marche. Ostéite incisive, aux dents incisives, qu'elle chasse de leurs alvéoles, en ruinant la mastication et déformant la face. Ostéite du vomer (os central et intérieur du nez), précédée de maux de tête nocturnes, de douleurs à la racine du nez, d'un flux de sanie infecte mêlée de débris osseux et suivie le plus souvent de l'affaissement de la voûte nasale, avec rejet en avant des narines qui se retroussent et laissent voir leur partie interne. Ostéite des os propres du nez, avec tuméfaction et coloration érysipélateuse de la peau, qui bientôt s'enflamme et s'ulcère. Les os s'ébranlent, craquent, puis s'effondrent; à la place du nez reste un tubercule cerclé de brides et de cicatrices. Fistules lacrymales provenant de l'ostéite de l'os maxillaire. Ostéite de l'os de la voûte orbitaire, avec enfoncement ou projection de l'œil, avec douleurs, amblyopie, amaurose plus ou moins complète. Ostéite du rocher (dans l'oreille), avec douleurs aiguës, surdité, otorrhée, irruption possible dans le cerveau et mort.

Maladies viscérales. Résultant de gommes internes qui produisent : congestions, épanchements, création de tissus étrangers, dégénérescences graisseuses ou séreuses, atrophies ou hypertrophies, caries ou nécroses des os voisins, contraction des muscles intéressés, toutes maladies graves, opiniâtres, fécondes en souffrances et en désastres, avec dépérissement général.

Les principales sont : l'insomnie persistante, la perte de la mémoire, même après guérison, l'altération de la parole, l'inflammation du cerveau ou de ses enveloppes, l'aliénation et la démence, avec paralysie, l'épilepsie et l'hystérie, la danse de Saint-Guy, la névralgie et la paralysie partielle des nerfs du crâne, la paralysie progressive de tout le corps, l'hémiplégie et la paraplégie, l'absence de coordination dans les mouvements, contrastant avec la présence des forces, avec douleurs erratiques térébrantes ou fulgurantes, l'amaurose, atteintes reçues par la rétine, le strabisme ou la diplopie, l'hébétude intellectuelle, incohérence des idées, la pensée du suicide.

MALADIES DES ORGANES RESPIRATOIRES. — *Syphilis laryngée*. Gommes intérieures fonctionnant comme les tubercules de la phthisie laryngée, mais avec ravages plus grands, dans la glotte, les cordes vocales et les os avoisinants, dégénérant en bronchite syphilitique, s'étendant même aux petites bronches.

Syphilis pulmonaire ou *phthisie syphilitique*. Avec mêmes symptômes que dans la phthisie commune : fièvre hectique, sueurs abondantes, expectoration sanguinolente, puis puriforme, accompagnées de *lésions viscérales*, de *périostites* à la clavicule, d'*exostose tibiale*, de *carie du palais*, du *point douloureux* au tiers inférieur du sternum, des indurations ganglionnaires persistantes du cou, symptômes qui sont tous caractéristiques de la syphilis.

Asthme syphilitique. Conséquence des lésions précédentes, ou peut-être des troubles survenus dans la circulation du sang.

Syphilis cardiaque. Suite des masses gommeuses produites dans les diverses parties du cœur, engendrant l'altération, l'hypertrophie ou l'atrophie des cloisons, etc., etc., s'accompagnant d'autres symptômes caractéristiques.

Syphilis hépatique (du foie). Encore peu connue, avec douleurs sourdes, hypertrophie, déformation ou bosselage de la surface et jaunisse plus ou moins marquée dès le début.

Syphilis rénale (reins), avec albuminurie.

L'Ovarite syphilitique.

Maladies de la prostate, de l'*utérus,* etc., etc. Toutes branches de la syphilis non encore bien connues.

SYMPTÔMES CACHECTIQUES. Déjà visibles dans l'incubation des périodes primaire et secondaire, ils s'accentuent bien davantage dans celle-ci ; ce sont : l'amaigrissement, perte de l'appétit et des forces, troubles de la digestion, l'insomnie, les douleurs obstinées, la suppuration persistante des caries, les lésions gommeuses, l'atrophie générale des grandes viscères, du foie, des reins, de la vessie, etc., peau sèche, rugueuse, ridée, parcheminée, pulvérulente, écailleuse, bulles et pustules de sinistre nature, noirâtres, ardoisées, avec exsudations teintes de sang, éruptions livides, pourprées, avec hémorrhagie viscérale et quelquefois albuminurie, sueurs profuses, fièvre, diarrhée aqueuse, torpeur croissante du corps et de l'esprit.

En somme, c'est la consomption, dans laquelle le corps se dessèche et dépérit tout entier, et dont on ne se relève jamais.

On découvre aujourd'hui, grâce aux autopsies, que ce genre de mort est beaucoup plus fréquent qu'on ne l'aurait cru.

Syphilis héréditaire. La transmission par le père est possible, même après guérison complète (apparente); seulement elle est plus rare.

Une mère syphilitique, contaminée avant ou après la conception, ou qui a simplement allaité un enfant syphilitique, transmet la maladie à son fœtus.

La transmission est inévitable quand le père et la mère sont syphilitiques.

Premiers effets de l'hérédité syphilitique. — *L'avortement.* L'embryon succombe avant sa naissance par suite de son état cachectique. Même après la guérison (apparente) de la mère, les avortements se succèdent parfois avec une persistance rebelle ; seulement ils viennent toujours plus tard dans la grossesse et finissent par disparaître. Les chances de vie augmentent pour les fœtus, et ceux qui parviennent à naître ne donnent des signes d'hérédité que de plus en plus tardivement.

La scrofule et le rachitisme. Ici se trouve prouvée la thèse encore contestée que la scrofule n'est que la syphilis héréditaire fort affaiblie. Cette preuve résulte de cas assez nombreux, tels que le suivant :

Une femme de 22 ans, ayant des ulcères et des condylômes (excroissances) syphilitiques à la vulve et au gosier, se marie ; les fruits de cette union sont :

1° Avortement à 8 mois.
2°   Idem.
3°   Idem.
4° Naissance.   Mort à 7 mois, d'hydrocéphale.
5° Idem.   Mort d'un ulcère serpigineux de la face.
6° Idem.   Mort d'un érythème à la face, auquel il succombe en peu de jours.
7° Idem.   Bien portant jusqu'à 2 ans, depuis lors *scrofuleux*.

SYPHILIS HÉRÉDITAIRE CONGÉNITALE. *Naissance dans l'état cachectique*, sans autres signes apparents.

Caractères. Corps émacié, peau mate, sèche, ridée, terne, manquant par places, rougeurs enflammées et livides aux fesses, entre les cuisses et aux talons, pemphigus, parfois palmaire ou plantaire, extrémités inférieures grêles, flasques, débiles, violacées, ongles à peine formés, cils et sourcils absents, cheveux maigres et rares, visage d'un jaune bistré spécial, couleur marc de café ou suie délayée, semblable au masque des accouchées. (Ce symptôme est caractéristique.) Traits séniles, miniature de la décrépitude.

Trop faible pour prendre le sein, l'enfant s'éteint après quelques jours ou quelques heures, avec d'imperceptibles vagissements.

Naissance avec lésions extérieures, qu'on caractérise de manifestations *précoces*, parce qu'elles n'appartiennent qu'à la série des **symptômes secondaires** et qu'elles devancent quelquefois la naissance

ou se présentent au plus tôt une semaine après, au plus
tard, un an. Plus elles tardent, plus elles sont rares et
exceptionnelles. Ces manifestations *précoces* sont : les
pustules, les plaques muqueuses, les pemphigus, dont
quelques enfants sont couverts en venant au monde.

Naissance sans signes apparents, mais avec manifestations syphilitiques appelées *tardives*, parce qu'elles
n'appartiennent qu'à la **syphilis tertiaire** et ne se
montrent qu'après la naissance. Elles n'apparaissent en
effet quelquefois qu'à la puberté, au mariage, à l'accouchement ou même plus tard.

On distingue ici deux degrés :

1ᵉʳ *degré*. *Caractères*, tels qu'ils apparaissent peu de
jours après la naissance : agitation, insomnie ou sommeil
difficile, pâleur, peau flasque et sèche, plante des pieds
sèche, bleuâtre, taches colorées, brunâtres, cuivrées, lenticulaires, persistantes à la pression, s'élargissant et se
confondant, au visage et aux extrémités, épiderme s'ex-
foliant en lamelles, respiration de plus en plus sifflante,
narines de plus en plus obstruées d'un pus sanieux, en
sorte que l'enfant ne respire plus que par la bouche,
voix rauque, bientôt absente, déglutition difficile, à la
bouche et à l'anus fissures saignantes, envahissantes,
concentriques.

2ᵉ *degré*. *Caractère* (Continuation du 1ᵉʳ degré) : éruptions papuleuses, vésiculeuses ou pustuleuses paraissant
sur les taches brunes, à l'anus et à la vulve, dans les fissures, au périnée et entre les fesses, entre les cuisses, au
cou, au dos, à la face, groupes de condylômes ou de
plaques muqueuses. Plus tard, ulcération des éruptions
et plaques muqueuses, surtout ou cou, au pli de la cuisse,

du jarret, entre les fesses, aux grandes lèvres, aux talons, avec bords élevés, durs et auréole rouge sale, sanieux, rongeants, saignants souvent, avec pus verdâtre et croûtes noires, nez suppurant une odeur infecte et s'affaissant, gorge ulcérée, voix disparaissant, inappétence croissante, insomnie croissante, faiblesse croissante, épuisement général.

Cette infection syphilitique peut être communiquée par l'enfant à sa nourrice, par celle-ci à un second enfant, par ce dernier à une seconde nourrice, et ainsi de suite.

SYPHILIS HÉRÉDITAIRE PROPREMENT DITE. Se montre à la seconde dentition, surtout après la puberté et jusque dans l'âge mûr, et se manifeste par tous les symptômes de la *syphilis tertiaire*, savoir, surtout : ulcères rongeants, serpigineux. Exostoses et caries (surtout du palais et des fosses nasales), tumeurs gommeuses.

L'origine syphilitique héréditaire est certaine quand cela se manifeste chez des jeunes filles de 6 à 11 ans ; elle l'est moins chez les garçons et les adultes.

Cette origine est surtout indiquée par le caractère des douleurs, le siège des caries, la marche générale des symptômes, l'absence de symptômes d'autres maladies. Cependant, ces indices manquent souvent et les troubles semblent ne provenir que de la *scrofule*, du rachitisme et du scorbut.

Indices de l'origine syphilitique chez les enfants : maigreur, pâleur, dentition difficile, rachitisme commençant, convulsions, tuméfaction des glandes axillaires et inguinales, tendance *scrofuleuse* générale, marquée par : rareté des cheveux, teint pâle et terreux, atteintes aux os du nez, du palais, au rocher; douleurs plus vives que dans la scrofule, suppuration plus rare que dans la scrofule, ganglions plus souvent affectés que dans la scrofule, coryzas, ophthalmies, otorrhées, *caractéristiques* de la syphilis, croûtes de lait, rachitisme et gibbosités progressants, lupus de la face (rongeant), éruptions dans le cuir chevelu, opiniâtreté rebelle de toutes les autres maladies concomitantes, dents incisives, supérieures, médianes, petites, de mauvaise couleur, avec entailles verticales de bord tranchant, yeux malades, irritabilité, opacité de la cornée, sauf sur une zone circonférencielle; après l'un des yeux, l'autre se prend, et la cécité complète arrive. Puis l'œil attaqué le premier redevient clair, conservant une tache au centre de la cornée. Dans les cas graves, la cornée devient rouge sombre et s'infiltre de vaisseaux (cette couleur est caractéristique), surdités, encore peu étudiées, rachitisme, toujours plus visible (caractéristique), carreau (caractéristique), certaines dartres, insomnie opiniâtre (caractéristique), convulsions (caractéristique), hémicéphalie (caractéristique), hydrocéphale (caractéristique), alopexie (caractéristique), acidités (caractéristique), vers (caractéristique), hydropisies du jeune âge.

Et de là, abâtardissement probable des familles et dégénérescence des races.

Exemple d'hérédité. *Deuxième génération frappée, la première étant épargnée :* Jeune fille de 16 ans, issue de parents parfaitement sains, prise depuis la seconde dentition d'accidents graves qui la confinaient au lit. Avant elle, six enfants du même couple avaient succombé à leur naissance, ou peu après, de langueurs, convulsions, etc., sans cause connue. Seule elle avait échappé jusqu'à 7 ans. Alors, douleurs au genou, puis abcès, avec lent envahissement de toute l'articulation. Suppuration ; chute de parcelles cariées. On traita comme tumeur blanche du genou, pendant neuf années, sans résultat.

Le genou présentait alors de vastes ulcérations livides, fongueuses et anfractueuses, au fond desquelles les os montraient leurs crêtes rugueuses et noirâtres, entourées d'une suppuration fétide. Les douleurs, très vives, envahissaient les jambes, les bras, continuelles et cruelles, empêchant tout sommeil. Les os étaient tuméfiés ; le rachitisme était visible à l'épine dorsale, au cou, aux pieds (renversés en dehors, surallongés et avec orteils pointus). Peau, surtout à ces extrémités, bistrée et couverte d'écailles. Corps nuancé de la même teinte et fort amaigri.

Au bout d'un certain temps, traitée par un homœopathe distingué, la maladie s'améliorait, les ulcérations se cicatrisaient, l'amaigrissement diminuait, la vie revenait. Les règles avaient reparu. Toutefois les douleurs des membres, s'exacerbant à la pression et augmentant la nuit, l'exiguité des suppurations, la chronicité tenace des divers symptômes et l'absence de tout caractère distinctif de la scrofule, laissaient au docteur qui rapporte ce cas des impressions vagues sur la vraie nature des accidents.

Vingt mois plus tard, les douleurs se concentrèrent sur les fosses nasales, un érysipèle envahit la face et le cuir chevelu, la racine du nez s'épata, et toute la partie solide s'affaissa presqu'aussitôt. Pendant plusieurs mois des débris d'os et de cartilage furent emportés dans un pus infect, et bientôt reparurent tous les autres symptômes avec aggravation. Les ulcérations s'agrandirent; l'état étique augmenta.

La grand'mère de la malade se trouvant près d'elle à l'une des visites de l'auteur de ce récit, ce dernier, frappé de son ton nasillard, voulut inspecter sa bouche. Le palais, le voile, les piliers étaient entièrement détruits. La bouche et la cavité nasale étaient en communication complète; le pharynx était sillonné de coutures et de cicatrices.

Cette femme avait commencé à être malade dès après son mariage. Une angine rebelle et maligne avait abouti à tous les ravages constatés dans sa bouche.

Les cas de ce genre sont bien plus nombreux qu'on ne le croit. La science commence à les étudier.

Emploi du remède antivenereo. La monographie qui précède a eu pour but d'aider à reconnaître les conséquences, même les plus lointaines, du virus syphilitique, afin de diriger ceux qui souffrent dans l'application du précieux remède dû au génie de l'illustre Italien.

Comme on le voit, ce terrible virus pénètre d'autant plus profondément dans l'organisme qu'il s'y est plus *dilué,* si on peut ainsi dire. En cela il suit exactement la marche des substances administrées matteopathiquement, lesquelles pénètrent d'autant plus profondément qu'elles sont introduites en doses plus amoindries. Inoculé directement dans une constitution indemne, il produit ses effets primitifs: chancres, bubons, etc., qui se guérissent facilement et quelquefois spontanément. Dès lors, en général, le virus, qui s'est affaibli par ces premières manifestations, plonge silencieusement dans de plus grandes profondeurs, et, au bout d'un temps plus ou moins long, on voit apparaître les symptômes plus graves de la syphilis secondaire, ou, bien plus tard encore, ceux de la syphilis tertiaire, la plus grave de toutes, — celle où le virus attaque même les os et les décompose.

Si on veut donc aller rejoindre et détruire ce virus à de pareilles profondeurs, il faudra évidemment que l'antidote soit lancé sur ses traces sous une forme de plus en plus diluée suivant la profondeur.

En d'autres termes, contre tous les accidents primaires on donnera *à la dose ordinaire* l'*antivenereo*, appuyé quelquefois de l'*anticanccroso*, quand il y a plaies rebelles ou phagédéniques, et de l'*antiangioïtico*, quand il y a hémorrhagie. Un usage externe de ce dernier suffit d'ordinaire.

Mais, dès qu'il s'agira d'accidents secondaires et surtout d'accidents tertiaires, les doses **220°**, **252°** et quelquefois **272°** seront nécessaires pour agir avec ces mêmes remèdes pris intérieurement. A l'extérieur, on se souvient que pour augmenter l'effet il faut au contraire augmenter la dose.

Enfin, comme à mesure qu'il s'enfonce dans l'organisme le virus vénérien se mélange avec la scrofule, — avec laquelle, à force de s'affaiblir, il finit par se combiner et se confondre, en en augmentant considérablement l'énergie, — à l'usage de l'*antivenereo* et, au besoin, de l'*anticanceroso* (à doses minimes) il devient nécessaire d'ajouter, mais à doses plus ou moins diminuées, l'*antiscrofoloso*, qui est aussi antisyphilitique ; et dans les manifestations de la syphilis qui se confondent ou tendent à se confondre avec la scrofule, l'*antiscrofoloso*, appuyé parfois de l'*anticanceroso*, vaincra seul et sans le concours de l'*antivenereo*.

T

Taches cérébrales. Mot désigné par Trousseau à une asthénie de l'appareil nerveux vaso-moteur. Voir goître exophthalmique.

Taches bleues. Cendrées, ombrées, d'encre. Ce sont des taches pétéchiales qui s'observent sur la peau des fiévreux. Voir fièvres.

Taches à la cornée. Traitement : On réduit en poudre 8 à 10 grains de scrofoloso et on souffle dans l'œil deux fois par jour. Venereo en compresses.

Taches hépatiques à la peau, intus et extra febrifugo.

Ténia. Voyez vers.

Tartre des dents. Le tartre des dents vient d'une mauvaise disposition de l'estomac. Traitement : scrofoloso, dilut. 109°, un verre par jour.

Teigne amiantacée. Sorte d'écaille de couleur de l'amiante emprisonnant les cheveux des teigneux. Voir pityriasis.

Teigne faveuse. *Définition.* On donne le nom de teigne (teigne faveuse, favus, porrigo, favosa, seu lupinosa), à une affection de la peau, contagieuse, occupant spécialement le cuir chevelu, mais pouvant se montrer sur toutes les parties du corps et caractérisée par le développement de végétaux parasites microscopiques d'une espèce particulière (Achorion Schönleinii), qui se réunissent pour former de petites masses d'apparence pustuleuse, d'une couleur jaune de soufre, appelées favus.

Le nom de teigne a servi à désigner un grand nombre d'affections très diverses du cuir chevelu (herpès, eczéma, impetigo, pityriasis). Une telle confusion n'est plus possible depuis que l'on connaît la nature réelle de la maladie.

C'est surtout chez les enfants de 7 à 12 ans, et principalement chez les individus d'un tempérament lymphatique, débilités par la misère, les privations, l'habitation de lieux humides et malsains et sous l'influence de la malpropreté et de la contagion, que la teigne se développe le plus souvent. Quoique bornée, en général, au cuir chevelu, elle peut néanmoins se montrer sur presque toutes les parties du corps, la face, le conduit auditif, les épaules, les membres et même sur le pénis et sur le gland.

Les caractères distinctifs de la teigne, qui résident surtout dans la forme et dans le développement du favus, sont assez tranchés pour qu'on ne puisse la confondre avec aucune des affections qui peuvent la compliquer et que nous signalons. L'examen microscopique lèverait tous les doutes.

Traitement. Il ne suffit pas d'enlever le favus pour guérir la teigne. En même temps que l'on s'efforce de réparer la constitution par un traitement interne, *scrofo-*

lòsò, il faut faire tomber les croûtes, détacher les champignons et empêcher la reproduction des spores par des lotions et des onctions de pommade scrofolosée ou cancérosée dont les résultats ont été sanctionnés par l'expérience. On peut aussi, selon M. Mattei, appliquer des compresses d'angioïtico ou des mêmes remèdes que l'on prend intérieurement.

Tendons (soubresauts des). Voir névroses convulsives.

Testicule irrité. Voir névralgies diverses.

Testicule squirrheux. Guéri par canceroso et élect. blanche.

Tétanos. Le tétanos est une névrose caractérisée par une convulsion tonique permanente et une raideur particulière générale ou partielle des muscles soumis à la volonté. Le tétanos peut se développer soit à la suite d'une blessure, soit indépendamment de toute lésion extérieure, et les phénomènes qui en marquent le début varient quelquefois suivant qu'il est spontané ou traumatique. Dans ce dernier cas, il est rare qu'il survienne aucune modification du côté de la plaie ; cependant, elle peut prendre à l'avance un mauvais aspect. Presque toujours, dans l'une ou l'autre circonstance, les malades ou les blessés ressentent pendant quelque temps, soit de l'agitation et des douleurs vagues, soit une tendance invincible à étendre les membres durant le sommeil, soit enfin de la tristesse et de l'abattement, plus rarement des vomissements. Quels qu'aient été les prodromes de la maladie, les premiers phénomènes qui caractérisent l'invasion du tétanos sont la raideur douloureuse du col et de la mâchoire et la difficulté de mouvoir la tête. Parmi les névroses convulsives, il n'en est pas que l'on puisse en réalité confondre avec le tétanos, si ce n'est peut-être la contracture spasmodique ; encore y a-t-il dans l'intermittence des spasmes, dans leur siége ordinairement limité aux extrémités, dans la marche de la maladie, dans l'existence simultanée de la paralysie, enfin dans les circonstances spéciales qui en favorisent le développement des signes distinctifs suffisants.

Le tétanos est une des affections les plus graves qu'un médecin puisse avoir à combattre, et l'une des complications les plus funestes des plaies et des blessures. En effet, si le tétanos n'est pas nécessairement mortel, il se termine dans le plus grand nombre des cas par la mort. Il y a cependant à cet égard une différence notable à établir dans le pronostic, entre le tétanos spontané et le tétanos traumatique. Ce dernier doit laisser peu d'espoir au chirurgien, et la guérison peut être considérée comme une très rare exception. La chaleur des régions tropicales ajoute beaucoup à la gravité de la maladie. Le gel des membres en est aussi une cause principale. Les signes qui peuvent faire espérer que le tétanos se terminera d'une manière heureuse, sont la marche lente et le peu d'intensité des symptômes. Lorsque la mort n'est pas arrivée avant le huitième ou le neuvième jour, il y a lieu de compter, au moins en général, sur une terminaison favorable.

Traitement. Je vois le tétanos donner au malade les mêmes spasmes que les spasmes de la glotte chez l'enfant, seulement ces derniers ne savent pas déterminer la douleur, tandis que celui qui est pris de tétanos à l'âge adulte peut apprécier les crampes douloureuses et il sent un chatouillement monter le long de l'épine dorsale et s'arrêter sur la région du cœur, donc l'élect. jaune serait ici le héros, étant accompagnée de vermifugo intus et scrofoloso, si le tétanos provient de cause traumatique. On applique les électricités soit à l'occiput, soit au grand sympathique et même dans le creux de la main et à la plante des pieds.

Tête. Maux de tête. Voyez migraine, méningite, etc.

Théomanie. On appelle théomanie le don de celui qui peut entendre les discours ou les harmonies des esprits invisibles.

Tic douloureux. Voyez névralgie.

Torticolis. On appelle torticolis le rhumatisme qui atteint les muscles épicraniens, le sterno-mastoïdien. Tour du cou.

Traitement. S'il vient à la suite d'un refroidissement, c'est l'application de l'élect. rouge qui guérira. S'il y a fièvre, on donne febrifugo et on applique au grand sympathique élect. blanche. On fait prendre à l'intérieur scrofoloso à la dose 109ᵉ.

Toux. Crouppeuse. Ang. et pettor. vermif. Voir croup.

Toux. Dans l'hystérie, toux hystérique. Voir hystérie.

Toux. A la suite d'un refroidissement. Pettor. ang.

Toxicologie. Voir empoisonnement.

Transpirations. Il ne faut pas arrêter la transpiration si elle n'occasionne pas de faiblesses. Mais s'il y a céphalalgie ou tout autre phénomène maladif, scrofoloso est pour lors le remède à employer, aidé à l'occiput de l'élect. rouge.

Trismus. Se dit des convulsions partielles bornées à la mâchoire et à la bouche.

Traitement. Elect. jaune à l'occiput. Si cela ne suffit pas, on l'applique en même temps au sympathique. On ajoute intus scrofoloso et vermifugo.

Tristesse. Traitement : scrofoloso et bon vin généreux.

Trousse-galant. Voyez choléra.

Tubercules. Tuberculum, diminutif de tuber, bosse, c'est-à-dire petite tumeur. — En anatomie, on appelle tubercule toute éminence naturelle, peu considérable, que présente une partie quelconque : tels sont les tubercules mamillaires, quadrijumeaux, etc. Tels sont aussi le tubercule de Lower, petite éminence que Lower a vue ou a cru voir à l'endroit de l'oreillette droite où le contour de la veine cave inférieure se continue avec celui de la veine cave supérieure ; les tubercules d'Arantius ou d'Aranzi, petites éminences de la partie moyenne des valvules sigmoïdes aortiques ; les tubercules de Santorini, petites saillies cartilagineuses qui couronnent le sommet des aryténoïdes et soutiennent les lèvres de la glotte. En anatomie pathologique, on donne le nom de tubercule à une dégénérescence organique qui consiste dans une matière opaque, d'un jaune pâle, qui dans l'état de crudité, a une consistance analogue à celle de l'albumine concrète, mais plus forte, qui devient ensuite molle, friable, et acquiert par degré une consistance et un aspect analogues à ceux du pus. Les tubercules peuvent se développer dans diverses parties du corps ; mais on les a surtout observés dans les poumons et dans le mésentère. Les tubercules pulmonaires sont la cause de la phthisie dite tuberculeuse. Les tubercules mésentériques se rencontrent souvent dans cette même espèce de phthisie et dans le carreau. Les dégénérescences tuberculeuses constituent, dans la nosographie philosophique, un genre de l'ordre des lésions organiques générales ; ce genre est divisé en deux espèces, qui sont les tubercules pulmonaires (phthisie pulmonaire tuberculeuse) et les tubercules mésentériques (carreau). Laennec met les tubercules au nombre des tissus accidentels qui n'ont point d'analogie avec les tissus naturels de l'économie animale et qui n'existent jamais que par suite d'un état morbifique ; d'autres auteurs les considèrent comme une dégénérescence scrofuleuse. Les tubercules sont exclusivement produits par l'inflammation des vaisseaux blancs. Quand les tubercules qui affectent un organe sont peu nombreux, ils peuvent passer à l'état d'induration permanente et sans danger pour le malade, ou bien être expulsés au dehors par une voie éliminatrice quelconque après avoir suppuré ; mais quand ils sont nombreux, ils ne tardent pas à produire des accidents graves, la consomption et la mort.

Traitement. Les tubercules appartiennent à l'ordre des vaisseaux blancs et de la lymphe, de là, le remède unique est sans contredit le canceroso, élect. verte, élect. rouge ; quelquefois scrofoloso, quand ceux-ci sont de formation récente.

Tubercules du cerveau. Même médication.

Tumeurs. Tumeurs composées, tumeurs aqueuses enkystées, tumeurs gommeuses. Les tumeurs composées sortent de la réunion des différents types dans lesquels on rencontre à la fois, outre les débris des organes envahis par le cancer « de l'encéphaloïde très mou et diffluent, de l'encéphaloïde plus dur, du squirrhe et toutes les variétés de tissus cancéreux ; dans un endroit, une teinte noire correspondant à un tissu mélanique ; plus loin, du colloïde, et au milieu de tout cela des caillots sanguins, des kystes variables par leur forme, leur nombre, leur grandeur et le liquide qu'ils contiennent, enfin, quelquefois, des abcès véritables. »

Tumeurs aqueuses enkystées. On donne ce nom à une lésion organique constituée par le développement dans le tissu du foie, de tumeurs qui contiennent dans leur intérieur de la sérosité pure.

Tumeurs gommeuses. Voir syphilis. Symptôme tertiaire.

Traitement. L'insensibilité d'une tumeur quelconque est un caractère cancéreux et demande l'emploi des anticancéreux. Toutefois, ces tumeurs varient ; il faut voir le genre, le cas. Si syphilis existe ou qu'il en soit la cause, c'est venereo alterné avec canceroso. Si c'est le sang, c'est antiangioïtico, quelquefois scrofoloso. Febrifugo si la tumeur est au foie. Vermifugo si elle est vermineuse. Les électricités rouge, blanche et jaune sont souvent employées selon les cas et doivent accompagner leurs congénères par scrofoloso ; élect. rouge, febrif.; élect. blanche, vermif.; élect. jaune ; la verte pour canceroso.

Typhlite. La typhlite, ou inflammation du cœcum, mérite d'être décrite selon notre force, comme une affection spéciale, en raison des particularités qu'elle offre dans ses causes, sa marche et sa terminaison.

Soit qu'elle se développe sous l'influence des causes générales de l'entérite, soit qu'elle résulte, comme il arrive le plus souvent, de l'irritation produite par l'amas de matières fécales ou la présence de corps étrangers dans le cœcum, circonstances que favorisent la structure et les dispositions de cette partie de l'intestin jointes à une atonie particulière, la typhlite est caractérisée par le développement de l'abdomen avec tension et dureté dans la région iliaque droite, qui est souvent le siége d'une tumeur ; la percussion y fait reconnaître un son mat ; un engourdissement douloureux se communique dans la légion lombaire et dans la cuisse droite ; le testicule du même côté se rétracte vers l'abdomen ; les selles sont plus ou moins abondantes et plus ou moins liquides, suivant l'état de vacuité ou de plénitude de l'intestin. Les symptômes d'un étranglement interne peuvent survenir et aggraver l'état de la maladie ; mais en faisant abstraction de cette complication, la typhlite peut se terminer par résolution. Dans ce cas, la douleur et la tension disparaissent et la guérison est rapide. Mais lorsque l'inflammation ne cède pas, la douleur des reins devient très violente, du sang se mêle aux déjections alvines et cette hémorrhagie peut se renouveler plusieurs fois ; la tumeur du flanc droit est mal circonscrite et très douloureuse ; le pouls devient faible et misérable, la langue sale, les parois abdominales s'infiltrent au niveau de la région iliaque droite. Le membre abdominal de ce côté peut lui-même devenir le siége d'un œdème considérable ; la diarrhée est continue, le ventre est ballonné, des vomissements, des hoquets surviennent, la mort ne tarde pas à venir terminer la maladie. On trouve alors à l'autopsie que l'inflammation s'est terminée par la gangrène ou par la suppuration, en perforant le cœcum et en s'étendant au tissu cellulaire qui l'entoure (pérityphlite), et secondairement au péritoine. Il peut se faire, dans le premier cas, que le pus se collecte en un abcès qui s'ouvre au dehors, et que la guérison ait lieu par ce moyen ; mais, dans le second, la péritonite qui suit la perforation est presque nécessairement mortelle. L'appendice vermiculaire du cœcum peut aussi, dans des cas qui ne sont plus très rares, être le siége d'une inflammation gangreneuse ou ulcéreuse qui se termine par une perforation. Des vers accumulés dans l'appendice, des corps étrangers, noyaux vermineux, calcaires, renfermant un parasite vivant ; pepins de fruits, etc., des calculs intestinaux ou des matières stercorales sont les causes les plus ordinaires de l'inflammation perforante de l'appendice ileo-cœcal. Les suites de cette perforation sont d'ailleurs à peu près les mêmes que celles du cœcum ; cependant elles sont plus graves en ce que l'ouverture se fait plus souvent dans le péritoine que dans le tissu cellulaire extra-péritonéal. Le traitement des inflammations du cœcum et de l'appendice varie suivant qu'il y a ou qu'il n'y a pas accumulation de matières fécales ; combattre l'inflammation et la fièvre par angioïtico et febrifugo sont les indications dominantes des causes premières. Rien n'empêche de donner vermifugo pendant quinze jours, lors même que la

diagnose serait erronée, en faisant alterner par scrofoloso ou canceroso, des lavements d'élect. jaune. Une
cuillerée à café dans un verre d'eau suffit pour un lavement. L'élect. jaune accompagne toujours bien vermifugo et febrifugo.

Typhoïde. *Définition.* La fièvre typhoïde (fièvre
maligne, putride, adynamique, ataxique, bilieuse, muqueuse, des anciens ; gastro-entérite, fièvre entero-me-
sentérique (*Petit et Serres*) ; dothiénentérie, entero-mé-
sentérite typhoïde, entérite folliculeuse, (de quelques
auteurs), est une fièvre continue, caractérisée anatomiquement par l'inflammation et l'altération des follicules
isolés ou agminés de l'iléon. Les noms divers sous lesquels a été désignée la maladie qui nous occupe, nous
font un devoir de dire quelques mots des questions
qu'elle a soulevées, et qui tiennent une place si importante dans l'histoire de la médecine.

Les fièvres, considérées jusqu'à une époque très voisine de la nôtre comme des maladies essentielles, c'est-
à-dire sans altérations organiques appréciables, avaient
été divisées d'après leurs formes symptomatiques et
classées en dernier lieu de cette manière par Pinel,
Prost, et surtout par Petit et Serres. L'un, par ses observations anatomo-pathologiques, les autres par la découverte de la fièvre entero-mésenterique, montrèrent bien
que les symptômes des fièvres continues graves se rencontrent avec une lésion particulière de la membrane
interne du tube digestif ; mais ces auteurs ne virent pas
toute la portée des faits qu'ils annonçaient et laissèrent
en dehors les fièvres essentielles auxquelles ils ne cru-
rent pas porter atteinte. C'est à Broussais que revient

l'honneur d'avoir ramené à l'unité les fièvres de Pinel, malgré l'usage abusif qu'il fit de cette vérité pour renverser l'ordre nosologique des fièvres. Il résulte aujourd'hui pour nous, de ce grand mouvement que nous ne pouvons suivre dans toutes ses phases et qui a changé la face de la pyrétologie, qu'une lésion anatomique constante et spéciale caractérise les fièvres continues graves des anciens, et que, sous le nom de fièvre typhoïde, elles sont décrites comme une seule et même maladie.

Traitement. Comme pour toutes les fièvres, febrifugo intus et extra. On ajoute quelquefois scrofoloso et élect. rouge. Consulter un praticien dans ce cas. Voir fièvres.

Typhus. *Définition. Description.* Le typhus (typhus ou fièvre des camps, des hôpitaux, des prisons, fièvre pestilentielle, etc.), est une maladie épidémique et contagieuse qui s'observe en Europe et prend naissance dans les grands rassemblements d'hommes, sains ou malades. Elle est caractérisée par une grande stupeur, par une éruption particulière et moins essentiellement par un gonflement inflammatoire de la région parotidienne. L'invasion du typhus est le plus souvent brusque; elle s'annonce par un dégoût particulier, de la céphalalgie, une insomnie quelquefois produite par la terreur dont l'imagination est frappée, une haleine fétide, des douleurs musculaires et plus rarement par le gonflement passager des parotides.

Dès les premiers jours, la physionomie prend un air d'hébétude et de stupeur, de courts frissons traversent les membres et sont parfois suivis de tremblements. La face est turgescente, la tête lourde, quelques vertiges se joignent à un accablement général qui peut aller jusqu'à

la syncope. La peau est chaude, mais humide ; le pouls
large et souple, mais sans beaucoup de fréquence ; la
langue est à peu près normale, la soif vive et la déglutition ordinairement assez pénible ; on remarque quelques nausées, et quelquefois au début des vomissements ;
la constipation persiste pendant un temps assez long. Il
est assez ordinaire qu'il y ait le soir un redoublement
dans les principaux symptômes et particulièrement dans
le mouvement fébrile. Vers le quatrième ou cinquième
jour, quelquefois beaucoup plus tard, on voit paraître
sur la poitrine, le ventre et la partie postérieure du
tronc, des taches d'un rouge pâle et brillant, quelquefois
livides, non saillantes, n'ayant pas plus de 3 ou 4 millimètres et se montrant généralement en si grand nombre, qu'à une petite distance la peau paraît seulement
un peu plus rouge qu'à l'ordinaire mais uniformément
colorée. Ces taches, dont l'aspect rappelle souvent celui
de l'éruption de la rougeole, durent cinq ou six jours et
disparaissent peu à peu. D'autrefois les taches restent et
laissent des perforations profondes analogues aux œuil-
lets et laissent apercevoir, lorsqu'elles se trouvent sur
les hypocondres ou les côtes, les organes internes. Tous
ces symptômes vont en augmentant pendant quelques
jours ; la stupeur devient de plus en plus profonde ; aux
tremblements succèdent des mouvements convulsifs, des
soubresauts ; les sens sont obtus, l'intelligence s'obscurcit
de plus en plus ; la parole est difficile et embarrassée ;
les parotides et le tissu cellulaire qui les environne se
gonflent et sont douloureusement tendus ; très rarement
il survient en même temps des bubons axillaires ou inguinaux ; la constipation cesse souvent à cette époque

pour faire place à des évacuations fétides ; des sudamina
(suer sang), des marbrures violacées se montrent encore sur la peau ; la respiration est pénible et s'accompagne de toux.

La maladie prend alors une marche différente, selon
qu'elle doit se terminer par la mort ou par la guérison.
Dans le premier cas, la langue devient sèche et fuligineuse,
les narines et les lèvres se couvrent de croûtes noirâtres ;
les parotides suppurent ou se gangrènent, quelquefois
elles disparaissent tout-à-coup ; la dysphagie est extrême,
la peau sèche ou visqueuse ; la voix s'éteint ; des hémorrhagies intestinales, des pétéchies, des épistaxis, des
convulsions tétaniques ou une prostration complète, du
délire, annoncent la mort qui survient dans le cours du
second septenaire. Lorsque la terminaison est favorable,
on voit, vers le deuxième jour, la peau se couvrir de
sueur, les sécrétions reprendre leur cours naturel, la
physionomie revenir à son expression naturelle, l'intelligence et les sens s'éclaircir : les forces reviennent lentement ; la convalescence est longue, le gonflement pa-
rotidien se dissipe peu à peu par résolution et presque
toujours les cheveux tombent et l'épiderme se renouvelle.

Le typhus ne suit pas toujours cette marche régulière ;
il peut dans certains cas revêtir dès le début une forme
atonique des plus graves et se terminer par la mort dans
un temps très court et même en vingt-quatre heures.
D'autres fois au contraire, il se montre avec un caractère
d'extrême bénignité et constitue une maladie très légère caractérisée par un peu de stupeur et par une
éruption particulière, qui se termine par la guérison en

un ou deux septenaires. Enfin le typhus peut se compliquer de diverses phlegmasies, telles que l'encéphalite, le catarrhe pulmonaire, la pneumonie, une stomatite aphteuse, la dyssenterie, et, dans quelques cas rares, de gangrènes partielles.

Traitement. La première règle à suivre dans le traitement du typhus, c'est de faire cesser les causes qui lui donnent naissance en diminuant l'encombrement et en faisant changer d'air les malades. Ce simple moyen suffit quelquefois pour faire disparaître les premiers signes du mal. Une aération facile, des soins hygiéniques sagement dirigés et l'isolement des individus déjà atteints, sont les seuls moyens d'adoucir la violence d'une épidémie, quelquefois même d'en prévenir le développement. La thérapeutique consiste à donner dès le début du plus petit symptôme angioïtico, un globule dans trois verres d'eau, à prendre un verre par jour. Ce seul remède a suffi bien des fois à faire rétrograder la maladie, accompagné bien entendu des soins hygiéniques. Quand on aurait un malade déjà pris depuis quelques jours, il faut se hâter de lui faire prendre angioïtico le matin, febrifugo l'après-midi, des compresses des mêmes remèdes sur la région du foie. Car pendez-le à l'oreille, le typhus n'est que l'érysipèle du foie, comme l'a dit Galien, et j'ai vu moi-même un individu mort du typhus violent; à l'autopsie le foie était complétement sec. Un autre, mort la septième semaine, à l'autopsie le foie ressemblait à l'érysipèle de la face tuméfiée et la peau déchirée par place, comme l'érysipèle. On ne se hasarde pas toujours à faire l'autopsie de ces corps. On craint pour soi-même d'attraper la maladie. Il faut s'armer de courage pour le faire.

Cette inflammation du foie peut donner lieu à différentes lésions : le cerveau, le cervelet, les reins, les poumons, les viscères, les glandes parotidiennes peuvent être atteints par un ramollissement ou une inflammation. Voyez la rate, elle est noire comme du charbon. Tout ceci n'est qu'un symptôme, la cause est dans le foie, et si ce n'était pas ainsi, comment voudriez-vous que febrifugo guérisse ; et il le guérit. Ajoutez même des compresses de grains de scrofoloso, dix dans un litre d'eau. Ce moyen m'a réussi pour faire cesser la diarrhée qui accompagne toujours le typhus et la fièvre typhoïde.

Typhus amaril. Fièvre jaune. *Définition.* La fièvre jaune, mal de Siam, typhus amaril, typhus interodes, vomissement noir), est une maladie pestilentielle endémique et épidémique de même nature et attaque le même organe (le foie), s'observant principalement dans les îles et sur les côtes de l'Amérique centrale, et caractérisée par des vomissements de matières noires, des hémorrhagies et une coloration jaune plus ou moins constante de la peau.

Traitement. Le même comme pour toutes les fièvres.

U

Ulcère simple de l'estomac. Les nombreux points de contact qui unissent les symptômes du cancer de l'estomac de ceux de l'ulcère simple, nous ont engagé à donner ici l'histoire de cette maladie, qu'on pourrait également rapprocher de celle de la gastrite chronique, ou ranger parmi les maladies organiques.

L'ulcère simple de l'estomac, souvent unique, 62 fois

sur 79, occupant de préférence les deux courbures et
surtout la petite, dans la moitié pylorique de l'estomac,
pouvant envahir le pylore lui-même, 32 fois sur 220 cas,
et se propager au duodénum, se présente sous l'aspect
d'une ulcération, dont l'étendue varie du diamètre d'une
pièce de 2 francs à celui d'une pièce de 5 francs et même
davantage, à surface égale, à bords lisses, déprimés, tantôt adhérents, tantôt décollés, de forme le plus ordinairement circulaire ou elliptique, plus rarement anfrac-
tueuse, ce qui arrive surtout lorsque plusieurs ulcères
finissent par se réunir. On trouve bien plus rarement
que dans le cancer, l'hypertrophie de voisinage qui accompagne celui-ci. L'ulcération peut n'atteindre que la
muqueuse, ou bien, envahissant les tissus sous-jacents,
elle peut éroder des vaisseaux de divers calibres ou donner lieu à une perforation qui établit, entre l'estomac et
la cavité péritonéale une communication dont on sait
toutes les conséquences, à moins qu'un travail d'adhérence préalable n'ait transformé en obturateurs les organes voisins (foie, pancréas, côlon, diaphragme, sternum) à sa partie inférieure. L'ulcère peut se cicatriser
si la perte de substance est superficielle, la cicatrice sera
marquée par une simple dépression lisse, blanchâtre;
plus tard, le tissu de nouvelle formation le mettra de
niveau avec les parties voisines; mais il se distinguera
encore de la muqueuse environnante par une teinte plus
mate, et parce que la membrane de nouvelle formation
ne présentera ni villosités ni follicules. Si le travail de
destruction a été plus profond, la cicatrice pourra être
inégale, froncée, et, suivant sa forme, son siége, elle en-
traînera, par la rétraction du tissu modulaire, des rétré-

cissements et des dilatations du ventricule d'aspect variable. Les cicatrices dont nous venons de parler peuvent être détruites de nouveau par un travail ulcératif.

Beaucoup de symptômes de l'ulcère simple lui sont communs avec le cancer de l'estomac. Tels sont les troubles dyspeptiques souvent insidieux du début. On peut dire que presque tous les signes de l'ulcère simple peuvent se trouver dans le cancer et réciproquement. Toutefois, on doit considérer comme plus spécialement propre à l'ulcère simple, la rougeur de la langue remarquable par sa constance et ses caractères. Généralement circonscrite dans la région de l'appendice xiphoïde du sternum, elle est térébrante cardialgique, ou comparée par ceux qui l'éprouvent, à la sensation d'une brûlure, d'un pincement violent. Elle revient par crises, est exaspérée par la pression sollicitée ou réveillée par l'ingestion des aliments, n'étant jamais plus forte qu'à ce moment. A cette douleur stomacale (point épigastrique ou xiphoïdien), s'ajoute une douleur de même nature occupant la région correspondante du rachis (point rachidien).

Les vomissements noirs abondants, le mélæna foudroyant et avant tout les hématémèses de sang rutilant, sont surtout considérés par leurs caractères et leur constance comme étant particulièrement l'apanage de l'ulcère simple. On a opposé ces hémorrhagies fréquentes à la rareté relative du suintement sanguin, auquel il faut rapporter les vomissements marc de café ou d'apparence de suie délayée qu'on observe dans le cancer stomacal.

Dans beaucoup de cas, la conservation souvent prolongée des conditions favorables de la santé générale, contraste avec le marasme qui est si promptement la conséquence du cancer.

C'est sur les signes que nous venons d'énumérer, ainsi que sur les résultats favorables de la médication, en certains cas, de la diète lactée spécialement, sur l'absence de tumeur épigastrique dans l'ulcère simple, que repose le diagnostic différentiel de cette maladie. Cependant, il faut reconnaître avec *Trousseau*, qu'il est encore environné d'obscurité.

Ainsi la perforation d'un gros vaisseau peut donner lieu à un vomissement abondant du sang rouge dans le cancer. De plus, ces hémorrhagies de l'estomac peuvent être supplémentaires chez les femmes mal réglées, chez des hémorrhoïdaires. Les points xiphoïdien et rachidien peuvent se trouver dans le carcinôme de l'estomac, ainsi que dans la gastralgie. Le cancer en nappe de l'estomac peut ne pas se révéler par une tumeur abdominale. Enfin, il n'y a pas que l'ulcère simple contre lequel réussit le régime lacté qui peut d'ailleurs complètement échouer.

Tous les accidents dont nous avons signalé la possibilité font comprendre toute la gravité d'une maladie qui se termine trop souvent par la mort. Néanmoins, il ne faut pas oublier que la curabilité forme un des traits caractéristiques de l'ulcère simple.

Causes. Pathogénie. L'ulcère simple est plus fréquent chez la femme que chez l'homme, plus commun en Angleterre et en Allemagne qu'en France et en Italie.

Toutes les causes de gastrite peuvent engendrer l'ulcère simple de l'estomac. Au premier rang des agents qui peuvent le produire, il faut placer l'intoxication alcoolique. Les indigestions répétées, l'usage trop fréquent des poivrons, la salade trop vinaigrée, le tabac, surtout le cigare de Havane. Parmi les influences diverses qui peuvent en déterminer l'explosion, nous signalerons les brûlures étendues de la peau, la fièvre typhoïde, le choléra, la syphilis.

Traitement. Selon la cause, toutefois, comme hygiène, je recommande la diète lactée, une alimentation douce et réparatrice : au début, angioïtico pour prévenir les hémorrhagies ; puis scrofoloso pendant huit ou quinze jours. On finit le traitement par canceroso.

Si l'on suspecte une cause syphilitique, on emploie venereo.

Ulcères. Voir cancer.

Urètre. L'urètre est dans les deux sexes, le canal excréteur de l'urine et du sperme chez l'homme.

Urètrite. Inflammation du canal de l'urètre. Trait. : scrofoloso suffit pour guérir.

Urine. Trouble dans les urines. Scrof., électricité rouge ; quelquefois électricité blanche ou l'angioïtique.

Urticaire. L'urticaire (fièvre ortiée) est un exanthème non contagieux, fébrile et non fébrile, caractérisé par des élevures analogues à celles que produit le contact de l'ortie.

L'urticaire fébrile débute par des frissons, des malaises, de la fatigue, des crampes, de l'oppression ou une légère agitation ; par des nausées, des vomissements, des évacuations alvines abondantes, lorsqu'elle est due à l'usage de substances indigestes. Rarement les prodromes sont beaucoup plus graves et consistent en frissons, douleurs, contusions dans les membres, vomissements, diarrhée.

On a vu cependant survenir, à cette période, des syncopes, des accès de suffocation.; on peut observer aussi une toux de courte durée, avec dyspnée intense, accidents que *Trousseau* n'est pas éloigné de rattacher au développement sur la muqueuse bronchique d'une éruption analogue à celle qui existe à la peau. Dès le deuxième jour, on voit paraître sur la face, sur les membres, sur tout le corps, des élevures saillantes, arrondies, généralement plus pâles que le reste de la peau, excepté dans les parties exposées à l'air, où l'élevure centrale est souvent plus rouge, entourée d'une auréole enflammée et s'accompagnant de chaleur et de démangeaison. Les plaques sont quelquefois très larges, blanches, dures, bosselées, extrêmement douloureuses. L'éruption est ordinairement passagère, mais elle reparaît avec une grande facilité, il suffit d'irriter les points où elles n'existent pas pour déterminer l'apparition des plaques ortiées. Dès le deuxième jour, en général, les élevures s'aplatissent et se transforment en taches rouges semblables à des morsures de punaises, qui sont le siége d'une démangeaison et qui disparaissent au bout de cinq ou six jours. A cette période de la maladie surviennent quelquefois des douleurs articulaires semblables à celles qu'on observe dans la scarlatine.

L'urticaire se montre assez souvent sous forme intermittente liée à un mouvement fébrile périodique. Dans d'autres cas, l'éruption disparaît rapidement, mais peut se renouveler à de courts intervalles et pendant un temps très long. L'urticaire survient accidentellement dans le cours de diverses maladies fébriles et en particulier du rhumatisme aigu.

Causes. L'urticaire est produite par les causes communes aux différents exanthèmes et plus spécialement par l'ingestion de certains aliments, en particulier des moules, des écrevisses, des cailles, des corbeaux, des fraises et d'autres substances qui ne doivent cette propriété qu'à une disposition particulière au sujet affecté. Les excès, les émotions violentes peuvent, comme une irritation mécanique locale ou la morsure d'un insecte et surtout des punaises, déterminer l'urticaire chez des individus doués d'une susceptibilité excessive de la peau.

Le traitement de l'urticaire, lorsqu'il n'est pas indiqué par une cause spéciale, consiste dans l'expectation pour les cas les plus simples, mais dans les cas graves, on donne scrofoloso à dose 96e, à prendre un verre par jour. Si l'urticaire reste rebelle à ce spécifique, c'est signe que la cause est syphilitique ou contagieuse; dans ce cas, on fait prendre venereo pendant trois jours, puis febrifugo pendant quatre jours, et scrofoloso pour finir.

Utérus. Voir matrice, hystérie.

V

Vaccination (mauvaise). Le mauvais vaccin peut inoculer la syphilis, l'épilepsie, la scrofule et l'idiotisme.

Traitement : Voir le cas, excepté la scrofule, il faut traiter avec venereo et vermifugo.

Vaccine. La vaccine est une fièvre éruptive, ordinairement artificielle et provoquée chez l'homme dans le but de le préserver du contagium variolique par l'inoculation de la matière contenue dans des pustules particulières qui se développent spontanément chez la vache (cow-pox, variole ou picote de la vache).

L'opinion qui fait dériver la vaccine d'une maladie pustuleuse du cheval transportée à la vache parait bien établie aujourd'hui ; mais il n'en est pas de même de l'hypothèse qui n'y verrait que la variole elle-même, identique chez l'homme et chez les animaux. C'est à *Jenner* que l'humanité est redevable de la découverte, encore bien peu ancienne (1798), des propriétés antivarioliques de la vaccine.

Si le vaccin est bon, il faut laisser faire son évolution. Mais si le huitième ou le neuvième jour, l'enfant est pris de convulsions ou d'une éruption de tout le corps, si la diarrhée survient par des matières vertes, c'est signe que le virus était malsain. Il faut se hâter alors de lui faire prendre scrofoloso à la dilution 220e, un verre par jour.

Vaginite. On appelle vaginite l'inflammation du vagin chez la femme. Elle peut être aiguë ou chronique. Les inflammations des organes génitaux chez l'homme et chez la femme appartiennent pour la plupart, en raison de leur siége, de leurs causes et de leur nature, à la pathologie externe. Nous passerons donc sous silence.

Traitement : Si l'inflammation est aiguë, on arrête l'accès fébrile par febrifugo ; si elle est chronique, c'est canceroso.

Valvules (altération des). Les altérations les plus importantes parmi celles qui caractérisent les maladies organiques du cœur intéressent les valvules et le tissu sero-fibreux qui les constituent. Ces altérations, qui consistent dans la rougeur foncée, l'épaississement de la membrane interne, la formation de fausses membranes et d'adhérences, la dégénérescence fibreuse, cartilagineuse, athéromateuse, l'ossification, sont le produit ordinaire de la phlegmasie rhumatismale, de l'endocarde. Elles entraînent à leur suite la déformation, le rétrécissement ou l'insuffisance des orifices ventriculaires et artériels, d'où résultent par un effet presque exclusivement mécanique, la dilatation et l'hypertrophie du cœur.

Traitement : Angioïtico, intus et extra. Dilut. un grain dans 6 litres d'eau, à prendre un verre par jour.

Varicelles glanduleuses,
    »   pustuleuses conoïdes,
    »   »   ombiliquées. (V. varioloïde).

Varices. Quelle que soit la cause des varices ou leurs complications, le traitement est comme pour toutes les maladies vasculaires, c'est-à-dire angioïtico.

Variole. La variole ou petite vérole est une fièvre éruptive caractérisée par une éruption de pustules qui s'ombiliquent, suppurent et se dessèchent en se couvrant de croûtes. Elle est accompagnée d'une fièvre secondaire et de gonflement de la face et des extrémités.

Traitement : Au début et au plus petit symptôme, donnez ang. Si les pustules sont déjà sorties, c'est febrifugo alterné avec scrofoloso.

Varioloïde. La varioloïde (petite vérole volante) n'est autre chose que la variole modifiée. Elle est caractérisée par une éruption le plus souvent pustuleuse qui ne s'accompagne ni de fièvre secondaire, ni de gonflement de la face et des mains. Les formes diverses qu'affectent les éruptions varioliformes ont motivé des distinctions sur lesquelles les dermatologistes surtout ont insisté. On a ainsi reconnu plusieurs espèces de varicelles et même séparé de la varioloïde (var. pus. omb.) celles où l'éruption consistait en pustules non ombiliquées (varic. pus. conoïde, glanduleuse), en vésicules proprement dits, varicelle, vésiculeuse, chicken-pox, ou en popules. Ces différentes variétés, qui émanent toutes d'un seul type, ne constituent qu'une seule maladie.

Traitement : Comme pour toutes les fièvres éruptives, Ang., febril., scrof.

Végétations. Sous le nom de végétations, l'on comprend diverses excroissances qui ont lieu du second et du troisième septénaire, en nombre variable, et apparaissent sur les parties sexuelles. Ces excroissances, dont la contagion et les caractères spécifiques sont assez mal définis, doivent cependant, le plus souvent, être attribuées à la syphilis, à toutes les phases de laquelle elles peuvent se montrer. (Voir syphilis.)

Végétations globuleuses. Dans les maladies organiques du cœur, on trouve aussi parfois à la face interne et vers la pointe des ventricules des végétations globuleuses, creusées au centre et formées par des concrétions fibrineuses. On peut rapprocher de ces dernières lésions les concrétions polypiformes, adhérentes, fibreuses, rarement charnues, qui s'organisent à la face interne du cœur.

Végétations verruqueuses. Ce sont des

excroissances fibrineuses ou fibreuses, de formes et de dimensions très variables, qui font saillie à la surface, sur le bord et autour des valvules dont elles gênent les mouvements.

Traitement : La théorie porte que pour toute maladie du cœur son remède spécifique est antiangioïtico ; toutefois, il est bon d'alterner avec scrof.

Veines. Voir phlébite.

Vénériens. Voir syphilis.

Ventre. Voir choléra, colique, ileus, etc.

Vérole. Voir syphilis.

Verrues. Voir tumeurs condylômes.

Vers. Le spécifique indique vermif., intus et intra.

Vertiges. Les vertiges proviennent de deux causes : surabondance de sang à la tête et vice ou faiblesse du sang. Dans l'organisme, le besoin de manger donne des vertiges. Quand les vertiges sont produits par des vers passant sur la rate, le patient tombe comme dans l'épilepsie, et il appelle cette maladie rattacolle. Tel est le nom donné par les malades eux-mêmes au moment des spasmes, et ils le répètent plusieurs fois, faisant seconder les mouvements comme des notes de musique. Je l'appelais autrefois la rengaine des épileptiques.

Traitement : Vermifugo et scrofoloso.

Vésicules. Les vésicules sont de petites élevures rendues transparentes par le dépôt d'une gouttelette de sérosité sous l'épiderme soulevé. Les vésicules peuvent se terminer par la résorption du liquide et la desquamation de l'épiderme, par l'épaississement ou la transformation purulente de la sérosité, la formation de croûtes minces, l'excoriation, ou plus rarement l'ulcération de la peau. Les inflammations vésiculeuses de la peau sont l'eczéma et l'herpès.

Traitement : Scrofoloso ou venereo.

Vipère (morsure de la). Je crois que la morsure de la vipère, celle des chiens enragés, des chats et autres animaux sont toujours des virus contagieux et inoculateurs. Angioïtico et scrofoloso doivent les prévenir et les guérir.

Voix (extinction, perte de la). L'expérience m'a démontré que canceroso était le héros. Cependant l'auteur des remèdes prône scrofoloso. Il est probable que tous les deux sont bons. Si cependant la voix venait à être éteinte par une congestion à la partie vocale, c'est angioïtico qu'il faut employer.

Vomissements de sang, nerveux, noirs et spasmodiques cessent tous par scrofoloso, mis à sec sur la langue. S'il y a fièvre, on alterne avec febrifugo.

Y

Yeux. Les maladies des yeux sont toutes de trois causes : ou sanguines, ou scrofuleuses, ou accidentelles, syphilitiques. Selon le cas empl. les spécifiques indiqués.

Z

Zoantropie. C'est une aberration bizarre par laquelle le malade se croit transformé en un animal féroce dont il affecte l'allure, l'instinct et les fureurs.

Traitement : Scrof., ang., vermif.

Zona. Le zona (h. zoster, feu sacré, feu St-Antoine) est une variété d'herpès caractérisée par la disposition particulière des groupes de vésicules qui forment une demi-ceinture sur un des côtés du tronc, s'arrêtant en avant et en arrière à la ligne médiane, et par des douleurs très vives qui la précèdent, l'accompagnent ou la suivent. Traitement : Pommade scrofolosée, scrofoloso intérieur, dilution 109°.

Zoster. Voir zona.

TABLE DES MATIÈRES

POLÉMIQUE

———

Dans le courant de juin 1877, je fis part à M. le comte Mattei, de l'idée que j'avais de faire imprimer un dictionnaire déjà commencé par moi depuis huit ans et que j'avais l'intention d'appeler *Dictionnaire Matteopathique*, contenant les définitions des termes de médecine et des maladies, applicable spécialement aux remèdes Mattei.

A cet effet, je lui envoyai la préface qui se trouve à la page 21 du dictionnaire et, le 4 juillet, je recevai la lettre suivante :

« Monsieur,

« Je trouve sage et très sage votre idée d'un petit
« dictionnaire et je crois qu'il sera d'un grand avan-
« tage au public. — Je l'approuve pleinement. »

Et sur le dernier paragraphe de sa lettre, il s'exprime ainsi :

« Je vous remercie des choses aimables que vous
« m'avez écrites, mais travaillons à la diffusion du grand
« bénéfice qui est le meilleur ouvrage qu'un galant
« homme de cœur puisse faire. » (c'est-à-dire question d'argent).

Appuyé de cette approbation, je fis imprimer le pros-

peclus : *A toute science nouvelle, mot nouveau*, qui se
trouve à la page 7 et je le lui envoyai.

Il me répondit le 14 juillet que quand j'aurai travaillé
suffisamment à la diffusion de son bénéfice, alors, avec
beaucoup de mon savoir, je pourrai coopérer au *monument*. Donc, il avait compris mon but, et il acceptait le
monument, c'est-à-dire le mot de MATTEOPATHIE.

Dans le courant de septembre, je fis imprimer la brochure : *Hystérie et les remèdes du comte Mattei*, et je lui
en envoyai un exemplaire ; et c'est après la réception de
cette brochure qu'il me fit parvenir la lettre ci-jointe,
datée du 13 octobre et reçue le 27 décembre 1877 et
que vous avez lue dans le *Journal de Genève* :

Lettre du comte Mattei à M. Manzetti.

« La Rochette, décembre 1877.

« Monsieur,

« J'ai reçu votre brochure (matteopathie) et n'y ai
« pas répondu parce que cela ne me regarde pas.

« J'ai trouvé le moyen de compléter la découverte
« d'Hahnemann en ajoutant l'électricité végétale aux
« semblables. C'est-à-dire que j'ai pu rendre guérissa-
« bles, et radicalement guérissables, les maladies que
« l'allopathie et l'homœopathie déclaraient incurables. »

« Et j'ai appelé (assez raisonnablement, ce me sem-
« ble) cet alliage des semblables avec l'électricité végé-
« tale : Electro-homœopathie ; d'où suit que votre matteo-
« pathie reste pour moi chose parfaitement étrangère,
« et tout à fait *vôtre*, et qu'elle n'a aucun rapport avec
« ce qui est *mien*.

« Aussi ne trouverez-vous pas déraisonnable, Mon-
« sieur, que moi, qui ne manque pas d'occupations, je
« ne m'occupe nullement ni de vos affaires ni de votre
« gloire : choses qui peuvent être admirables, mais qui
« n'ont rien de commun avec l'électro-homœopathie.

« MATTEI. »

Le 6 janvier 1878, je lui répondis par la lettre suivante :

« Genève, le 6 janvier 1878.

« Au très honorable *Marquis*, Monsieur le
« comte Mattei,

« Je réponds à votre lettre du 13 courant, mois d'oc-
« tobre, qui m'est parvenue de Loriol, dans un pli non
« affranchi, avec l'adresse à l'écriture de M. Bérard et
« après que je l'eus déjà lue imprimée sur une feuille
« volante, par moi trouvée par hasard à la pharmacie
« de M. Sauter.
« Je vous envoie ci-après la traduction de la réponse
« par moi faite à M. Bérard à qui je ne puis faire moins
« que d'attribuer le style impoli de votre lettre qui se
« trouve en contradiction avec les lettres antécédentes.
« Ceci, je ne vous dis pas que je le prenne en mau-
« vaise part, puisque je comprends qu'il doit vous ré-
« pugner de laisser croire au public que vous soyez
« complice de la création du mot qui semblerait n'avoir
« en perspective que votre gloire personnelle. A cet
« égard, je me déclare hautement et seul *coupable* sans
« la moindre complicité, ni de votre Seigneurie, ni d'au-
« tre. Mais j'ai voulu profiter de l'occasion pour vous
« écrire que, m'occupant assez peu de ma gloire et
« n'ayant jamais écrit aucune parole qui la puisse faire
« présumer, encore moins pour vous détourner de vos
« occupations, je ne crois pas pour cela avoir mérité
« l'ironie du dernier paragraphe de votre lettre. Les
« motifs qui m'ont poussé à créer ce mot ne sont pas
« seulement tirés de la sympathie en moi naturelle en-
« vers quiconque trouve de nouveaux moyens de faire
« progresser la science, et à cet effet, j'ai la gloire de
« vous signaler un génie inventeur dans un frère ger-
« main, mais encore j'ai consulté des personnes compé-
« tentes dans cette matière. »

Je traduis ici textuellement l'approbation que j'ai
reçue :

« J'approuve complétement votre idée d'appeler *Mat-*
« *teopathie* le système médical du comte Mattei, et je
« suis persuadé que ce mot s'acclimatera très bien dans
« notre langue. D'ailleurs, je ferai tout ce qui dépend
« de moi pour lui donner droit d'état dans le diction-
« naire français. »   L. (Paris)

Vous voyez donc, *Illustre marquis*, que le mot par
moi créé n'est pas tellement étranger à votre Électro-
Homœopathie, ni privé de bon sens et saines raisons
scientifiques, comme vous le croyez.

Les remèdes homœopathiques ne s'appliquent pas
comme les matteopathiques en compresses, en bains et
en ventouses ; voilà pourquoi il me semble que le mot
de *Matteopathie,* lequel a, en outre, le mérite de rappeler le nom de l'auteur, est beaucoup mieux appliqué aux
spécifiques de votre Seigneurie que le mot *Homœopathie,*
et il ne nuit nullement à votre théorie.

J'ajoute que la mise à exécution de ma pensée a été
encouragée par vos deux lettres de juillet, lesquelles se
trouvent en contradiction avec celle à laquelle je réponds, ce qui m'autorise à croire que des personnes
jalouses ou pires ont dicté les expressions insolentes de
vos lettres à M. le Dr Parise et à M. X., et de cette dernière que vous venez de m'envoyer indirectement par
l'entremise de M. B., qui eut l'insigne indélicatesse de
s'en servir pour son usage avant de me l'envoyer.

Qu'une personne écrive à une autre par les journaux,
c'est une chose qui est à la mode et se comprend ; mais
qu'un intermédiaire à qui l'on confie une lettre
adressée à un autre s'en serve en public avant que le
destinataire en soit averti, c'est un acte qu'on ne peut
qualifier qu'avec des expressions qui ne doivent pas
trouver place dans une lettre polie et je me tais.

« *A Monsieur Bérard, à Loriol* (France).

« Etant allé ce matin 27 décembre 1877, chez M. Sau-
« ter, je fus favorisé par son commis de deux imprimés
« d'une lettre écrite à mon adresse par le comte Mattei,
« en date du 13 octobre, mais portant sur l'imprimé la
« date de décembre, sans autre indication, lettre que
« vous avez eu l'indélicatesse de lire et de faire impri-
« mer avant de me l'envoyer.

« Sorti de la pharmacie Sauter, je rencontrai le fac-
« teur, qui me dit avoir depuis quelque temps une lettre
« non affranchie, et qu'il attendait de me voir person-
« nellement pour me la remettre. Cette lettre dont
« j'ignorais l'existence avant la feuille grossièrement
« imprimée, me surprit beaucoup, vu qu'elle avait été
« ouverte et imprimée à mon insu, et qu'elle m'était
« envoyée non affranchie de la part d'un pasteur qui se
« dit riche à deux millions.

« Le comte Mattei, lorsque je lui eus proposé la créa-
« tion d'un *Dictionnaire Matteopathique*, approuva et le
« mot et le dictionnaire, qui ne changent en rien son
« système. Mais je pense que c'est par esprit de contra-
« diction que vous avez excité le comte à réfuter le mot
« de Matteopathie, qui signifie traiter par les remèdes
« Mattei, et non *Mattiopathia*, ou *Miopatia dei Matti*,
« que vous avez ridiculisé dans votre lettre de Mon-
« treux.

« Je ne m'attendais pas à cette polémique de la part
« d'un pasteur avec qui j'étais en intimes relations. Du
« reste, je me sens absolument indépendant.

« Agréez, Monsieur le Comte, mes respects et mes
« salutations.

« Dr MANZETTI. »

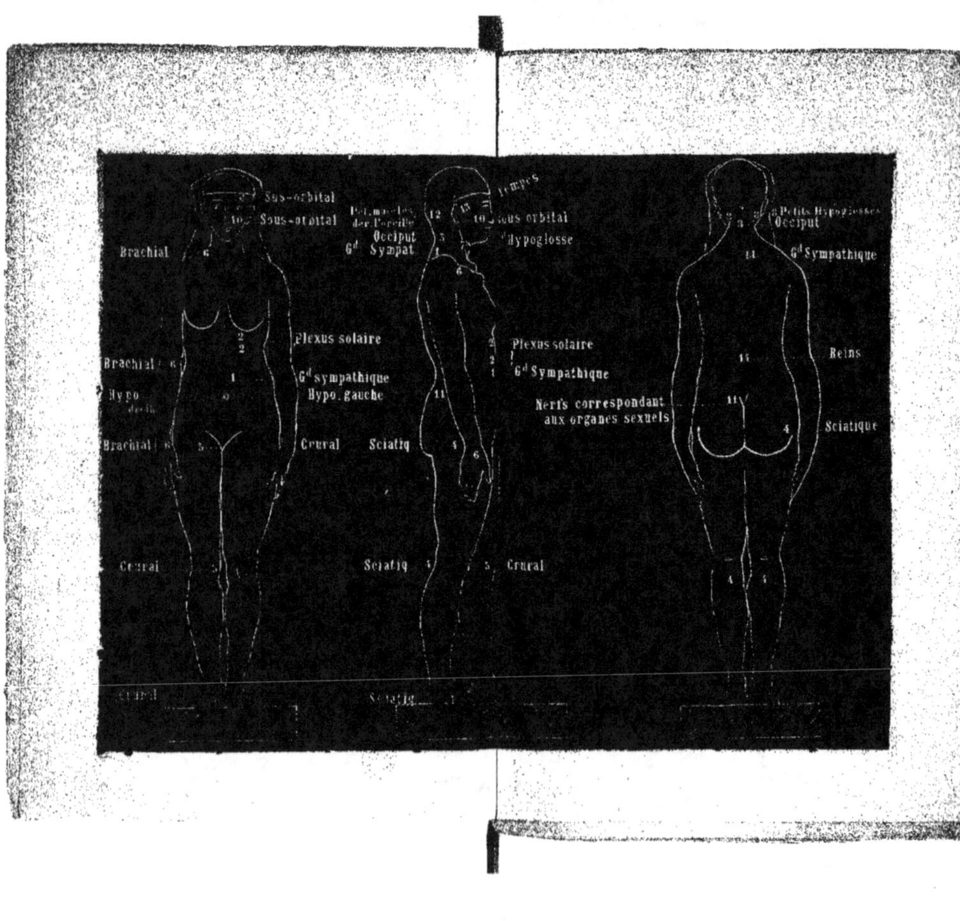

Sus-orbital
Sous-orbital
Nerf moteur der l'oreille
Occiput
Gd Sympat.
Tempes
Sous orbital
Hypoglosse
Petits Hypoglosses
Occiput
Gd Sympathique
Brachial
Brachial
Hypo. droit
Brachial
Plexus solaire
Gd sympathique
Hypo. gauche
Crural
Sciatiq
Plexus solaire
Gd Sympathique
Nerfs correspondant aux organes sexuels
Crural
Plexus solaire
Gd Sympathique
Nerfs correspondant aux organes sexuels
Reins
Sciatique
Crural
Sciatiq
Crural

APPENDICE

AU DICTIONNAIRE MATTÉOPATHIQUE

DU

CHEV. DOCTEUR MANZETTI

Nous lisons dans le Journal — *L'Echo du Val d'Aoste*, du Lundi 22 Avril 1878, N. 32 :

BIBLIOGRAPHIE

Nous recevons de Genève le Dictionnaire Mattéopathique de M. le Docteur A. Manzetti. C'est un beau volume, publié avec soin, dans lequel notre compatriote prenant pour base le système curatif et préservatif du Comte Mattei, donne un vrai cours de Médecine usuelle. Profanes dans l'art de Gallien et désireux d'échapper autant que possible aux théories des homœopathes aussi bien que celles des allopathes, nous ne pouvons examiner l'ouvrage de Mr. le Dr. Manzetti, et le juger sous le rapport scientifique.

Ce que nous devons cependant reconnaître, c'est le travail énorme qu'il a du coûter à son auteur.

Aussi ne saurions nous trop lui souhaiter toute la fortune qu'il mérite par ses labeurs, sa persévérance et son esprit d'innovation.

Nous lisons dans le même journal du Jeudi 23 Mai Numéro 41 ·

Les remèdes du Comte Mattei, qui se sont répandus
non seulement dans toute l'Europe, mais aussi en Amérique ont donné lieu à plusieurs publications de la part
de quelques unes des personnes qui les ont adoptés, et
qui ont voulu en propager la connaissance et en popu-
lariser l'application.

Un de ces propagateurs se distingue de ceux qui
l'ont précédé parce que au zèle philantropique de ses
prédécesseurs, il ajoute l'étude approfondie de ces remèdes, dont il a découvert la nature, malgré le voile
sous lequel les tient son inventeur, pour s'en réserver le
monopole.

Mr. le Chevalier Manzetti vient de publier à Genève
un dictionnaire matteopathique, par lequel il met à la
portée de tout le monde non seulement la nomenclature mystérieuse et étrange, par laquelle l'inventeur veut
cacher ses remèdes (électricité blanche, rouge et d'autres couleurs) et les maladies qu'ils guérissent, mais
encores les notions chimiques et botaniques des plantes
dont ses remèdes sont tirés, la manière de les appliquer
et de découvrir la cause de la maladie à laquelle on les
applique, et d'éviter ainsi les doutes et les équivoques
qu'ils font naître chez les malades et chez les médecins
qui se trompent bien souvent sur cette cause, et par de
fausses applications, tuent au lieu de guérir.

Le Dr. Manzetti a rendu un véritable service aux
médecins qui se servent de ces remèdes et qui n'en con-
naissant pas la nature, sont forcés de les appliquer à
tâtons en suivant mécaniquement les indications géné-
riques, toujours insuffisantes, données par l'inventeur.

Chimiste et herboriste lui-même, M. Manzetti ne
s'en est pas tenu à ces indications, mais il s'en est servi pour chercher le fil du secret sous lequel les cache

M. Mattei; et il l'a tellement trouvé qu'il doit en être considéré comme le second inventeur.

Les géographes ont donné au Nouveau-Monde le nom d'Americo Vespucci, un des compagnons de Christophe Colomb, parce qu'il fut le premier qui constata que c'était un continent nouveau, tandis que Christophe Colomb croyait être arrivé dans les Indes. Si le nom de Mattéopathie dont M. Manzetti a voulu faire hommage à l'inventeur primitif, ne plaît pas au Comte Mattei, qui l'a repoussé avec colère, les savants ne commettraient pas une injustice en le remplaçant par celui de Manzettiopathie.

Ce serait une récompense pour ce second inventeur qui, à cette gloire, ajoute le mérite d'un désintéressement dont ne fait pas preuve l'inventeur primitif. M. Manzetti livre au public son invention, car s'il ne donne pas encore le nom des plantes, pour respecter probablement le secret du Comte Mattei, il les indique de manière que les herboristes et les chimistes peuvent les reconnaître. Ce désintéressement est d'autant plus méritoire que la connaissance de ces plantes est absolument nécessaire pour éviter les erreurs auxquelles s'exposent les personnes qui les appliquent, en suivant en aveugles la nomenclature mystérieuse du Comte Mattei.

Mais l'ouvrage de M. Manzetti n'a pas seulement ce mérite qui suffirait cependant, à lui seul, pour engager tous les partisans des remèdes Mattei, à se le procurer, il en a un grand nombre d'autres et il est impossible d'en rendre compte dans un seul article. Nous l'avons parcouru dans une première lecture, mais une seconde lecture est nécessaire pour en relever la grande utilité et le grand intérêt qu'il offre à quiconque s'occupe de science médicale et désire soulager les maux de l'existance humaine. Nous nous proposons de faire cette seconde lecture pour en présenter au public un aperçu moins incomplet, mais en attendant, nous ne voulons pas tarder à annoncer aux disciples du comte Mattei un livre qui jettera une grande lumière dans la nuit où les retient leur maître.

Nous leur annonçons dans le Docteur Manzetti un second maître qui les conduira plus loin que le premier car il développe et perfectionne ce nouveau système médical et y ajoute de nouvelles inventions qui en remplissent les lacunes. Nous reviendrons sur cet ouvrage que nous considérons comme un bienfait public.

DICTIONNAIRE MATTÉOPATHIQUE
DU
CHEVALIER Dr Manzetti

Nous avons promis de donner une exposition détaillée de ce Dictionnaire, et nous le faisons d'autant plus volontiers que nous croyons que ce livre sera une providence pour l'humanité, dont les populations sont sujettes à tant de maladies. Nous croyons même que par un régime et une cure bien suivis, on pourra guérir la scrofule, du moins dans les enfants encore en croissance, dont l'organisme peut se renouveler. Les remèdes Mattei, complétés et popularisés par le Chev. Dr Manzetti, pourront peut-être à la longue déraciner cette maladie si lourde pour les familles dont l'un des membres est affecté. On devrait pour cela créer dans chaque paroisse des sociétés de bienfaisance pour fournir ces remèdes aux pauvres; chaque curé, chaque association devrait s'en occuper ; le Dictionnaire leur donnerait les notions nécessaires pour reconnaître les maladies et appliquer les remèdes. La médecine populaire devrait être un annexe obligatoire pour les curés, dont le rôle humanitaire serait le plus beau complément.

Le Dictionnaire Mattéopathique est précédé d'une exposition détaillée des remèdes et de leur application, et d'un traité d'hygiène qui indique le régime le plus convenable pour prévenir les maladies et pour favoriser ou ne pas contrarier l'action des remèdes.

Aujourd'hui nous ne parlerons que de ces derniers. La théorie du Comte Mattei est la suivante :

La chair de l'homme, soit par de mauvaises dispositions de l'organisme ou par de mauvais aliments s'empâte de germes morbides, qui se propagent et engendrent toutes sortes de maladies, et peuvent même altérer la lymphe et le sang, et les vaisseaux qui les contiennent. De là trois grandes espèces de maladies dont les premières ont leur siège dans la chair, les secondes dans les vaisseaux blancs et les troisièmes dans les veines et les artères.

Le compte Mattei appelle les premières *scrofuleuses*, les secondes *cancéreuses*, et les troisièmes *angioïtiques*.

A ces trois genres de maladies correspondent trois remèdes que le Comte a appelés antiscrofuleux, anticancéreux et antiangioïtiques.

Voilà la base du système du Comte Mattei: le Comte croit que presque la totalité des maladies dérive de l'une ou de l'autre de ces trois origines.

Outre ces trois remèdes, le Comte en a découvert quatre autres, qui, sans sortir de ces trois genres, ont une action plus localisée; ce sont le *pectoral*, le *fébrifuge*, l'*antivénérien* et le *vermifuge*, dont le nom seul indique la destination. M. le Chevalier Dr Manzetti vient d'ajouter trois autres spécifiques qu'il a nommés: *universel*, *antispasmodique*, et *thymolée*.

Tous ces remèdes sont tirés de plantes non toxiques,

dont ils contiennent le principe électrique, ils s'emploient en globules homœopatiques intérieurement di-
lués dans l'eau, et extérieurement en compresses. A chacun d'eux correspond un liquide identique que le Comte
Mattei appelle Électricité blanche, rouge, verte, etc. On
les emploie aussi à l'intérieur et à l'extérieur.

Voilà tout le système du Comte Mattei.

Le docteur Manzetti, dans son ouvrage, prend chacun de ces remèdes avec le liquide qui lui correspond, et
donne la description de leurs qualités chimiques et
botaniques et la manière de les appliquer, en y ajoutant
une liste de toutes les maladies qu'ils guérissent.

Les doses homœopathiqus, poussées parfois jusqu'à
la trentième dilution, sont tellement minimes, que l'on
serait tenté de mettre en doute leur efficacité. Cependant si l'on se rappelle que ces remèdes agissent par
électricité; c'est-à-dire que c'est l'électricité, non la substance de la plante qui possède l'action médicale, on peut
se rendre compte de leur efficacité; car un globule, pas
plus gros que la tête d'une épingle, peut électriser de
proche en proche toutes les molécules d'un verre d'eau,
dont il réveille et fait agir l'électricité, de la même
manière que la pointe d'une aiguille aimantée communique de proche en proche sa tension magnétique à une
miriade de molécules de limaille de fer, dont chacune
devient un aimant. Cela explique la progression décrois-
sante des doses prescrites par le Comte Mattei à mesure que la cure se prolonge, car la disposition à l'électri-
sation acquise pendant la cure par le malade rend nécessaires de moins grandes impulsions primitives, pour
produire le même effet, et ne pas dépasser les forces du
malade. L'électricité, agissant toujours instantanément,
on comprend la rapidité de certaines cures mattéopathi-

ques qui guérissent en trente ou quarante jours les maladies les plus invétérées, même celles que la médécine
ordinaire déclare incurables, comme le cancer, la gangrène, et autres semblables. Ce qui paraît étrange devient rationel; l'incroyable devient simple comme l'é-
vidence.

Le Comte Mattei a augmenté le nombre de ses remèdes en les combinant entr'eux, et il a établi pour chacun d'eux une progression numérique ascendante, *scrofoloso 1, 2. 3.* etc. Il a aussi trouvé des remèdes nouveaux qui ont les mêmes propriétés que les anciens, et
il les distingue en les appelant vieux ou nouveaux.......
scrof. vieux ou nouveau, canc., etc.

Le Dictionnaire du Chev, Manzetti fait connaître
les combinaisons qui forment la base de cette progression
numérique, et s'étend sur une foule de détails sur la manière des les appliquer à chaque cas spécial, en y ajoutant des notions anatomiques qui facilitent et font
mieux comprendre cette application. Ces détails sont tellement spécifiés, que chacun peut se soigner soi-même,
sauf le cas graves que le Dictionnaire indique.

Le Chev, Manzetti a dépassé le Comte Mattei dans
le développement des combinaisons et des applications
de ces remèdes; il a indiqué les cas de maladies compliquées, pour les quelles il a inventé un remède nouveau
résultant de la combinaison de tous les autres dans la
même globule, et que pour cela il appelle UNIVERSEL.
Ce remède est applicable a toutes les maladies dont il
devient la source, pour ainsi dire, car, par les effets
qu'il produit, il met en évidence le remède spécial qui
agit et classifie ainsi la maladie dans le genre auquel
elle appartient, en faisant connaître sa cause et sa nature. et le remède spécial qui lui convient.

PROPRIÉTÉS PHYSIOLOGIQUES

DU

REMÈDE ANTISPASMODIQUE

DÉCOUVERT

PAR M' LE CHEV. MANZETTI

NOTIONS CHIMIQUES. Cette plante dégage de l'ammoniaque libre, elle contient de l'albumine, de l'osmazone, une résine aromatique, du nitrate de potasse.

Cette plante est antispasmodique; elle dispose le sang à recevoir, de la part des aliments, les éléments qui lui conviennent. On sait que le sang est un composé de 22 matières chimiques. Si une de ces matières vient à manquer dans le sang, l'organe qui en est privé devient malade le premier.

Donc, pour avoir un meilleur succès dans le traitement des maladies, il faut une hygiène; et cette hygiène consiste dans la variation des mets, (des aliments), afin de donner au sang tous les éléments dont il est composé. (Voir appendice à l' hygiène).

Cette plante à été conseillée dans l' hystérie, l'hystéralgie, la dysménorrhée, et dans les névroses, en général (G. Needham). Le D' Halton la dit très en vogue en Angleterre, chez les gens du peuple, dans les affections chroniques de l'Utérus. Hanin s'en est bien trouvé dans les affections vaporeuses, les névroses de l'estomac et des intestins ; elle a été mise en usage comme anthelmintique, et, dit Roques, elle a été appliquée sur les ulcères putrides et vermineux. Tragus la recommande dans ces mêmes cas.

La dose est la même que pour les autres remèdes Mattei, *dose ordinaire*, un grain dans un verre d'eau, à prendre en quatre fois dans les 24 heures, c'est-à-dire un quart du verre toutes le 6 heures. Si les crises sont aiguës et que le malade soit abitu et faible il faut prendre le remède en plus petite dose et plus rapprochée (c'est-à-dire une cuillerée à café toutes les demi-heures). Si l'on a affaire à un ulcère, on dissout 30 grains dans une cuillerée d'eau et une fois dissouts, on verse la cuillerée dans un verre de vin rouge vieux et l'on fait des compresses avec ce vin, en les renouvelant toutes les six heures. Même dose pour friction graisseuses (30 grains dissouts dans l'eau, et mélangés à 30 grammes d'huile de noix, d'olive ou saindoux.

PROPRIÉTÉS PHYSIOLOGIQUES
DES GLOBULES THYMOLÉES
DU CHEVALIER A. MANZETTI

NOTIONS CHIMIQUES. Cette plante contient une certaine quantité de tanin, de camphre et une huile volatile jaunâtre.

Elle est reconnue *vermicide, stimulante, antiseptique, antipsorique* et *fortifiante*. On l'a conseillée dans l'atonie des voies digestives, les flatuosités, l'aménorrhée, asthénique, les catarrhes chroniques, la leucorrhée atonique. Le Dr Rengade la recommande dans la coqueluche. Van Swieten l'emploie contre le lumbago. Casenave l'a employée contre la gale. Elle a été employée pour les ulcères atoniques. On emploie cette plante sur les engorgements pâteux et indolents. Binet

On l'emploie dans le croup et l'angine couenneuse chez les
enfants; elle convient surtout aux enfants lymphatiques, dans les rhumatismes chroniques, qui attaquent
les vieillards, les sujets faibles, dans les paralysies et la
goutte atonique.

Ces globules s'emploient à la même dose que les autres spécifiques.

Il est utile d'ajouter que l'on peut les employer à
haute dose, c'est-à-dire 10 à 15 grains à sec sur la langue, dans les cas aigus d'angine, suffocation vermineuse
chez les enfants, et dans les congestions cérébrales, chez
les adultes.

N. B. Ces trois spéciques, ansi que ceux déjà décrits
du Comte Mattei, se trouvent aux adresses suivantes:
Chez l'auteur, chev. MANZETTI, Rue du Conseil
   Général, 12, Genève.
Chez Mr COUSIN. fabricant de fleurs, à Neuchâtel.
Chez Mr STAMM. RISOLD à Berne.

PRIX DES SPÉCIFIQUES

	EN GROS	DÉTAIL
Globules	(L'once: 16 — fr.	Tubes de Globules : 1 fr.
	(Le tube: 0,75 »	
Électri-	(Le litre: 25,— »	Flacon d'Electricité: 2 »
cités	(Demi 1. 15,— »	
	(Le flac. 1,50 »	

Ne s'expédient que par remboursement
ou par bon postal.

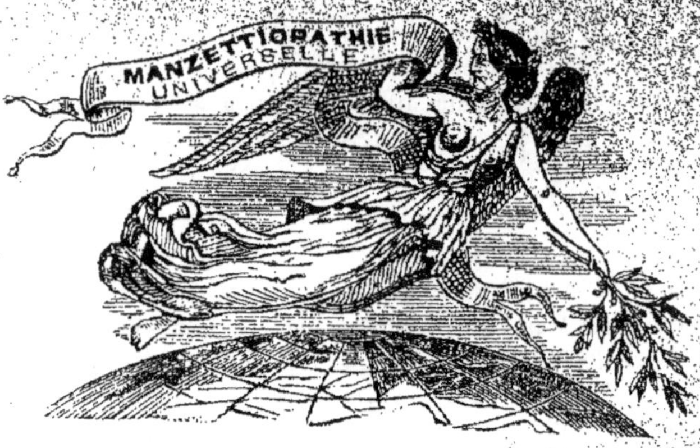

À L'HYGIÈNE

L'on se demande souvent pourquoi de deux malades, cependant atteints d'une même maladie, l'un est plus vite guéri que l'autre. Selon moi, cela dépend de l'hygiène et de la nourriture.

Toutes plantes ou racines provenant de la terre, telles que pommes de terre, raves, betteraves, carottes et racines, salsifis, poireaux, oignons, truffes et champignons devraient être interdites. Toutes ces plantes ramassent dans la terre le virus qu'y dépose le fumier.

En effet, dans le fumier où l'on jette toutes sortes de saletés provenant des hôpitaux ou latrines, se forme un virus que la terre, au lieu de le détruire, communique aux racines.

Les emplâtres provenant des malades, quelquefois le fumier produit par des animaux qui ne sont pas

sens eux-mêmes. Les excréments de l'homme qui portent en eux-mêmes déjà le germe du virus, le déposent
dans la terre et le communiquent par elle aux plantes.

Le malade qui a déjà à combattre un premier virus
a donc encore à lutter avec le nouveau.

J'ai remarqué souvent déjà que, pour les malades à
qui j'ai interdit ces légumes, la guérison a été plus rapide et s'en sont mieux portés.

Aussi je ne saurais trop encourager les adeptes de
mon système à suivre exactement ce nouveau régime,
s'ils veulent se traiter efficacement.

Genève, le 7 Janvier 1879.

Monsieur le Docteur Manzetti

En Ville

C'est avec plaisir, cher Docteur, que je viens témoi-
gner ici de toute la gratitude et la reconnaissance que
je vous dois, pour m'avoir épargné à deux reprises par
votre savoir d'un malheur qui eût été irréparable pour
moi.

Il y a une année environ, que ma petite fille Agnés,
atteinte à la fois de la *coqueluche*, d'une affection du
foie, d'une inflammation d'entrailles et d'un engorgement des poumons, était à fin de vie. — Soignée par un
de nos plus habiles docteurs (du moins on le dit,) *pour
la coqueluche seulement*, nous la voyions décliner de
jour en jour, si bien que nous attendions sa mort à
tout instant; j'eus alors l'heureuse idée d'aller vous

chercher, malgré l'épithète de *charlatan* dont vos con-
frères vous qualifient, et vous sauvâtes notre enfant,
non sans peines, du terrible état où ce pauvre docteur
l'avait mise. — Comment reconnaître toute la science
et les soins si assidus dont vous nous donnâtes la preuve
alors, si ce n'est en témoignant hautement que vous
nous avez rendu notre enfant, alors que nous la croyions
perdue ; merci mille fois encore, Docteur, et puisse tous
les malades entendre ma voix leur dire: — Allez, ce-
lui-là sait, et ne vous trompera pas.

Maintenant, il y a six mois passés, que ma femme,
nourrice en ce moment là, fut frappée d'un accidents
terrible ; pendant son sommeil, un vaisseaux se rompit
au cœur, et je la crus perdue ; elle l'aurait été sûrement sans votre savoir et votre dévouement desquels
j'acquis une nouvelle preuve ; en effet, je suis certain,
que sur cent docteurs patentés, pas un seul n'aurait sauvé
la victime de ce terrible accident, aggravé encore par le
nourrissage, qu'il fallut supprimer tout à coup, ce qui
est toujours fort dangereux. — Maintenant ma femme
est bien, seulement affectée encore d'une splenite de la
rate qui est en bon chemin de prompte guérison ; Non
jamais, je le répète, aucun de nos docteurs distingués,
n'auraient eu le talent et le courage de mener à bonne
fin une guérison qui passait, et passe encore pour impossible, et à laquelle je n'osais croire moi-même.

Aussi est-ce du plus profond de mon cœur, que je
vous envoie, cher bon Docteur, mes sentiments de ré-
connaissance infinie, et je signe avec bonheur la présente
déclaration qui, je l'espère, donnera confiance à tous, et
servira au bien général, en vous conservant au milieu
de nous, malgré tout ce que font nos Docteur et pharmaciens pour tromper le public à votre égard.

Encor' une fois merci, cher Docteur, c'est avec l'espoir que ces lignes vous serviront à combattre les méchants, que je reste votre bien dévoué et reconnaissant serviteur.

EDOUARD HAAS

(de la maison Haas-Privat et C°.)

Chemin du Nant, 427 à la Servette

P. S. Je n'ai pas parlé ici d'autres cas graves aussi, mais insignifiants à côté de ces deux guérisons miraculeuse, que je dois livrer aussi à la connaissance de tous : témoin une de nos filles, empoisonnée par un de nos gros bonnets médicaux, tout en nous assurant qu'il lui inoculait de l'excellent vaccin, et d'autres, dont je souffre encore cruellement ; que ne vous ai-je connu plus vite.

Je soussignée declare avoir été soignée et guérie entièrement d'un abcès de l'estomac par le Docteur Manzetti et cela dans l'espace de trois semaines ; les seuls remédes employés pour ma guérison sont ceux composés par lui.

Je me fais un devoir de délivrer le présent certificat pour rendre un témoignagne de reconnaissance au Docteur Manzetti qui par son savoir et par l'efficacité de ses remédes a su me tirer de ce mauvais pas dans un si bref délai.

Genève le 7 Janvier 1879.

V° AUGUSTE - RITZCHEL,

Pension au Pré L'évêque N. 23.

Je suis heureuse d'avoir l'occasion de reconnaître publiquement les talents, et la philantropie du docteur Manzetti, de même que l'efficacité des remèdes composés par lui.

En Septembre 1877, je lui présentai un jeune garçon âgé de 9 ans, qui depuis trois ans ne pouvait se servir de son bras droit. Ayant été cassé et mal remis, le bras s'était courbé, et comme la circulation n'existait plus, il séchait.

Les médecins voulaient l'emputer.

Le docteur Manzetti l'entreprit gratuitement, et au bout de 5 mois l'enfant pouvait étendre son bras, après 6 mois de traitement, la circulation étant revenue; l'enfant pouvait écrire avec facilité.

En Avril 1878 je lui présentai une jeune fille de 14 ans, scrofuleuse, et qui avait des gonflements dans les os. Le docteur voulut bien l'entreprendre aussi gratuitement, et maintenant l'appétit est revenu, les gonflements ont disparus, et la jeune fille est très bien portante.

Je pourrai citer plusieurs cas moins graves, mais pour lesquels j'ai toujours rencontré chez le docteur Manzetti le même tact et le même dévouement.

Moi-même le 23 Mai 1878 je fus gravement attaquée par une paralysie dans les intestins, je fis appeler le docteur qui me soigna si bien, que le 29. Juin je retournai à mes occupations. Pour ces différents cas, nous n'avons jamais employé d'autre remèdes que ceux fournis par le docteur Manzetti.

Genève, le 6 Mars 1879.

Elisa Meignier
rue du Conseil Général

Genève, le [illegible] Janvier 1875

Cher Monsieur,

Je me fais un devoir de vous adresser l'expression
de ma reconnaissance, pour les bons soins que vous m'a-
vez prodigués lors de ma dernière maladie; vôtre savoir
dans l'art de guérir ainsi que l'efficacité de vos remèdes
ont bientôt eu raison du danger dont j'étais menacé.

Veuillez également agréer l'expression de ma sympathie pour la philanthropie avec laquelle vous prodi-
guez gratuitement aux indigents et vos soins et vos
remèdes. Puissiez vous cher Monsieur, être aidé dans
cette œuvre charitable, et rencontrer tous les égards
dont vous êtes digne.

Recevez avec mes remerciements l'assurance de
mon entier dévouement, Tout à vous,

A. GIRARD
Secrétaire à l'Hospice Général de Genève

*Monsieur Manzetti Docteur
à Genève*

Imprimerie Italienne, Rue de l'Industrie.

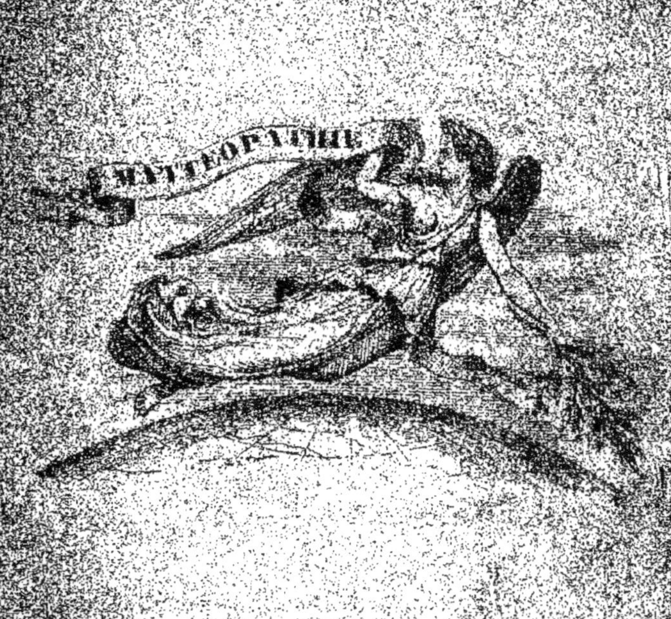
THEOPHILE